쉽고 빠른
통증유발점 치료
따라하기 | TRIGGER POINT MAP

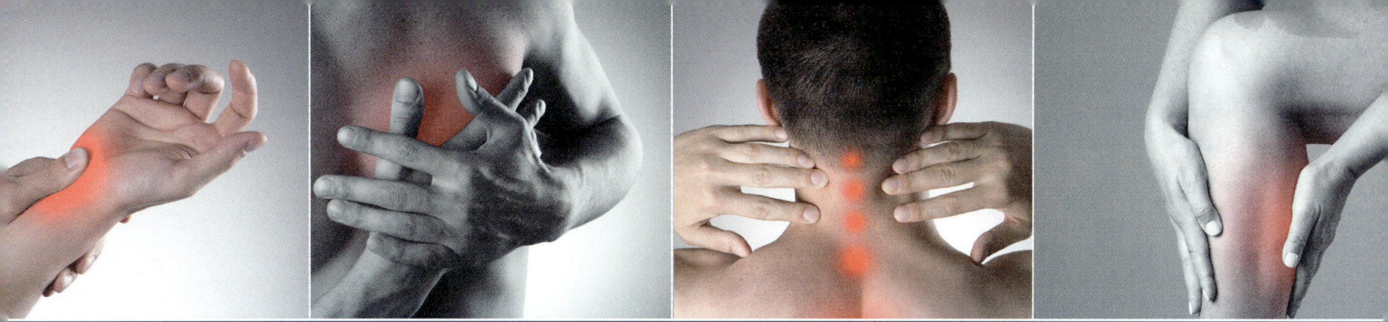

쉽고 빠른 통증유발점 치료 따라하기 | TRIGGER POINT MAP

Kazunori Ito

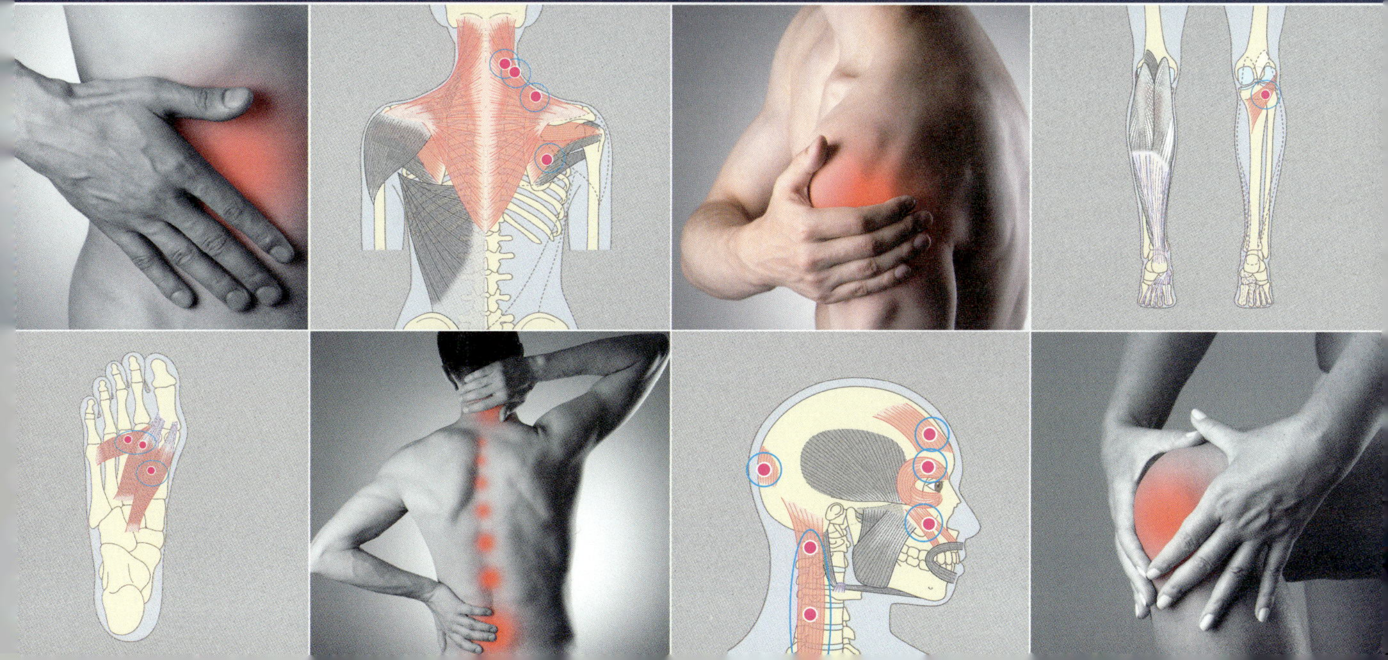

쉽고 빠른 통증유발점 치료 따라하기 | TRIGGER POINT MAP

발　　행 : 2021년 2월 25일
지 은 이 : Kazunori Ito
기　　획 : 신흥메드싸이언스 출판부
발 행 인 : 홍 성 혁
발 행 처 : 신흥메드싸이언스
디 자 인 : 박 은 경
주　　소 : 서울시 강서구 마곡중앙1로 10, 907호
(마곡동 한일노벨리아타워)
전　　화 : 02-6956-8670
팩　　스 : 02-6956-8671
홈페이지 : www.shmed.co.kr
I S B N : 978-89-6498-074-3 93510
정　　가 : 38,000원

목 차

「통증유발점(Trigger Point) 치료」를 좀 더 친숙하게 1

아직 사용해 본 적이 없는 의료인에게 권장하고 싶은 치료법 • 1

연관 통증 부위에서의 치료 방법을 임상에서 활용할 수 있는 스타일로 ... • 2

원인을 모른 채 통증을 달고 사는 환자들을 위해 • 3

「통증유발점이 재미있다」라고 생각되면 다음 단계로 • 3

제1장 이런 통증에도 통증유발점 치료 5

「치통」이나 「안면 통증」도 근육 손상이 원인? • 6

환자라도 효과를 얻을 수 있다? 통증유발점 누르기 • 6

연관 통증 패턴의 일부라도 시도해 보면... • 7

치료 전문가라면 좀 더 쉽고, 다양한 질환에 응용을... • 7

3가지의 조건 중 2가지가 해당되면 통증유발점을 눌러봐야 한다 • 8

제2장 실제 치료에 대하여 11

대상은 치료하기 쉬운 얕은 근육에 있는 통증유발점 • 12

증상으로 통증의 원인이 되는 근육의 범위를 더 좁히자 • 12

본서의 「통증유발영역」에 관하여 • 12

수기치료를 하는 경우 • 13

침치료를 하는 경우 • 15

자침의 순서와 찌르는 방법 • 15

침이 통증유발점에 자입되었는지 확인하려면 • 16

치료 시 주의점 • 17

제3장 치료 19

「제3장 치료」의 구성과 보는 방법 20

두부 · 안면부 통증 23

01 전두부 통증 • 24

02 측두부 통증(편두통) • 28

03 두정부 통증 • 32

04 후두부 통증 • 34

05 눈 통증 • 37

06 뺨 통증(안면 통증) • 42

07 귀 통증 • 46

08 치통 • 49

경부 · 배부 · 흉부 통증 53

09 전경부 통증 • 54

10 후경부 통증(목 결림) • 56

11 견갑간부 통증(어깨 결림) • 60

12 어깨 전면부 통증(오십견 1) • 64

13 어깨 후면부 통증(오십견 2) • 69

14 배부 통증 • 74

15 전흉부 통증(가슴 통증) • 77

16 측흉부 통증(늑간 통증) • 80

상지 통증 83

17 상완 전면 통증 • 84

18 상완 후면 통증 • 87

19 외측상과 통증(테니스 엘보) • 90

20 내측상과 통증(야구 엘보) • 94

21 팔꿈치 통증 • 97

22 전완 전면 통증 • 100

23 전완 후면 통증 • 106

24 손바닥 통증 • 112

25 손등 통증 • 117

26 무지 통증(건초염) • 122

요부 · 복부 통증 127

27 복통 • 128

28 요통 • 132

29 천골부 통증 • 136

30 둔부 통증 • 140

31 골반부 통증 • 146

대퇴부 · 무릎 통증 149

32 대퇴 전면 통증 • 150

33 대퇴 후면 통증 • 153

34 대퇴 가쪽 통증 • 156

35 대퇴 안쪽 통증 • 160

36 무릎 전면 통증(무릎 통증 1) • 163

37 무릎 후면 통증(무릎 통증 2) • 167

하퇴 · 발 통증 171

38 하퇴 전면 통증 • 172

39 하퇴 후면 통증 • 174

40 하퇴 가쪽 통증 • 179

41 족관절 통증 • 182

42 발등 통증 • 186

43 발바닥 통증 • 190

44 발꿈치 통증 • 195

본서에 나온 근육과 「통증 부위」의 관계 • 199

참고문헌 • 205

「통증유발점(Trigger Point) 치료」를 좀 더 친숙하게

- 서론을 대신해서 -

일반인이라면 아마도 「어깨 결림」이나 「요통」, 「무릎 통증」 등을 누구나 경험한 적이 있을 것이다. 그 통증의 정도에 따라서는 사는 것 자체에 대한 의욕이 떨어져 하루하루를 우울하게 만드는 매우 귀찮고, 어려운 문제이다.

의료인이라면 누구나 이와 같은 통증을 치료해 본 경험이 있을 것이다. 그러나 우리는 이 통증에 대해서 제대로 대처하고 있는 것일까? 사실 현재 받고 있는 치료에 만족하지 못하고, 더 편하게 치료를 받을 수 있는 곳을 찾아 이곳저곳 여러 병원을 전전하는 환자는 상상 이상으로 많다. 온 힘을 다해 치료하고 있을 터인데 이렇게 「어깨 결림」, 「요통」, 「무릎 통증」으로 고통받는 환자가 많다는 것은 우리가 하는 치료에 「무엇인가 부족하다」, 「어딘가 놓친 부분이 있다」라고 말하지 않을 수 없다.

「어깨 결림」이나 「요통」을 일으키는 원인은 어느 하나만이 아니다. 신경근이 압박되어 생기는 요통도 있는가 하면, 요추가 골다공증 등으로 인해 취약해진 결과 압박 골절을 일으켜 통증이나 저림이 생기는 경우도 있다. 또한, 통증의 원인이 많다는 것은 통증의 발생 원인도 많다는 말이다. 아프다고 느끼는 부위에 발생 원인이 있는 경우도 있고, 전혀 관계없는 부위에 통증의 발생 원인이 있을 수도 있다.

Janet Travell과 David Simons에 의하면 근육과 관련된 통증이 약 70%가 아픈 곳과는 관계가 없는 부위에 발생 원인이 있다고 보고하고 있다. 즉, 환자가 「여기가 아프다」라고 가리킨 부위에 통증의 발생 원인이 있을 확률이 약 30%, 그 이외의 부위에 발생 원인이 있을 확률이 70%라는 것이다. 이렇듯 근육과 관련된 통증은 실제로 통증을 느끼는 부위와 관계가 없는 부위에 발생 원인이 있는 경우가 많고, 그 발생 원인은 주로 「통증유발점」이라고 불리는 「근육 손상 부위」이다.

❖ 아직 사용해 본 적이 없는 의료인에게 권장하고 싶은 치료법

통증유발점(trigger point)의 번역은 「방아쇠 또는 도화선이 되는 점」이다. 치료자들 사이에서는 「근육 통증의 발단 또는 시작점」이라는 의미로 사용되고 있다. 이 통증유발점은 앞서 설명한 바와 같이 실제로 통증이 있는 부위와는 다른 곳에 형성되어 있는 경우가 많기 때문에 환자가 아프다고 호소하는 곳이 반드시 치료 부위가 된다는 것은 아니다. 결국 근육과 관련된 통증의 경우 통증유발점을 찾아 치료하지 않으면, 문제가 되는 통증 자체는 개선되지 않는다.

통증유발점을 흔히 「눌렀을 때 통증이 있는 점(압통점)」이라고 생각하는 사람이 있는데, 눌렀을 때 통증이 있는 것만으로는 통증유발점이라고 단정짓기 어렵다. 통증유발점은 근육에 생긴 응어리(경결) 위에 있는 과민한 점(통증 부위)을 가리키며, 그곳을 정확하게 찾기 위해서는 여러 가지 조건이나 요령이 필요하다.

그렇다고 통증유발점 치료가 다른 치료법에 비해 특별히 어려운 것은 아니다. 심층에 있는 근육이나 작은 근육 등은 제외하고, 천층에 있는 비교적 큰 근육이라면 기초적인 지식과 어느 정도의 촉진 기술만 있어도 쉽게 찾을 수 있다. 통증유발점의 전문가가 되지 않아도, 또한 침이나 주사기를 사용하지 않아도 많은 근육을 치료할 수 있고, 상당한 효과를 기대할 수 있다.

그 예는 뒤에 설명하겠지만 실제로 환자 자신이 통증유발점을 이해하고, 스스로 치료하는 방법을 눈으로 확인해 치료자들이 더욱 가까이에서 통증유발점의 치료 효과를 느끼게 하고 싶다고 생각하게 되었다. 그리고 「신속하고」, 「간단하게」 폭넓은 치료를 활용할 수 있는 방법은 없을까라는 생각을 이전부터 하고 있었다.

❖ 연관 통증 부위에서의 치료 방법을 임상에서 활용할 수 있는 스타일로 ...

치료자가 통증유발점을 쉽게 이용하게 하는 방법으로서, 환자가 호소하는 「통증 부위(연관 통증 부위)」에서 원인이 되는 통증유발점을 찾아 보면 어떨까 하는 생각을 하였다. 실제로 「통증 부위」라는 정보만으로 통증유발점을 찾는 것은 정확성이 떨어질 가능성이 있다. 따라서 보다 정확하게 통증유발점을 찾기 위해서는 가동범위검사, 자세, 움직임 등의 정보를 종합적으로 판단하여 치료해야 할 근육을 검사해야 한다.

단지, 정확하게 통증유발점을 찾는 것에 너무 집착하고, 통증유발점 치료를 기피하기보다는 근육 통증의 원인은 「통증이 있는 부위에서 떨어진 부위에 있는 경우가 많다」라는 것을 이해하고 통증 치료에 폭넓게 이용해 주었으면 하는 것, 그리고 근육 통증으로 괴로워하는 많은 환자들을 편안하게 해 주었으면 하는 바람으로부터 정확도를 기하기보단 알기 쉽고, 폭넓은 사람들에게 받아들여지기 쉬운 방법을 추구하는 것에 집중하였다. 그렇기에 공부를 시작한지 얼마 안된 분들은 물론 자신의 치료법을 좀 더 늘리고 싶거나 현재 자신의 치료에 한계를 느끼는 분들에게 통증유발점 치료 효과를 간단하게 체험하게 하여 실감할 수 있는 「도움이 되는 책이 있으면 좋겠다」라고 생각한 끝에 태어난 책이 본서이다.

다만, 내용을 정리한다고 해도 그렇게 간단하지는 않다. 통증을 느끼는 곳이 한 곳이라도 그 통증에는 여러 근육이 관계되어 있기도 하고, 단순하게 하나의 통증=하나의 영역의 치료로 끝나지 않는 경우가 있다. 또한, 조금 깊은 곳의 근육이라면 촉진이 어려운 경우도 있다. 따라서 자신이 평상 시 임상에서 쓰는 방법을 가급적 유지하면서 이 정도면 임상에서 사용할 수 있다고 생각되는 범위까지 순서를 간소화하였다. 그렇다면 분명 많은 치료자들이 다양한 부위의 통증에 가볍게 시도해 볼 수 있지 않을까 싶다.

❖ 원인을 모른 채 통증을 달고 사는 환자들을 위해

최근에 통증유발점이라는 단어가 서서히 알려지면서 건강잡지 등에서도 다루어지는 기회가 늘었다. 그렇지만 일반적인 치료 수준까지 확실히 인식되었다고 말할 수는 없다. 그 때문에 통증유발점이 관계되는 통증이라는 것을 알지 못한 채, 병원이나 의원을 찾아 헤매는 환자가 상상 이상으로 많다고 느낀다.

이와 같이 통증유발점이 관계되는 근육 통증이 많은 것은 만성적인 운동 부족이나 장시간의 컴퓨터 작업, 또는 스트레스에 의한 근긴장 등 현재의 생활 양식과 근육 통증이 밀접하게 관계하고 있기 때문이다. 최근에는 고령자를 대상으로 한 근육운동 서적이나 DVD 등을 많이 볼 수 있게 되었고, 이는 고령자가 되어도 근육의 역할이 크다는 것을 보여주는 좋은 사례이다. 동시에 근육 통증이 삶의 질에 어느 정도 영향을 주는지에 대해 재확인되고 있는 것이다.

근육 통증으로 인생을 즐길 수 없는 환자는 앞으로 더욱 늘어날 것으로 생각된다.「해보고 싶지만 통증유발점이란 것을 찾는 게 귀찮을 것 같다」거나「조금 어려울 것 같다」라고 생각하는 치료자분들이 이 책을 이용해 통증으로 괴로워하고 있는 환자를 한 사람이라도 더 도와주었으면 한다.

❖「통증유발점이 재미있다」라고 생각되면 다음 단계로

필자는「다양한 치료를 받았지만, 통증이 별로 나아지지 않았다」는 환자들을 많이 치료하고 있다. 그 환자들은 때때로 좌절할 거 같으면서도 통증을 극복하려고 노력한다.「통증만이라도 어떻게 안될까요?」라고 간절히 호소하는 분들이 있다.

그리고 통증을 조금이라도 완화하기 위해 환자 자신도 다양하게 공부하거나, 또는 더 좋은 치료를 위해 여러 의원을 찾고 있다. 그 진지한 태도에는 필자도 머리가 숙여진다. 그러한 분이 완치는 무리라도 필자의 치료로「매일 밤 한숨도 못 잤었지만 이제 잘 수 있게 됐다」,「아파서 살아 있는 것이 괴로웠지만 최근에는 조금 편해졌다」라고 말씀해 주시면 통증유발점 치료를 알고 있어 정말 다행이라고 생각한다.

모두가 이 책으로 어떤 효과를 느꼈다면 통증유발점에 대해 더 많이 배워보길 바란다. 통증으로 고생하는 환자들을 당신의 손으로 응원해 주었으면 한다.

IN SUCH PAIN, TRIGGER POINT TREATMENT

CHAPTER

01

이런 통증에도 통증유발점 치료

❖ 「치통」이나 「안면 통증」도 근육 손상이 원인?

통증유발점의 재미있는 특징은 언뜻 보면 근육의 손상이 원인이라고 생각되지 않는 듯한 통증이라도 근육이 깊게 관여하고 있는 경우가 많다는 점이다. 특히, 원인 불명의 「안면 통증」이나 「치통」 등이 그 대표적인 예라고 하겠다.

의료기관에서 진찰을 받아 처방받은 약을 먹고도 효과가 없는 「안면 통증」이나 「치통」의 원인이 실제로는 근육 통증이었다는 것을 통증유발점 자체를 모르는 사람에게는 상상도 할 수 없을지도 모른다. 만약 의료기관에서 진찰받고 잘 낫지 않는 통증이라도 통증의 원인이 근육이라면 어려운 수술이나 많은 약을 먹지 않아도, 통증유발점을 치료하면 쉽게 통증을 없앨 수 있다.

필자는 통증유발점 치료에 침을 이용하지만, 신체 표면에 있는 근육이라면 침을 사용하지 않고 압박하거나, 마사지하는 것만으로도 통증이 상당히 개선된다. 실제 환자에게도 필자가 지정한 부위를 집에서 압박하도록 지도하고 있는데 이것만으로도 일상의 통증이 상당히 완화된다.

여기서 통증유발점의 위치만 안다면 일반인도 쉽게 효과를 얻을 수 있는 예를 소개하겠다.

❖ 환자라도 효과를 얻을 수 있다? 통증유발점 누르기

필자의 환자 T씨(여)가 어느 날 지금까지 경험한 적이 없는 괴로운 두통을 호소했다. 임신 중이었기 때문에 진통제를 되도록 피하고 있는 T씨는 통증이 심한 관자놀이 부분을 잠시 누르고 있었지만, 전혀 좋아질 기미가 없었다.

T씨는 어깨도 뭉쳐 있었기 때문에 굳은 목과 어깨 근육을 오로지 손가락으로 압박하여 어떻게든 통증을 완화하려고 했다. 그러자 후두골의 가장자리를 뼈를 따라 누르고 있을 때, 후두부를 눌렀음에도 불구하고 관자놀이 부근에 심한 통증을 일으키는 포인트가 있다는 것을 깨달았다. 그곳을 누르

COLUMN

근육 손상으로

눈, 치아, 귀에도 통증이!?

두통도 그렇지만 눈, 귀, 치아와 그 주위 등에 생긴 원인 불명의 통증이 근육 손상의 원인이라고는 생각하지 않는다. 하지만, 두통이 있는 분은 어깨 결림도 함께 있을 수 있는데 즉, 어깨 결림과 관련된 근육에 문제가 있고, 그것이 두통을 일으키는 경우가 많이 있듯이 눈, 귀, 치아의 통증에도 근육 통증은 크게 관여하고 있다. 이것은 병원 등에서 정밀검사를 해도 문제가 발견되지 않았다는 경우에 많다. 3장에서 치료법을 소개하겠지만, 「치과에서 문제가 없다고 했는데, 치통이 있다」, 「이비인후과에서 문제가 없다고 했는데, 왠지 귀가 아프다」는 분은 일단 근육 통증을 알아보자.

면 관자놀이 부분의 통증은 강해지지만 기분은 좋았기 때문에 그곳을 여러 번 압박하였는데 조금씩 통증이 없어지는 것을 경험하였다.

이 효과에 충격을 받은 T씨는 대단하다고 느껴 추후 다시 관자놀이 주변에 두통이 생겼을 때 가장 먼저 후두골 가장자리를 압박해 보았다. 그러나 이번에는 관자놀이에 통증이 재현되는 부위를 찾을 수가 없었다. 통증이 줄어들지 않았던 T씨는 왜 이번에는 통증이 줄어들지 않는지 의문이 들어 인터넷으로 여러 조사를 한 결과, 통증유발점이라는 용어를 찾았고 동시에 관자놀이에 통증을 유발하는 근육이 예상 외로 많다는 것을 알았다. 그러나 인터넷에 돌아다니는 정보로는 이번 두통을 완화시킬 수 있는 근육을 찾지 못한 채 통증유발점 치료를 전문으로 하는 필자에게 찾아온 것이다.

❖ 연관 통증 패턴의 일부라도 시도해 보면...

필자가 다양하게 조사한 결과, T씨의 경우 흉쇄유돌근에 문제가 있을 수 있다고 판단했다. 그래서 T씨에게 흉쇄유돌근의 통증유발점이 원인인 거 같다고 전하였더니 이해가 되지 않는다는 표정을 지으며 필자에게 「제 두통은 관자놀이뿐이고, 눈 주변이나 하악에는 통증이 없는데 무슨 말씀이신가요?」라고 되물었다.

확실히 T씨가 말하는 대로 흉쇄유돌근의 흉골두 통증유발점의 경우 연관 통증 패턴은 측두부뿐만 아니라 눈 주변이나 뺨, 하악 외에 광범위하게 확산된다고 교과서적으로 쓰여 있다. 그러나 연관 통증 패턴은 실제로 일부밖에 나오지 않는 경우가 많고, 교과서와 같이 전부 나오는 경우는 드물다.

T씨에게 그 사실을 설명했지만 반신반의했기 때문에 T씨의 흉쇄유돌근 통증유발점에 침을 놓았더니 바로 통증이 완화되었다. 그 후 T씨는 어떤 통증이 생기면 「통증유발점이 아닐까?」라고 생각하게 되었고, 통증이 생기면 필자에게 찾아오게 되었다.

❖ 치료 전문가라면 좀 더 쉽고, 다양한 질환에 응용을...

이번에 다룬 예는 극단적으로 보이지만, 실제 있었던 이야기이다. 이 예에는 두 가지 포인트가 있다.

A. 통증이 생겼을 때, 통증을 느끼는 곳 이외의 부위도 눌러 보았다.

B. 전문가가 아닌 일반인이라도 통증유발점으로 보이는 곳을 찾을 수 있었다.

어떤 질환도 마찬가지이지만, 조기 발견과 조기 치료가 효과적이다. 증상이 가벼울 때 그 원인을 치료할 수 있으면 치유하기 쉽다는 것을 납득할 수 있을 것이다. 물론 통증유발점은 만성적인 통증에 효과가 있기에, 오랜 시간 통증으로 고통받고 있는 환자라도 치료해야 할 통증유발점을 찾아내는 것이 가능하다면, 높은 효과를 끌어낼 수 있다.

또 T씨는 전문가가 아니기 때문에 특정 근육을 명확하게 촉진할 수 있는 기술은 없다. 그런 사람이라도 통증유발점을 활용할 수 있는 경우가 있는 것이다. 그렇게 생각했을 때 전문가라면 좀 더 폭넓게 활용할 수 있다고 해도 좋을 것이다.

T씨의 경우 발생한 두통이 우연히 두 번 모두 통증유발점에 관련된 근육 통증이었지만 통증의 원인이 근육이 아니라 관절이나 신경 등의 가능성도 있다. 실제로 T씨도 그 후 다른 부위의 통증으로 통증유발점을 찾으려고 시도했지만 처음의 두 번처럼 효과가 있었던 것은 아니다.

그런 의미에서 모든 치료 전문가들은 통증의 원인을 명확하게 한 후 통증유발점 치료를 시행할 것을 권장한다. 즉, 통증유발점의 어려운 내용을 알지 못해도 평소 자신이 쓰고 있는 치료법으로 생각한 만큼의 효과를 얻지 못하는 경우, 잠시 이 책을 열어서 통증유발점 치료를 시도해 봤으면 한다.

❖ 3가지의 조건 중 2가지가 해당되면 통증유발점을 눌러봐야 한다

이를 위해 우선 환자의 통증이 통증유발점 치료에 적합한지, 아닌지 즉, 근육 손상이 원인인지, 아닌지를 감별해 주면 좋으나 이미 의료기관에서 진단을 받은 환자의 경우 먼저 그 병명에 관심이 갈 것이다. 임상에 있으면 아무래도 병명에서 질환의 원인을 생각하기 마련이다. 하지만 병명만으로 그 통증이 근육 손상에 의한 것인지, 아닌지를 판별하는 것은 불가능하다. 관절이나 신경의 비정상적인 질환이라도 실제로는 근육의 문제로 통증이 일어나고 또는 근육 통증을 악화시키고 있는 경우도 있기 때문이다.

예를 들어, 뼈나 관절의 변형으로 인해 발생하는 고령자의 「변형성 요추증」의 경우 병명으로는 변형된 요추가 통증의 원인이기에 이론상으로는 변형 정도가 심한 사람일수록 통증이 강할 수 있지만 허리가 극도로 굽어 있어도 통증이 전혀 없는 사람도 많다. 이는 뼈나 관절의 변형은 통증의 원인 중 일부이지 전부는 아니라는 것을 보여준다. 즉, 주위의 근육이나 인대, 신경의 압박 정도 등, 통증을 일으키는 원인은 복합적인 것이다. 만약 그 중에서 근육 손상이 원인의 일부라도 관여하고 있다면 통증유발점 치료를 시도해 볼 가치가 있다.

예를 들어, 환자가 다음과 같은 상태에 해당되면 통증유발점이 관여하고 있을 가능성을 생각해 볼 수 있다.

❶ 의료기관에서 진단을 받고 치료를 받았거나 또는, 현재도 받고 있지만 통증이 개선되지 않는다.

❷ 자신만의 치료법(통증유발점 치료 외)도 시도했지만 통증에는 기대했던 것만큼 효과가 없다.

여기서 지금 환자가 고통받고 있는 통증이 통증유발점에 의한 통증인지, 아닌지를 확인하는 방법을 생각해 보자. 본래 좀 더 자세한 감별법이 있지만 다음 조건에 맞는다면 통증유발점 치료를 시도해볼 가치는 있다고 생각한다.

조건 1 「둔한」 통증이다

근육 손상 즉, 통증유발점이 통증의 원인인 경우 「날카롭다」 보다는 「둔하다」, 「늘어지다」, 「긴장감이 있는」 통증으로 잘 표현된다. 반대로 말하면 「찌릿찌릿하다」, 「날카롭다」, 「전기가 통하듯」이라는 통증은 근육 통증이 아닌 경우가 많다.

조건 2 통증 부위가 명확하지 않다

통증유발점이 원인인 경우, 「여기입니다」라고 손가락 하나로 가리킬 정도로 명확하게 통증 부위를 알 수는 없다. 「대충 이 근처입니다」, 「이 근처 일대가...」라고 말하는 분들이 많다. 반대로 「여기입니다」라고 명확한 부위를 가리키는 통증은 근육 손상이 아닌 경우에 많을 것이다.

조건 3 움직이면 통증이 악화된다

말 그대로 가만히 있을 때보다 움직일 때 통증이 큰 경우는 통증유발점이 원인인 경우가 많다고 할 수 있다.

이상 3가지 조건 중 2가지 이상에 해당하는 경우 통증유발점으로 인해 통증이 일어나고 있거나 통증이 악화되고 있을 가능성이 크다고 할 수 있다. 부디 이후에 소개하는 통증유발점 치료를 시도해 보길 바란다.

CHAPTER 02

실제 치료에 대하여

❖ 대상은 치료하기 쉬운 얕은 근육에 있는 통증유발점

통증유발점은 주로 근육 속에 생긴 경결(coagulation)에 존재하고 있는 것으로 알려져 있다. 그 위치는 어느 정도 정해져 있고 많은 서적에서도 소개되고 있지만, 실제로 통증유발점을 정확하게 찾는 것은 꽤 어려운 일이다.

그래서 본서에서는 얕은 층에 있는 근육이나 비교적 촉진하기 쉬운 근육을 중심으로 가능한 한 「신속하고」, 「간단하게」 통증유발점을 찾을 수 있도록 구성하였다. 작은 근육이나 깊은 층에 있는 근육에 대해서는 중요한 것만 추렸지만, 큰 근육이나 얕은 층에 있는 근육을 치료하는 것만으로도 매일 고민하고 있는 통증이 상당히 개선된다. 통증유발점 치료의 시작으로 우선 본서에서 다룬 근육에 대해서 치료를 해보자.

❖ 증상으로 통증의 원인이 되는 근육의 범위를 더 좁히자

예를 들어, 측두부에 통증이 있는 경우(28쪽) 그 통증의 원인이 되는 근육은 크게 5개가 있다고 생각할 수 있다. 본서에서는 통증유발점이 존재하는 범위를 통증유발영역으로 도식화하고 있기 때문에 이 5개 근육의 통증유발영역을 촉진하여 그 중에서 치료해야 하는 통증유발점을 찾는다.

또한 측두부의 통증과 관련해 어깨 결림이나 눈의 피로 등 다른 증상이 있는 경우, 이제까지의 필자의 연구와 임상 경험으로 치료 대상이 되는 근육을 처음부터 2~3개 정도로 추려내도록 하고 있다. 통증의 발생 원인으로 의심되는 근육이 10개 가까이 있는 경우, 다른 증상도 함께 조사하면 비교적 통증유발점을 찾기 쉬울 것이다. 더불어, 치료 전문가들이 임상 현장에서 더 많이 활용할 수 있도록 침치료 항목을 추가하였다.

❖ 본서의 「통증유발영역」에 관하여

본서에서 보여주고 있는 「통증유발영역」은 연관 통증을 일으키는 통증유발점이 여러 곳에 모여 있는 부위를 하나의 영역(zone)으로 둘러싼 것이다. 기본적으로 하나의 영역은 「하나의 근육에 여러 곳의 통증유발점이 모여 있는 영역」으로 생각하길 바란다(자세한 내용은 20-21쪽).

필자의 임상 경험으로 볼 때 근육 중에서 특히 촉진해 보는 것이 좋겠다고 생각되는 영역은 조금 넓게 둘러싸고 있기에 처음 진료받는 분들은 우선 통증유발영역을 세심하게 촉진하고, 평소 느끼는 통증이 재현되도록 반응이 있는 점(통증유발점)을 찾아 눌러보길 바란다. 이 영역 안에서 증상이 재현되는 곳이 있다면 그곳이 통증유발점이라고 말할 수 있다.

또한, 하나의 통증유발영역 내에 있는 여러 통증유발점이 각각 다른 부위에 연관 통증을 유발하는 경우도 있다. 예를 들어, 흉쇄유돌근의 통증유발영역 내에 있는 세 곳의 통증유발점 중 위의 한 곳은 후두부, 아래의 두 곳은 상지에 연관 통증을 일으킨다. 본서에서는 영역 내 모두를 만져보는 쪽이 치료 효과가 높다고 생각해 후두부 통증의 치료에서도 아래 두 곳을 같이 치료할 수 있도록 그대로 하나의 영역으로 정리하고 있다.

더불어 한 근육에 있는 여러 통증유발점이 꽤 떨어져 있는 경우, 하나의 영역으로 묶는 것이 어렵기 때문에 두 개의 영역으로 나누고 있는 곳도 있다. 예를 들어, 광배근의 통증유발점은 후액와 부분과 제12 늑골 부근의 두 곳이지만 꽤 떨어져 있다. 이 두 곳은 통증의 증상이 있는 부위에 따라, 어느 쪽을 치료할지를 선택하도록 하고 있다.

그럼 통증유발영역 및 통증유발점의 실제 치료에 관해서 설명하겠다.

❖ 수기치료를 하는 경우

앞서 설명한 바와 같이 치료 부위를 크게 「영역」으로 하고 있기에 이 통증유발영역을 엄지나 검지 등으로 눌러 환자의 반응을 보면서 통증이 재현되는 통증유발점을 찾는다.

여기서 통증유발점 치료에서 흔히 쓰이는 간단한 수기 「허혈성 압박」을 한다. 이것은 통증유발점에 압력(압박)을 가해 허혈 상태로 만들고, 그 압력을 풀어 개방하는 것으로 그전까지 막혔던 혈액이 한번에 흐르기 때문에 통증유발물질이 흘러 내려가 통증이 완화된다고 생각할 수 있다. 또한, 해방과 동시에 교감신경의 항진 상태도 변화하기 때문에 그전까지 느꼈던 결림이나 당김도 개선된다. 이것들을 정리하면,

❶ 우선 통증유발영역 내에 있는 경결을 찾는다

그림 ❶과 같이 통증유발영역 내에서 통증유발점으로 그려져 있는 점을 중심으로 그 부근을 엄지(그림 ❶-1) 또는 검지(그림 ❶-2), 네 손가락(그림 ❶-3)으로 천천히 더듬어 경결된 곳을 찾는다.

❷ 경결을 각 항목의 해설에 따라 약 3~4초간 천천히 누른다(그림 ❷-1)

경결을 찾았다면 그림과 같이 방향 등에 주의하면서 눌러본다. 평소 느끼고 있던 증상(통증)이 동일하게 재현된다면, 그 압박 부위가 통증유발점이라고 생각해도 좋다.

❸ (연관 통증이 잘 재현되지 않는 경우) 각도를 조금 바꾸어 누른다(그림 ❷-2)

누르는 방향에 따라서 연관 통증이 잘 재현되지 않을 가능성도 있다. ②에서 누른 각도를 조금 바꾸어가면서 눌러보길 바란다. 또 경결을 피부면 바로 위에서 누르기보다는 기울여서 누르는 것이 효과적이다.

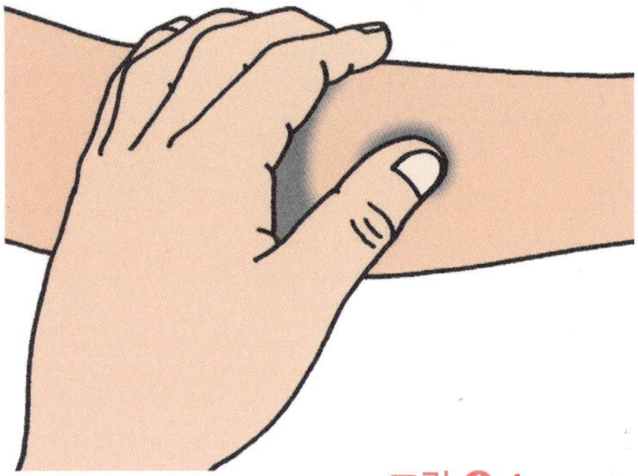
그림 ❶-1

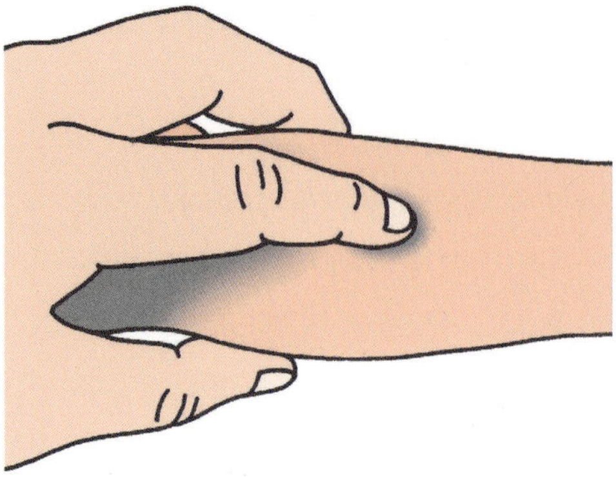
그림 ❶-2

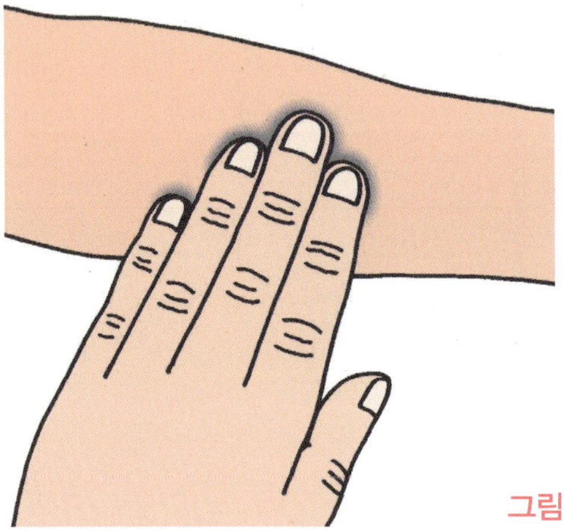
그림 ❶-3

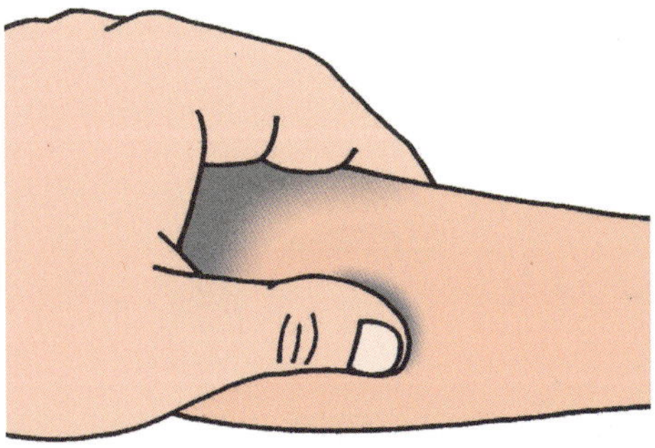
그림 ❷-1

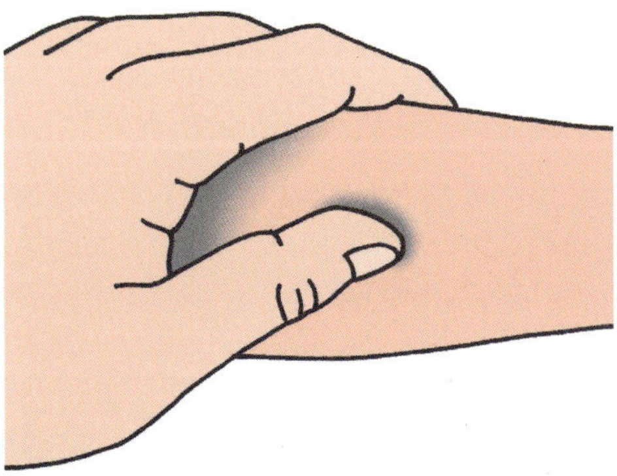
그림 ❷-2

❖ 침치료를 하는 경우

통증유발점 침치료 경험이 있는 분은 본서의 그림 중 「TP침」 항목을 참고로 자침을 해보길 바란다(자세한 내용은 21쪽). 침치료는 근막에 직접 접근할 수 있기 때문에 상당히 효과적이다.

통증유발점에 대한 침치료의 경험이 없는 분들은 본서에 있는 자입 깊이 보다 조금 얕게 자입하는 것이 좋다. 통증유발점은 예민한 포인트이기 때문에, 환자에게 부담이 되지 않도록 상태를 잘 관찰하면서 신중하게 자입하기 바란다.

참고로 필자가 통증유발점 치료에 사용하는 침 호수는 목, 어깨, 몸통, 팔다리 부위에는 주로 40mm(0.16) 침을, 둔부나 몸통의 일부 등 조금 두꺼운 근육에는 50mm(0.18) 침 등이다. 침을 사용하는 경우, 통증유발점에 맞는다면 상당히 효과적이지만, 침선은 손가락으로 누를 때의 면적보다 훨씬 작기 때문에 경결 위에 존재하는 통증유발점의 위치를 압력에 비해 정확하게 파악해야 한다.

따라서 자침의 경우, 자침 부위를 잡는 방법이 수기치료 때와 미묘하게 다를 수 있다. 그 경우 주의점을 명기했기 때문에 각 근육의 「TP침」 항목을 잘 읽고, 자침 부위를 잡을 수 있도록 한다.

❖ 자침의 순서와 찌르는 방법

❶ 엄지 또는 검지로 경결을 고정하도록 압수를 만든다(그림 ❸-1)

엄지 또는 검지 둘 중 한 손가락에 강한 압을 가하여 경결을 고정한다.

❷ 다른 한쪽 손가락은 아주 작은 압력으로 대고 있는 정도로 둔다(그림 ❸-2)

누르는 손의 각도는 압력을 가함으로써 증상이 재현된 각도에 맞춘다.

❸ 누르는 손 사이에 침관을 살짝 밀어 넣어 누르는 손을 안정시킨다(그림 ❸-3)

❹ 경결에 침을 자입한다(자침 방향은 「제3장 치료편」 각 그림의 해설을 참조)

침을 자입하면 피하조직(부드러움)부터 근막(딱딱함) 순으로 침이 통과하기 때문에 근막에 도달하면 자수에 뭔가 딱딱한 것을 느끼고, 근막을 통과하면 뚫는 듯한 감각이 있다. 근막의 감각은 놓치기 쉽기 때문에 되도록 가는 침으로 천천히 찌르는 것이 중요하다.

찌르는 방법에 대한 특별한 규정은 없지만 참새가 모이를 쪼아 먹는 거 같은 강한 자극은 피하는 것이 좋다. 자침(5~10분)을 기본으로 부드럽게 자입하도록 유의한다.

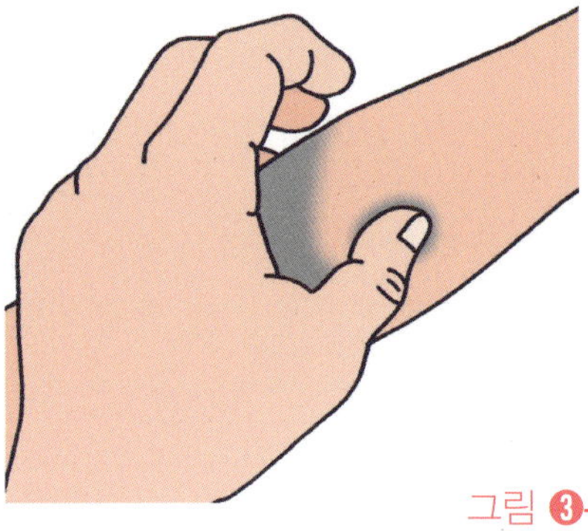

그림 ❸-1

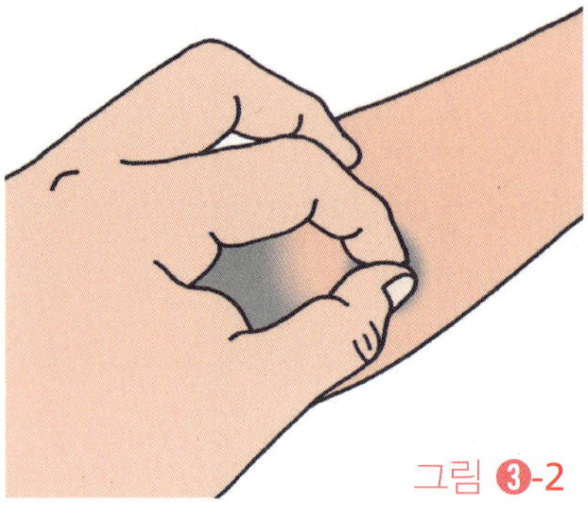

그림 ❸-2

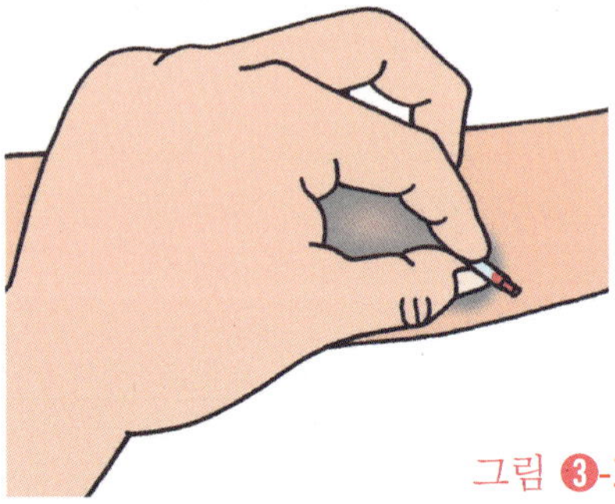

그림 ❸-3

평소 통증으로 괴로워하거나 침 자체가 처음인 환자 중에는 우리가 상상했던 것 이상으로 침을 두려워하는 사람이 있다. 통증유발점 침치료 경험이 아직 부족한 경우, 우선 압박을 이용한 수기치료를 해보고 통증유발점의 반응을 몸으로 느끼게 한 후(다음 치료 시 등) 침치료를 권해보는 것이 좋을 것이다. 그 방법이 서로 통증유발점의 감각을 잡기 쉽고, 자입 가능 여부도 확인하기 쉬워진다.

❖ 침이 통증유발점에 자입되었는지 확인하려면

통증유발점이 있는 근막 부근에 침이 자입되면 근육이 국소적으로 수축하는 현상(「국소단수축」이라 부른다)이 일어날 수 있다. 이는 통증유발점에 자입 가능 여부를 알 수 있는 하나의 참고가 된다. 하지만 이것은 침을 자입하는 속도가 빠른 경우에 많고, 설령 통증유발점에 정확하게 맞더라도 항상 나타나는 반응은 아니다.

가장 알기 쉬운 것은 압박에 의한 치료와 같이 평소 느끼고 있는 증상이 재현되는지 여부이다. 자입 시 평소 느끼는 증상(통증)이 재현되거나 또는 침의 자입 시 느낌(울림)이 평소 통증을 느끼고 있는 부위에 퍼지는 등의 감각이 일어나면 통증유발점에 자입되어 있다고 생각해도 된다. 다만, 이는 어디까지나 기준이며, 이러한 반응이 없어도 효과가 인정되는 경우도 많으므로 증상의 재현이나 울림에 너무 집착할 필요는 없다.

자침 시 울림이나 국소단수축 등 알기 쉬운 반응이 없을 경우, 환자가 침치료에 익숙하다면 2~3회 침선의 방향을 전환(자침 전향)하여도 좋다. 그래도 반응이 없다면, 그대로 자침을 하거나 같은 근육(통증유발점 주위 20~30mm 이내)에 한 차례 더 침을 놓고, 침 통전(10~15분)을 하여도 좋다고 생각한다. 다만, 통전은 근육이 광범위하게 자극되기 때문에 어느 정도 효과를 기대할 수 있지만 강한 자극이 되기 쉽기 때문에 초진 환자에게 권하기는 어렵다.

또한 통전은 1~5Hz 정도로, 환자가 전기 자극을 느끼는 정도의 강도로 충분하다. 환자가 치료 후에 부담을 느끼지 않도록 자극을 억제하고, 전체적으로 부드러운 침치료를 권장한다.

❖ 치료 시 주의점

아래는 통증유발점 치료 시 주의점이다.

❶ 몸이 차가운 상태에서 치료하지 않는다

몸이 차가울 때 치료를 하면 반대로 근육을 손상시킬 수 있으므로 적당히 몸을 따뜻하게 하고 나서 시술을 시작하길 바란다.

❷ 전체적으로 근육을 풀어주고 나서 치료한다

긴장하거나 스트레스가 심한 경우, 근육 전체가 굳기 때문에 그 안에서 경결을 찾는 것이 어려울 수 있다. 이 경우는 근육 전체를 가볍게 풀고 나서 경결을 찾아보자.

❸ 자극량에 충분히 주의한다

통증유발점 치료가 특별히 자극이 강한 치료법이라는 것은 아니지만, 통증의 원인을 직접적으로 자극하기 때문에 예상 외로 자극을 강하게 느끼는 환자도 있다. 따라서 미성년자나 가냘픈 여성에게는 자극량에 충분히 주의하면서 시술해야 한다.

❹ 다른 일반적인 치료법과 같이 다음 환자에게 실시하는 것은 피한다

- 악성 종양이 있다.
- 개방성 외상이 있다.
- 심한 동맥경화증이다.
- 동맥류가 있다.

- 심한 골다공증이다.
- 빈혈이 있다.

치료

CHAPTER

03

페이지 구성과 보는 방법
(중요 참고사항)

두부 · 안면부 통증
▶P. 23

경부 · 배부 · 흉부 통증
▶P. 53

상지 통증
▶P. 83

요부 · 복부 통증
▶P. 127

대퇴부 · 무릎 통증
▶P. 149

하퇴 · 발 통증
▶P. 171

「제3장 치료」의 구성과 보는 방법

통증 치료에 대해여

증상이 하나뿐인 경우와 또 다른 증상이 있는 경우 등, 치료에 대한 보충적 해설

증상이 있는 부위

주로 통증을 느끼는 부위와 그 그림

다른 증상이 있는 경우

통증 이외에도 다른 증상이 있다면, 통증의 원인이 될 수 있는 근육을 처음부터 좁혀 나갈 수 있다. 치료를 좀 더 효율적으로 할 수 있다.

관련 가능성이 있는 모든 통증유발영역 목록

통증의 발생 원인이 될 가능성이 있는 근육 중 임상에서 가장 중요한 근육을 찾아낸다.

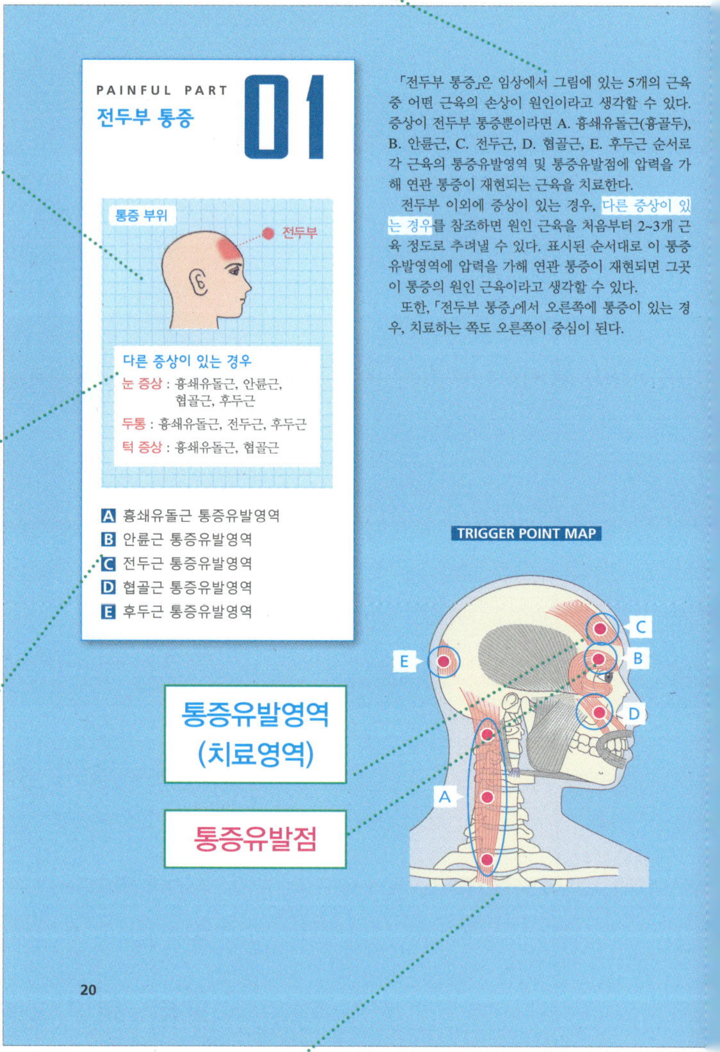

통증유발영역 (치료영역)

통증유발점

관련 가능성이 있는 모든 통증유발영역의 그림

심층에 있는 근육의 통증유발영역은 ( )붙여서 표기. 첫 번째 페이지에서는 모든 통증유발점의 대략적인 위치를 파악한다. 실제 치료에서는 다음 페이지 이후 각 근육의 그림을 참조한다.

본서에서 통증치료 부위에 대한 해설은 오른쪽 페이지를 기준으로 설정해 표기하였다.

치료 순서

예를 들어, 증상이 「전두부 통증」뿐이라면 가능성이 있는 A ~ E의 근육 모두가 치료 대상이 된다. 본서에서는 통증의 원인이 될 가능성이 큰 근육부터 순서대로 통증유발영역을 알파벳 순으로 나열하고 있다.

전두부 통증 01 PAINFUL PART

TRIGGER ZONE A

흉쇄유돌근

(sternocleidomastoid muscle)

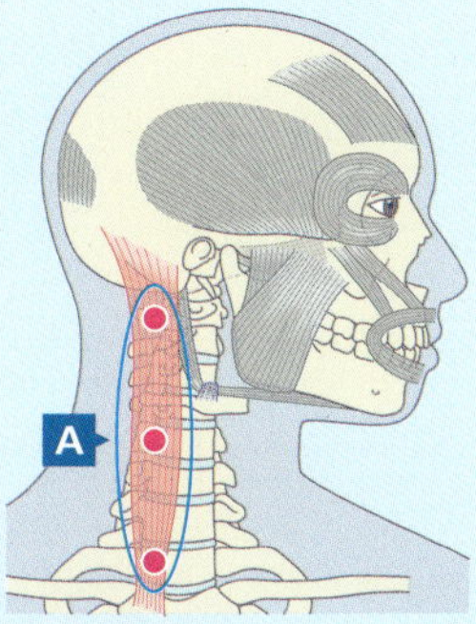

근육의 위치

귀 뒤쪽에 있는 유양돌기에서 흉골 · 쇄골에 걸쳐 존재하며, 이마를 앞으로 내밀 때 긴장하는 근육

T존

근육 전체, 예풍(TE17) 부근

수기치료

유양돌기의 약 1횡지 아래, 근육의 중앙, 쇄골의 1~2횡지 위를 수직으로 3초 정도 압력을 가하거나 집는다.

TP침

유양돌기의 1횡지 아랫부분을 40mm(0.16)로 10mm 정도 자입

기타 연관 통증 부위

귀, 눈, 턱 등

TRIGGER ZONE B

안륜근

(orbicularis oculi muscle)

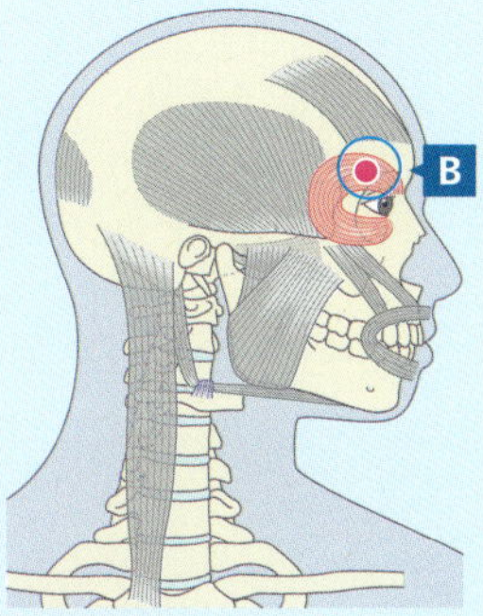

근육의 위치

눈 주위에 존재하는 근육

T존

상안검 중앙

수기치료

안와 주위의 압통 부위를 수직으로 3초 정도 압력을 가한다.

TP침

안와상연을 향해 30mm(0.16)로 수 mm 정도 자입

기타 연관 통증 부위

눈 주위, 코 등

두부 · 안면부 통증

03장 ▸ 치료 21

통증유발영역 및 통증유발점의 그림. 심층 근육을 치료하는 경우, 그 위에 있는 천층 근육을 가볍게 마사지한 후 심층에 있는 통증유발점을 압력을 가하거나 자침한다.

근육의 위치

근육의 대략적인 위치

T존

「통증유발영역」의 약자. 통증유발점이 존재하는 치료해야 할 영역

수기치료

수기에 의한 치료법 설명

TP침

「통증유발점 침치료」의 약자. 자침 시에 통증유발점을 파악하는 방법이나 자침 방법에 대해 정리하였다. 통증유발점은 「색상경결」이라고 여겨지고 있지만 직접 그 경결을 촉진하는 것은 어렵다. 촉진에서 경결로 보이는 부위를 찾지 못하는 경우 그림을 기준으로 압력을 가해 연관 통증이 나타나는 부위를 치료한다.

기타 연관 통증 부위

통증유발점은 본 항목의 증상 이외에 여러 부위에 연관 통증을 일으킬 수 있다. 본 항목에서 이 근육이 원인 근육인 경우, 동시에 연관 통증이 나타나기 쉬운 다른 부위. 임상에서 중요하지 않은 부위도 있다.

통증유발점이 여러 곳인 경우, 아무 곳에서나 촉진해도 문제가 없지만 주의사항이 있는 경우 그 부위부터 촉진을 시작한다.

PAINFUL PART

두부 · 안면부 통증

01 전두부 통증 ▶p.24

02 측두부 통증(편두통) ▶p.28

03 두정부 통증 ▶p.32

04 후두부 통증 ▶p.34

05 눈 통증 ▶p.37

06 뺨 통증(안면 통증) ▶p.42

07 귀 통증 ▶p.46

08 치통 ▶p.49

PAINFUL PART **01**

전두부 통증

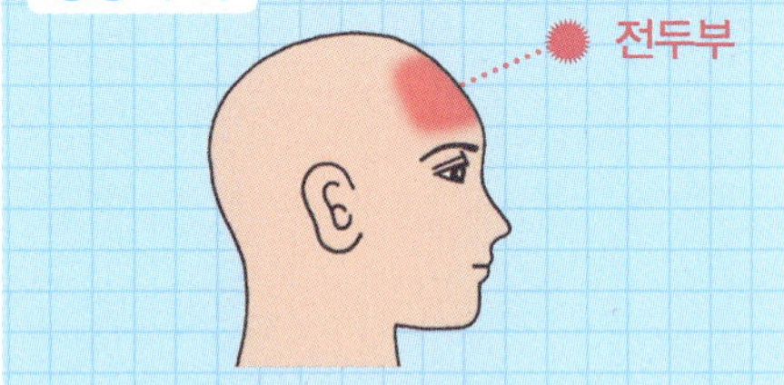

다른 증상이 있는 경우

눈 증상 : 흉쇄유돌근, 안륜근, 협골근, 후두근

두통 : 흉쇄유돌근, 전두근, 후두근

턱 증상 : 흉쇄유돌근, 협골근

A 흉쇄유돌근 통증유발영역

B 안륜근 통증유발영역

C 전두근 통증유발영역

D 협골근 통증유발영역

E 후두근 통증유발영역

「전두부 통증」은 임상에서 그림에 있는 5개의 근육 중, 어떤 근육의 손상이 원인이라고 생각할 수 있다. 증상이 전두부 통증뿐이라면 A. 흉쇄유돌근(흉골두), B. 안륜근, C. 전두근, D. 협골근, E. 후두근 순서로 각 근육의 통증유발영역 및 통증유발점에 압력을 가해 연관 통증이 재현되는 근육을 치료한다.

전두부 이외에 증상이 있는 경우, 다른 증상이 있는 경우를 참조하면 원인 근육을 처음부터 2~3개 근육 정도로 추려낼 수 있다. 표시된 순서대로 이 통증유발영역에 압력을 가해 연관 통증이 재현되면 그곳이 통증의 원인 근육이라고 생각할 수 있다.

또한, 「전두부 통증」에서 오른쪽에 통증이 있는 경우, 치료하는 쪽도 오른쪽이 중심이 된다.

TRIGGER POINT MAP

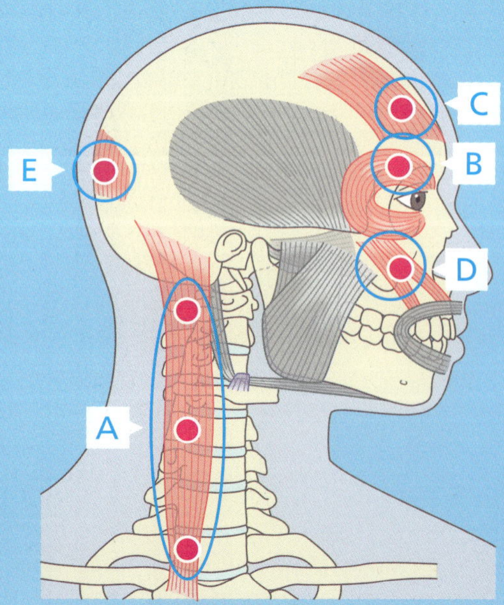

TRIGGER ZONE A

흉쇄유돌근

(sternocleidomastoid muscle)

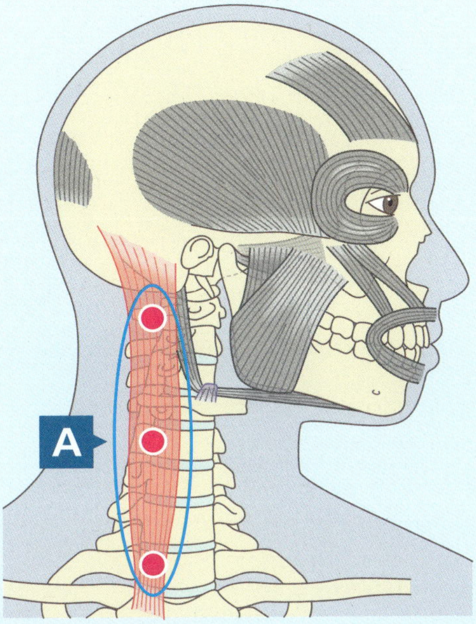

근육의 위치

귀 뒤쪽에 있는 유양돌기에서 흉골·쇄골에 걸쳐 존재하며, 이마를 앞으로 내밀 때 긴장하는 근육

T존

근육 전체, 예풍(TE17) 부근

수기치료

유양돌기의 약 1횡지 아래, 근육의 중앙, 쇄골의 1~2횡지 위를 수직으로 3초 정도 압력을 가하거나 집는다.

TP침

유양돌기의 1횡지 아랫부분을 40mm(0.16)로 10mm 정도 자입

기타 연관 통증 부위

귀, 눈, 턱 등

TRIGGER ZONE B

안륜근

(orbicularis oculi muscle)

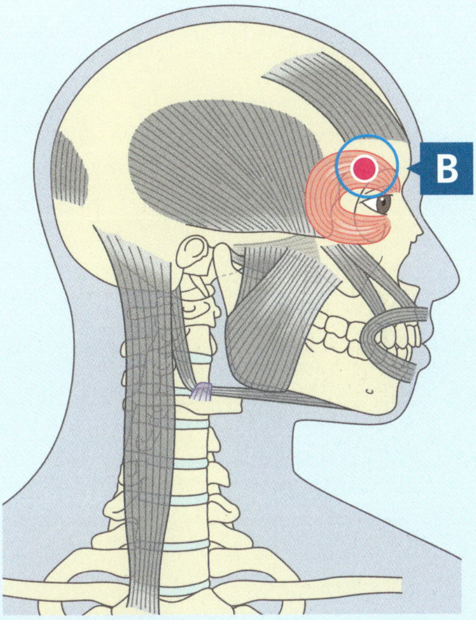

근육의 위치

눈 주위에 존재하는 근육

T존

상안검 중앙

수기치료

안와 주위의 압통 부위를 수직으로 3초 정도 압력을 가한다.

TP침

안와상연을 향해 30mm(0.16)로 수 mm 정도 자입

기타 연관 통증 부위

눈 주위, 코 등

TRIGGER ZONE
C

전두근

(frontal muscle)

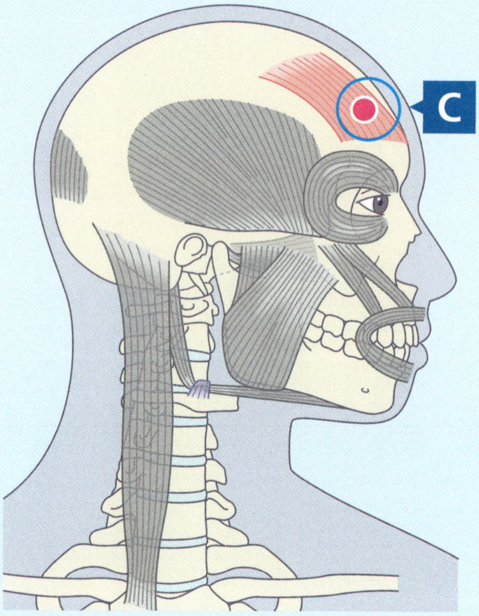

근육의 위치

전두부에 존재하는 근육

T존

이마 쪽, 본신(GB13) 부근

수기치료

두개골을 향해 수직으로 3초 정도 압력을 가한다.

TP침

두개골을 향해 30mm(0.16)로 수 mm 정도 수직으로 자입

기타 연관 통증 부위

눈, 코, 귀 등

TRIGGER ZONE
D

협골근

(zygomatic muscle)

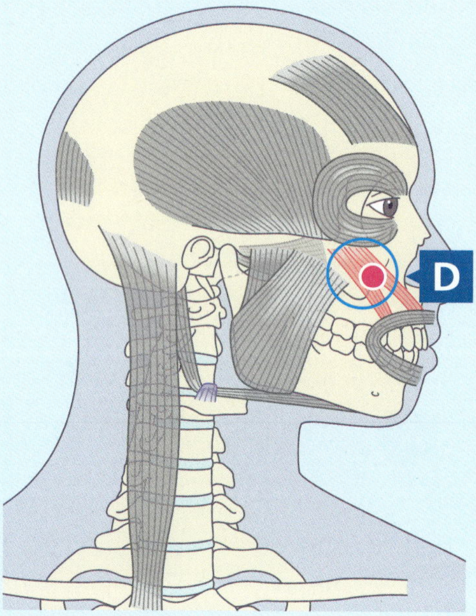

근육의 위치

뺨에 존재하는 근육

T존

근복(힘살), 관료(SI18) 부근

수기치료

구륜근에서 협골궁으로 향하는 선의 중앙 부분에 3초 정도 압력을 가한다.

TP침

구륜근에서 협골궁으로 향하는 선의 중앙 부분을 30mm(0.16)로 3~5mm 정도 자입

기타 연관 통증 부위

눈에서 코까지

TRIGGER ZONE
E

후두근

(occipital muscle)

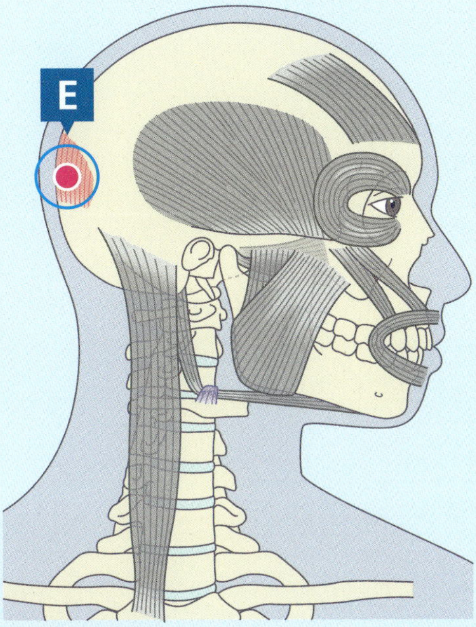

근육의 위치

후두부에 존재하는 근육

T존

근육 중앙, 뇌공(GB19) 부근

수기치료

근육 중앙을 두개골을 향해 수직으로 3초 정도 압력을 가한다.

TP침

근육 중앙을 두개골을 향해 30mm(0.16)로 수 mm 정도 수직으로 자입

기타 연관 통증 부위

눈, 코, 귀 등

ADVICE

두통의 진단법

두통에는 긴장형 두통이나 편두통처럼 어느 정도 경과를 관찰할 수 있는 일차성 두통이 있고, 뇌경색이나 뇌출혈 등에 수반되는 두통같이 바로 병원으로 가야 할 필요가 있는 이차성 두통도 있다.

① 전신성 증상이나 징후(발열·근육 통증·체중 감소), ② 전신성 질환(악성질환·AIDS 등), ③ 신경학적 증상이나 징후 ④ 갑작스러운 두통 발생 ⑤ 40세 이후 갑자기 두통이 발생한 경우 등, 이들 중 2개 이상에 해당하는 경우는 이차성 두통을 의심하고, 바로 병원으로 가는 것이 좋다.

PAINFUL PART **02**

측두부 통증 (편두통)

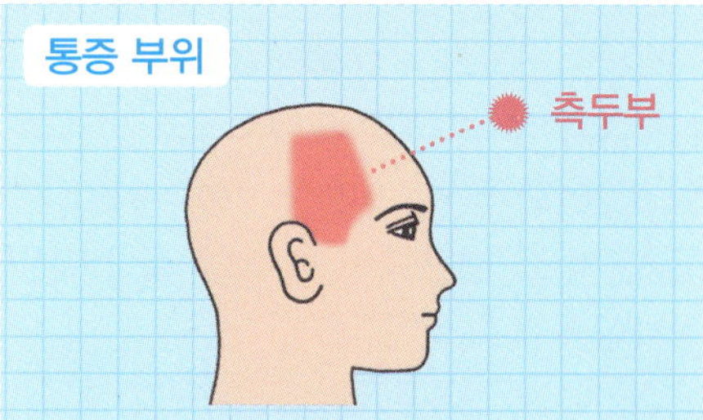

다른 증상이 있는 경우

어깨 결림 : 후두하근군, 판상근군, 흉쇄유돌근

눈 증상 : 흉쇄유돌근, 승모근, 측두근

턱 증상 : 흉쇄유돌근, 승모근, 측두근

- **A** 후두하근군 통증유발영역
- **B** 측두근 통증유발영역
- **C** 승모근 통증유발영역
- **D** 흉쇄유돌근 통증유발영역
- **E** 판상근군 통증유발영역

TRIGGER POINT MAP

「측두부 통증」은 임상에서 그림에 있는 5개의 근육 중, 어떤 근육의 손상이 원인이라고 생각할 수 있다. 증상이 측두부 통증뿐이라면 A. 후두하근군, B. 측두근, C. 승모근, D. 흉쇄유돌근(흉골두), E. 판상근군 순서로 각 근육의 통증유발영역 및 통증유발점에 압력을 가해 연관 통증이 재현되는 근육을 치료한다.

측두부 이외에 증상이 있는 경우, 다른 증상이 있는 경우를 참조하면 원인 근육을 처음부터 2-3개 정도로 추려낼 수 있다. 표시된 순서대로 이 통증유발영역을 눌러 연관 통증이 재현되면 그곳이 통증의 원인 근육이라고 생각할 수 있다.

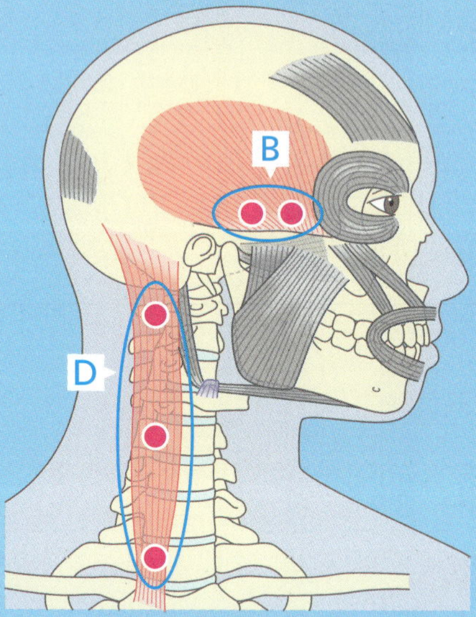

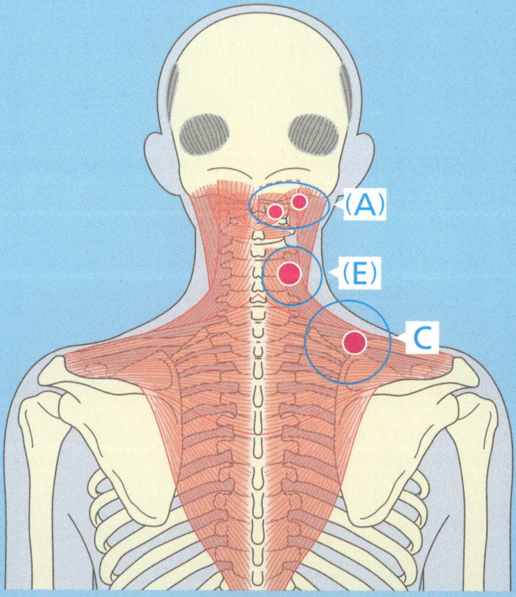

TRIGGER ZONE A

후두하근군
(suboccipital muscles)

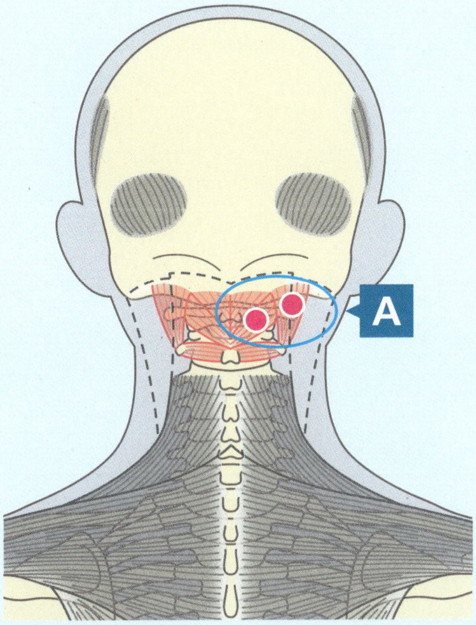

근육의 위치

후두골의 가장자리에 존재하며, 목을 뒤로 젖혔을 때 긴장하는 근육

T존

후두골 바로 아래, 천주(BL10) · 풍지(GB20) 부근

수기치료

후두골 가장자리에서 압통이 있는 부분을 후두골을 향해 3초 정도 압력을 가한다.

TP침

후두골 가장자리에서 압통이 있는 부위를 40mm(0.16)로 10mm 정도 자입

기타 연관 통증 부위

어깨, 후두부 등

TRIGGER ZONE B

측두근
(temporal muscle)

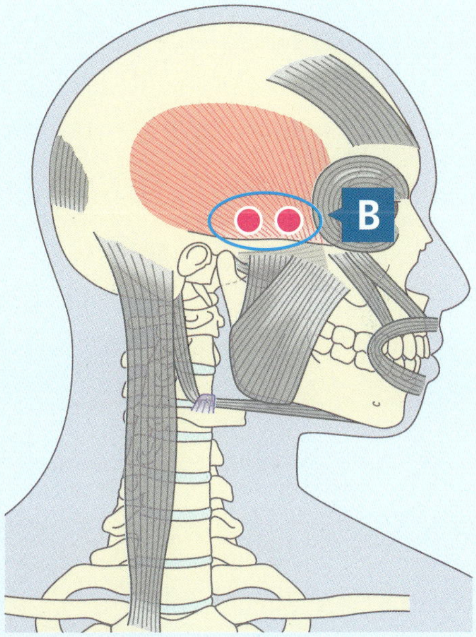

근육의 위치

관자놀이 부근, 눈의 가쪽 끝에서 3~4횡지 가쪽 방향으로 이를 악물 때 긴장하는 근육

T존

관자놀이, 태양(GB1) 부근

수기치료

관자놀이를 두개골을 향해 수직으로 3초 정도 압력을 가한다.

TP침

관자놀이를 두개골을 향해 30mm(0.16)로로 5~10mm 정도 수직으로 자입

기타 연관 통증 부위

치아, 턱관절 부위, 눈, 후두부 등

TRIGGER ZONE C

승모근

(trapezius muscle)

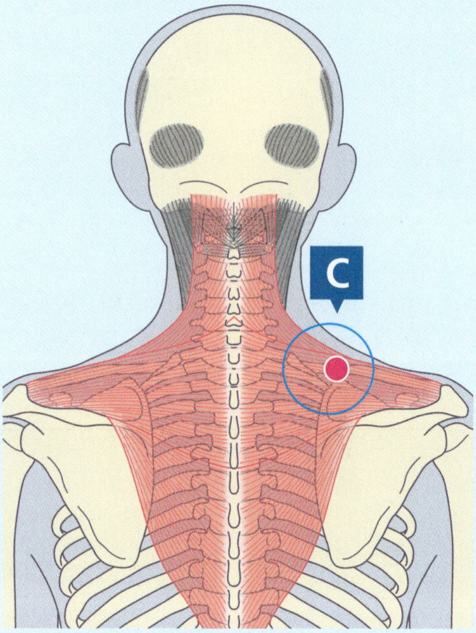

근육의 위치

목에서 어깨까지 존재하며, 어깨를 움츠릴 때 긴장하는 근육

T존

근육 중앙, 견정(GB21) 부근

수기치료

견봉과 제7 경추를 잇는 선의 중앙을 신체 중심으로 향해 3초 정도 압력을 가한다.

TP침

견봉과 제7 경추를 잇는 선의 중앙을 40mm (0.16)로 5mm 정도 자입

기타 연관 통증 부위

어깨, 턱, 눈 등

TRIGGER ZONE D

흉쇄유돌근

(sternocleidomastoid muscle)

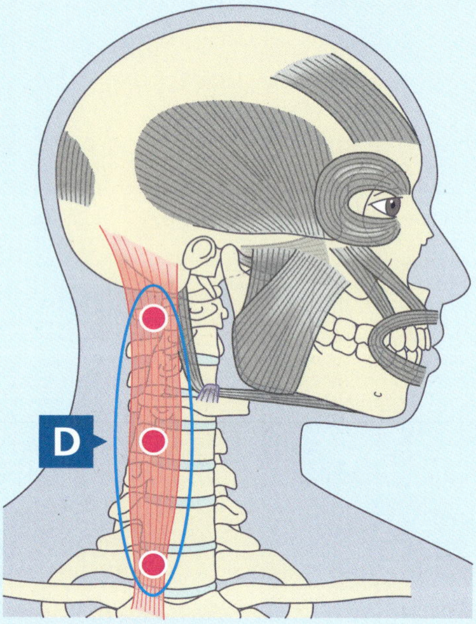

근육의 위치

귀 뒤쪽에 있는 유양돌기에서 흉골·쇄골에 걸쳐 존재하며, 이마를 앞으로 내밀었을 때 긴장하는 근육

T존

근육 전체, 예풍(TE17) 부근

수기치료

유양돌기의 약 1횡지 아래, 근육의 중앙, 쇄골의 3~4횡지 위를 수직으로 3초 정도 압력을 가하거나 집는다.

TP침

유양돌기의 1횡지 아랫부분을 40mm(0.16)로 10mm 정도 자입

기타 연관 통증 부위

전두부, 귀, 눈, 턱 등

TRIGGER ZONE E

판상근군

(splenius muscles)

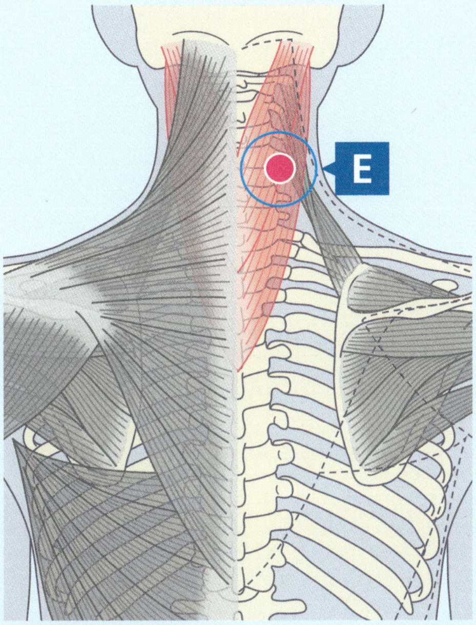

근육의 위치

후경부에 있는 큰 근육으로 후두골에서 경추 · 흉추에 걸쳐 존재하며, 목을 뒤로 젖혔을 때 긴장하는 근육

T존

근육 중앙(제4~5 경추 극돌기의 가쪽 방향)

수기치료

제4~5 경추 극돌기의 가쪽 방향 1횡지 부위를 수직으로 3초 정도 압력을 가한다.

TP침

제4~5 경추 극돌기의 가쪽 방향 1횡지 부위를 40mm(0.16)로 10mm 정도 자입

기타 연관 통증 부위

어깨, 두정부, 눈 등

ADVICE

두통의 감별에 대해서

측두부 두통의 원인으로는 편두통 또는 긴장형 두통이 많기 때문에 감별이 필요하다.

감별은 문진에서 가능하며, 두통의 빈도에서 긴장형 두통은 매일 또는 주 2~3회 정도, 편두통은 한 달에 1~2회 또는 수개월에 1회 정도이다. 통증의 종류로 편두통은 「지끈지끈하는 박동성 통증」, 긴장형 두통은 「무겁고, 꽉 조이는 듯한 통증」이라고 한다. 또한, 두통에 수반하는 증상으로는 긴장형 두통으로 「어깨 결림, 눈의 피로, 긴장감」이, 편두통으로 「메스꺼움, 소리나 빛이 신경 쓰임」 등을 들 수 있다. 이상과 같은 문진 항목을 통해 병태를 파악한다.

또한, 편두통 · 긴장형 두통 모두 통증유발점이 크게 관여하고 있다는 보고가 있다.

PAINFUL PART **03**

두정부 통증

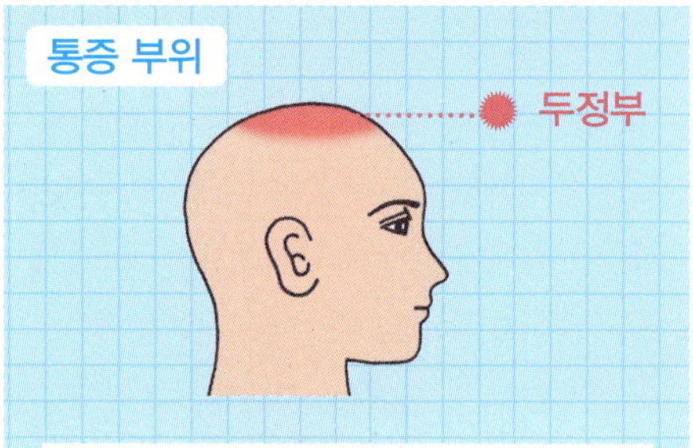

다른 증상이 있는 경우

어깨 결림 : 판상근군

눈 증상 : 흉쇄유돌근

A 흉쇄유돌근 통증유발영역

B 판상근군 통증유발영역

「두정부 통증」은 임상에서 그림에 있는 2개의 근육 중, 어떤 근육의 손상이 원인이라고 생각할 수 있다. 증상이 두정부 통증뿐이라면 A. 흉쇄유돌근(흉골두), B. 판상근군 순서로 각 근육의 통증유발영역 및 통증유발점에 압력을 가해 연관 통증이 재현되는 근육을 치료한다.

두정부 이외에 어깨 결림 등의 증상도 있다면 판상근군부터 먼저 치료해 보길 바란다. 눈 증상이 있는 경우는 흉쇄유돌근부터 치료하는 것이 좋다.

또한, 「두정부 통증」에서 오른쪽에 통증이 있는 경우, 치료하는 쪽도 오른쪽이 중심이 된다.

TRIGGER POINT MAP

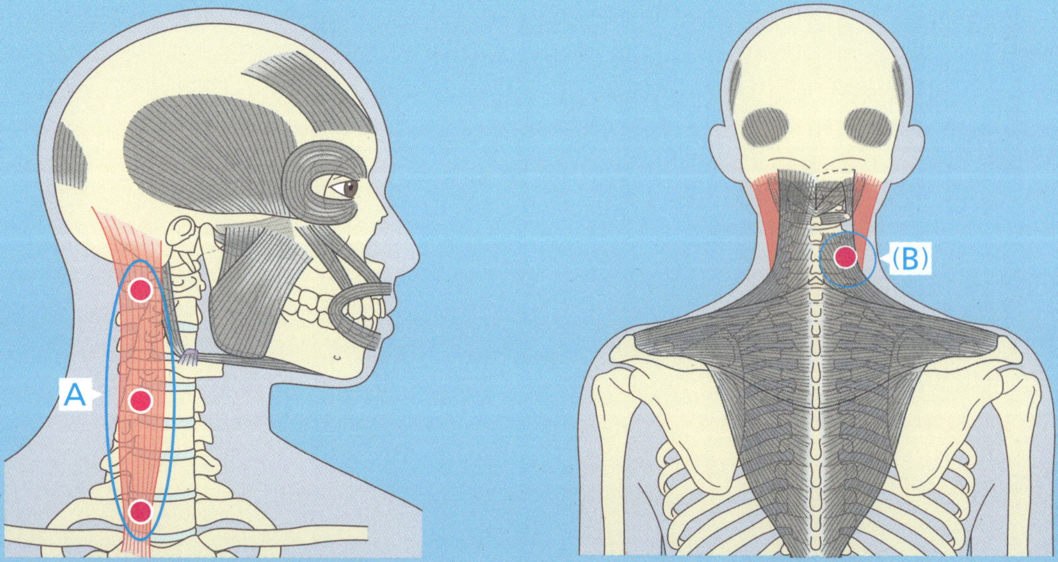

TRIGGER ZONE

A

흉쇄유돌근

(sternocleidomastoid muscle)

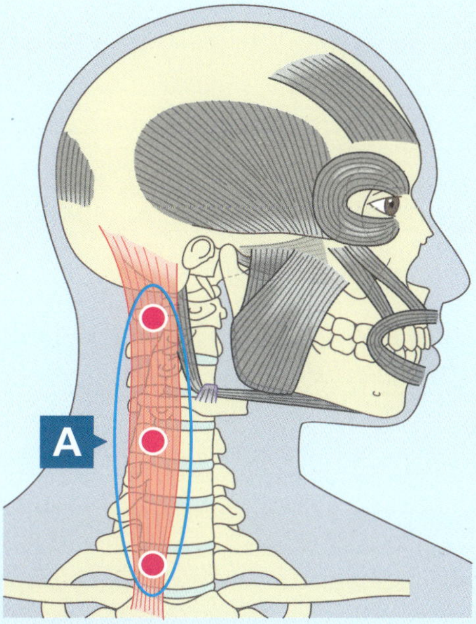

근육의 위치

귀 뒤쪽에 있는 유양돌기에서 흉골·쇄골에 걸쳐 존재하며, 이마를 앞으로 내밀었을 때 긴장하는 근육

T존

근육 전체, 예풍(TE17) 부근

수기치료

유양돌기의 약 1횡지 아래, 근육의 중앙, 쇄골의 1~2횡지 위를 수직으로 3초 정도 압력을 가하거나 집는다.

TP침

유양돌기의 1횡지 아랫부분을 40mm(0.16)로 10mm 정도 자입

기타 연관 통증 부위

전두부, 귀, 눈, 턱 등

TRIGGER ZONE

B

판상근군

(splenius muscles)

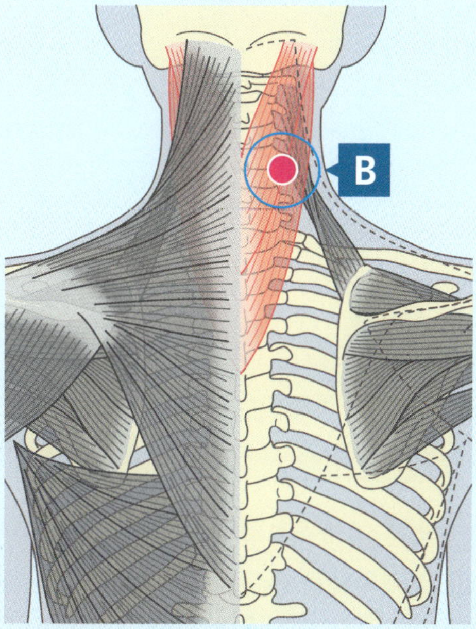

근육의 위치

후경부에 있는 큰 근육으로 후두골에서 경추·흉추에 걸쳐 존재하며, 목을 뒤로 젖혔을 때 긴장하는 근육

T존

근육 중앙(제4-5 경추 극돌기 가쪽 방향)

수기치료

제4-5 경추 극돌기 가쪽 방향 1횡지 부위를 수직으로 3초 정도 압력을 가한다.

TP침

제4-5 경추 극돌기 가쪽 방향 1횡지 부위를 40mm(0.16)로 10mm 정도 자입

기타 연관 통증 부위

어깨 등

PAINFUL PART

04 후두부 통증

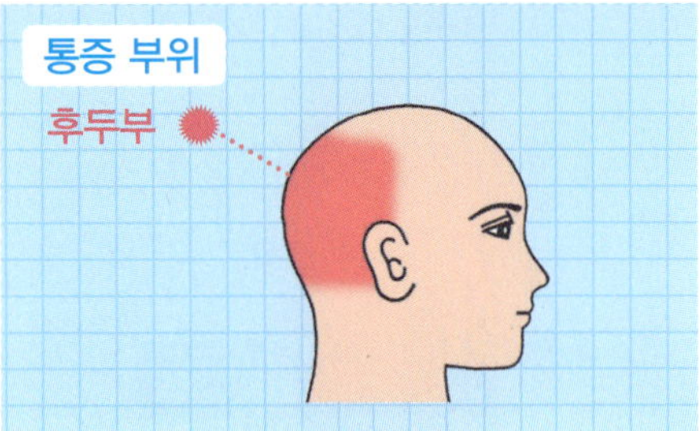

다른 증상이 있는 경우

어깨 결림 : 승모근, 판상근군, 후두하근군

눈 증상 : 흉쇄유돌근, 승모근

턱 증상 : 흉쇄유돌근, 승모근

A 승모근 통증유발영역

B 흉쇄유돌근 통증유발영역

C 판상근군 통증유발영역

D 후두하근군 통증유발영역

「후두부 통증」은 임상에서 그림에 있는 4개의 근육 중, 어떤 근육의 손상이 원인이라고 생각할 수 있다. 증상이 후두부 통증뿐이라면 A. 승모근, B. 흉쇄유돌근(흉골두), C. 판상근군, D. 후두하근군 순서로 각 근육의 통증유발영역 및 통증유발점에 압력을 가해 연관 통증이 재현되는 근육을 치료한다.

후두부 이외에 증상이 있는 경우, 다른 증상이 있는 경우를 참조하면 원인 근육을 처음부터 2~3개 정도로 추려낼 수 있다. 표시된 순서대로 이 통증유발영역을 눌러서 연관 통증이 재현되면 그곳이 통증의 원인 근육이라고 생각할 수 있다.

또한, 「후두부 통증」에서 오른쪽에 통증이 있는 경우, 치료하는 쪽도 오른쪽이 중심이 된다.

TRIGGER POINT MAP

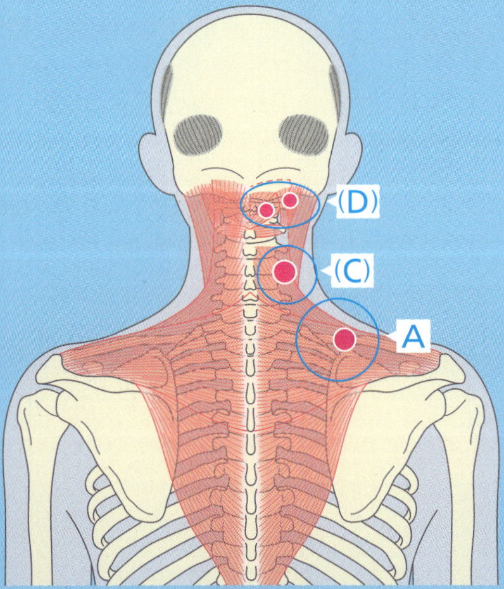

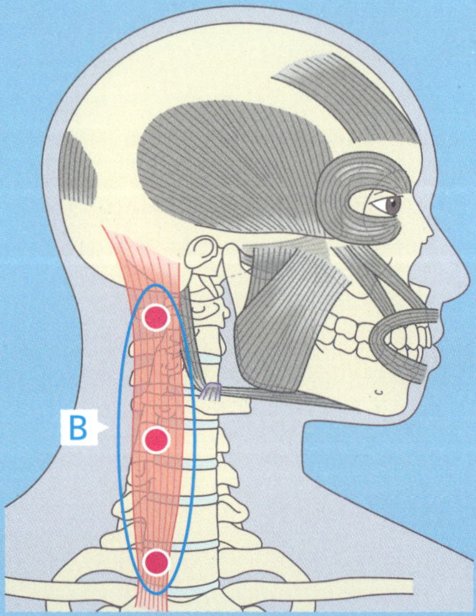

TRIGGER ZONE A

승모근

(trapezius muscle)

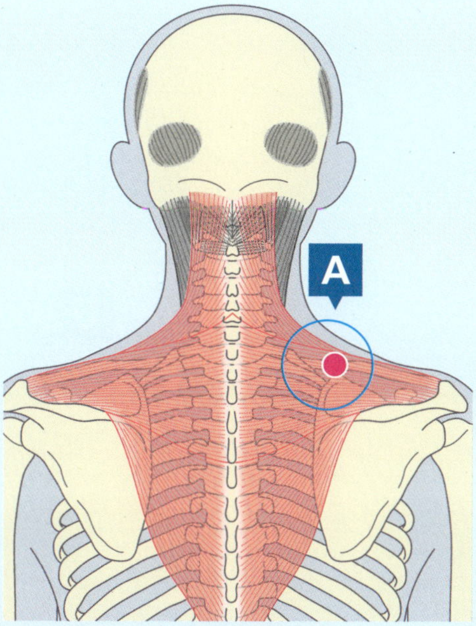

근육의 위치

목에서 어깨까지 존재하며, 어깨를 움츠릴 때 긴장하는 근육

T존

근육 중앙, 견정(GB21) 부근

수기치료

견봉과 제7 경추를 잇는 선의 중앙을 신체 중심으로 향해 3초 정도 압력을 가한다.

TP침

견봉과 제7 경추를 잇는 선의 중앙을 40mm (0.16)로 5mm 정도 자입

기타 연관 통증 부위

어깨, 턱, 눈 등

TRIGGER ZONE B

흉쇄유돌근

(sternocleidomastoid muscle)

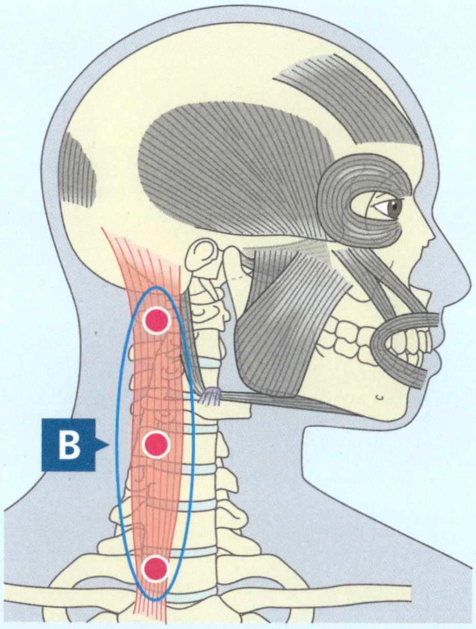

근육의 위치

귀 뒤쪽에 있는 유양돌기에서 흉골·쇄골에 걸쳐 존재하며, 이마를 앞으로 내밀 때 긴장하는 근육

T존

근육 전체, 예풍(TE17) 부근

수기치료

유양돌기의 약 1횡지 아래, 근육의 중앙, 쇄골의 1~2횡지 위를 수직으로 3초 정도 압력을 가하거나 집는다.

TP침

유양돌기의 1횡지 아랫부분을 40mm(0.16)로 10mm 정도 자입

기타 연관 통증 부위

전두부, 귀, 눈, 턱 등

TRIGGER ZONE C

판상근군

(splenius muscles)

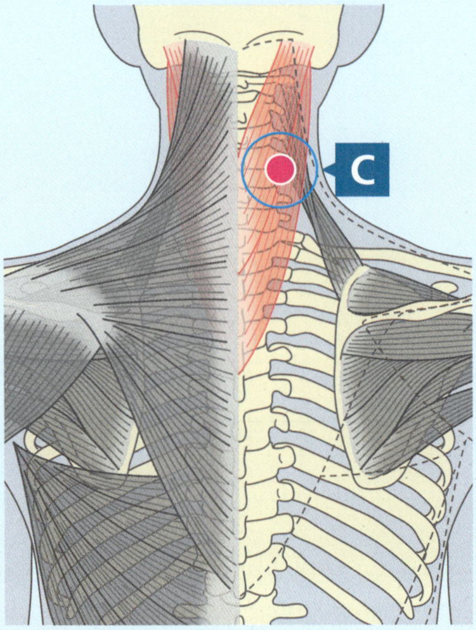

근육의 위치

후경부에 있는 큰 근육으로 후두골에서 경추 · 흉추에 걸쳐 존재하며, 목을 뒤로 젖혔을 긴장하는 근육

T존

근육 중앙(제4-5 경추 극돌기 가쪽 방향)

수기치료

제4-5 경추 극돌기 가쪽 방향 1횡지 부위를 수직으로 3초 정도 압력을 가한다.

TP침

제4-5 경추 극돌기 가쪽 방향 1횡지 부위를 40mm(0.16)로 10mm 정도 자입

기타 연관 통증 부위

어깨, 두정부 등

TRIGGER ZONE D

후두하근군

(suboccipital muscles)

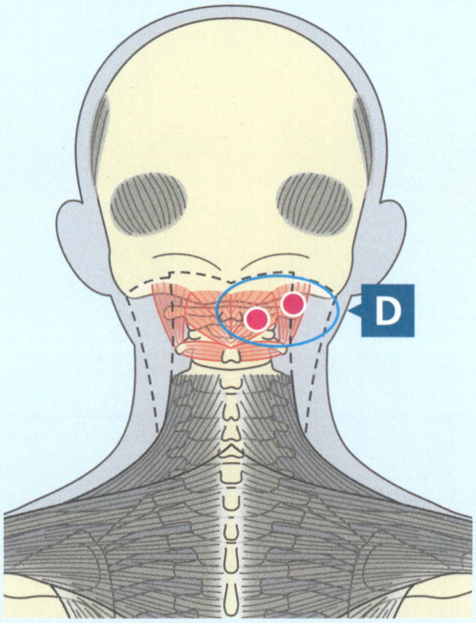

근육의 위치

후두골의 가장자리에 존재하며, 목을 뒤로 젖혔을 때 긴장하는 근육

T존

후두골 바로 아래, 천주(BL10) · 풍지(GB20) 부근

수기치료

후두골 가장자리에서 압통이 있는 부분을 후두골을 향해 3초 정도 압력을 가한다.

TP침

후두골 가장자리에서 압통이 있는 부위를 40mm(0.16)로 10mm 정도 자입

기타 연관 통증 부위

어깨 등

PAINFUL PART

눈 통증 05

언뜻 보면 눈이나 그 주위의 통증은 근육과 관계가 없어 보이지만, 다른 치료를 받아도 개선되지 않는 경우, 아래의 근육 치료를 시도해볼 가치가 있다.

「눈 통증」은 임상에서 그림에 있는 7개의 근육 중, 어떤 근육의 손상이 원인이라고 생각할 수 있다. 증상이 눈 통증뿐이라면 A. 측두근, B. 흉쇄유돌근(흉골두), C. 판상근군, D. 승모근, E. 안륜근, F. 후두근, G. 교근 순서로 각 근육의 통증유발영역 및 통증유발점에 압력을 가해 연관 통증이 재현되는 근육을 치료한다.

눈 이외에 증상이 있는 경우, 다른 증상이 있는 경우를 참조하면 원인 근육을 처음부터 2~3개 정도로 추려낼 수 있다. 표시된 순서대로 이 통증유발영역에 압력을 가해 연관 통증이 재현되면 그곳이 통증의 원인 근육이라고 생각할 수 있다.

통증 부위

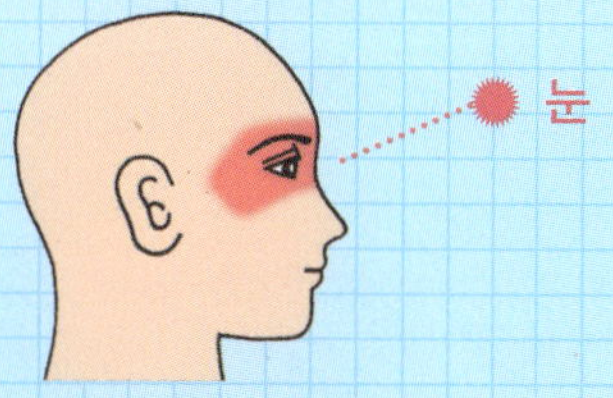

다른 증상이 있는 경우

어깨 결림 : 승모근, 판상근군

두통 : 승모근, 판상근군, 흉쇄유돌근

눈 증상 : 승모근, 안륜근, 흉쇄유돌근

- A 측두근 통증유발영역
- B 흉쇄유돌근 통증유발영역
- C 판상근군 통증유발영역
- D 승모근 통증유발영역
- E 안륜근 통증유발영역
- F 후두근 통증유발영역
- G 교근 통증유발영역

TRIGGER POINT MAP

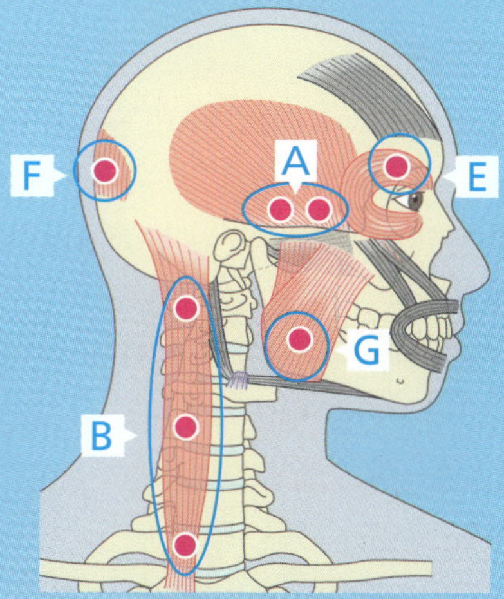

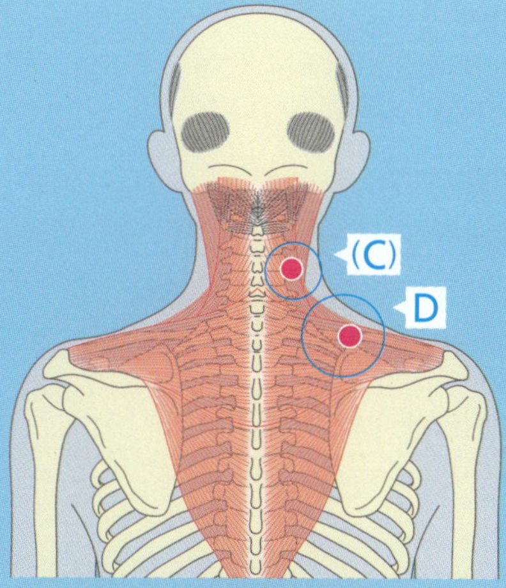

TRIGGER ZONE A

측두근

(temporal muscle)

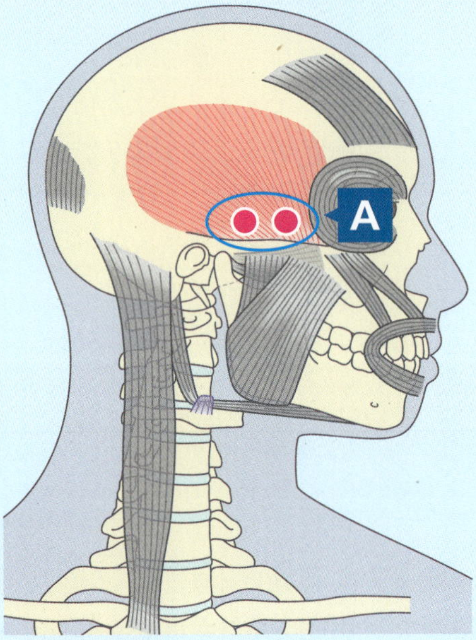

근육의 위치

관자놀이 부근, 눈의 가쪽 끝에서 3~4횡지 가쪽 방향으로 이를 악물 때 긴장하는 근육

T존

관자놀이, 태양(GB1) 부근

수기치료

관자놀이를 두개골을 향해 수직으로 3초 정도 압력을 가한다.

TP침

관자놀이를 두개골을 향해 30mm(0.16)로 5~10mm 정도 수직으로 자입

기타 연관 통증 부위

치아, 턱관절 부위, 후두부 등

TRIGGER ZONE B

흉쇄유돌근

(sternocleidomastoid muscle)

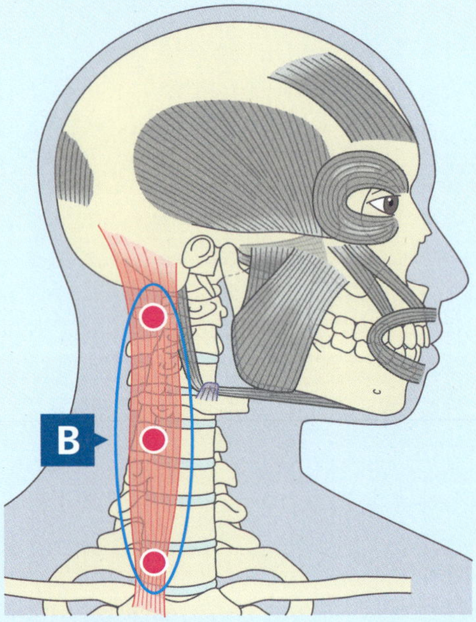

근육의 위치

귀 뒤쪽에 있는 유양돌기에서 흉골 · 쇄골에 걸쳐 존재하며, 이마를 앞으로 내밀 때 긴장하는 근육

T존

근육 전체. 예풍(TE17) 부근

수기치료

유양돌기의 약 1횡지 아래, 근육의 중앙, 쇄골의 1~2횡지 위를 수직으로 3초 정도 압력을 가하거나 집는다.

TP침

유양돌기의 1횡지 아랫부분을 40mm(0.16)로 10mm 정도 자입

기타 연관 통증 부위

전두부, 귀, 턱 등

TRIGGER ZONE C

판상근군

(splenius muscles)

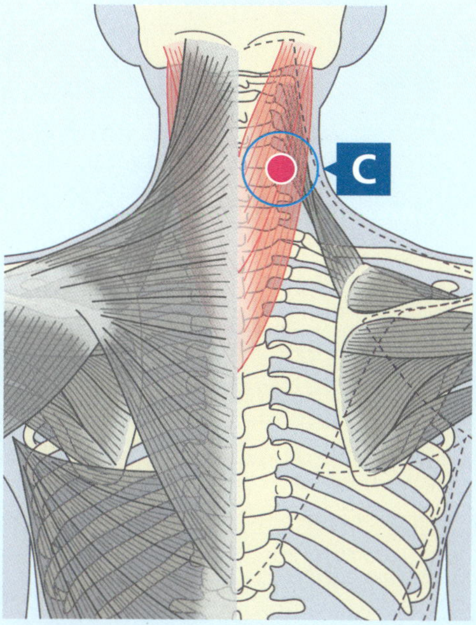

근육의 위치

후경부에 있는 큰 근육으로 후두골에서 경추·흉추에 걸쳐 존재하며, 목을 뒤로 젖혔을 때 긴장하는 근육

T존

근육 중앙(제4-5 경추 극돌기 가쪽 방향)

수기치료

제4-5 경추 극돌기 가쪽 방향 1횡지 부위를 수직으로 3초 정도 압력을 가한다.

TP침

제4-5 경추 극돌기 가쪽 방향 1횡지 부위를 40mm(0.16)로 10mm 정도 자입

기타 연관 통증 부위

어깨, 두정부 등

TRIGGER ZONE D

승모근

(trapezius muscle)

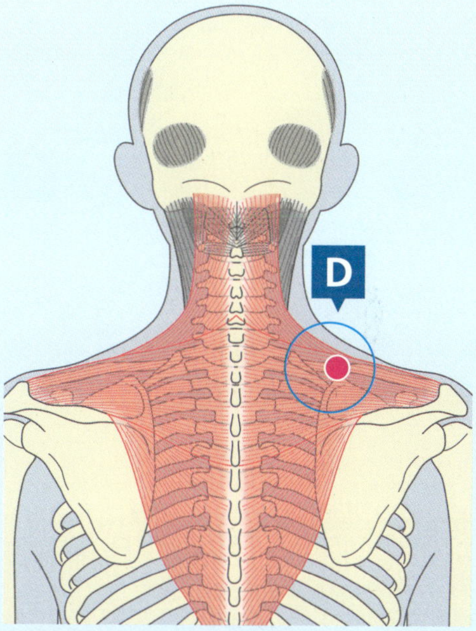

근육의 위치

목에서 어깨까지 존재하며, 어깨를 움츠릴 때 긴장하는 근육

T존

근육 중앙, 견정(GB21) 부근

수기치료

견봉과 제7 경추를 잇는 선의 중앙을 신체 중심으로 향해 3초 정도 압력을 가한다.

TP침

견봉과 제7 경추를 잇는 선의 중앙을 40mm(0.16)로 5mm 정도 자입

기타 연관 통증 부위

어깨, 두부, 턱 등

TRIGGER ZONE
E

안륜근

(orbicularis oculi muscle)

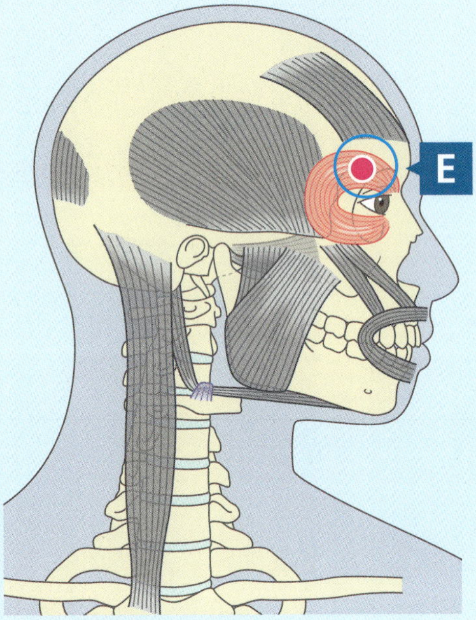

근육의 위치

눈 주위에 존재하는 근육

T존

상안검 중앙

수기치료

안와 주위의 압통 부위를 수직으로 3초 정도 압력을 가한다.

TP침

안와상연을 향해 30mm(0.16)로 수 mm 정도 자입

기타 연관 통증 부위

코 등

TRIGGER ZONE
F

후두근

(occipital muscle)

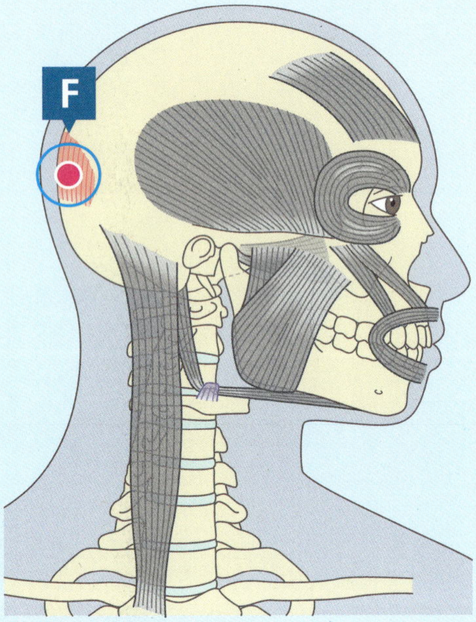

근육의 위치

후두부에 존재하는 근육

T존

근육 중앙, 뇌공(GB19) 부근

수기치료

근육 중앙을 두개골을 향해 수직으로 3초 정도 압력을 가한다.

TP침

근육 중앙을 두개골을 향해 30mm(0.16)로 수 mm 정도 수직으로 자입

기타 연관 통증 부위

코, 귀 등

TRIGGER ZONE G

교근

(masseter muscle)

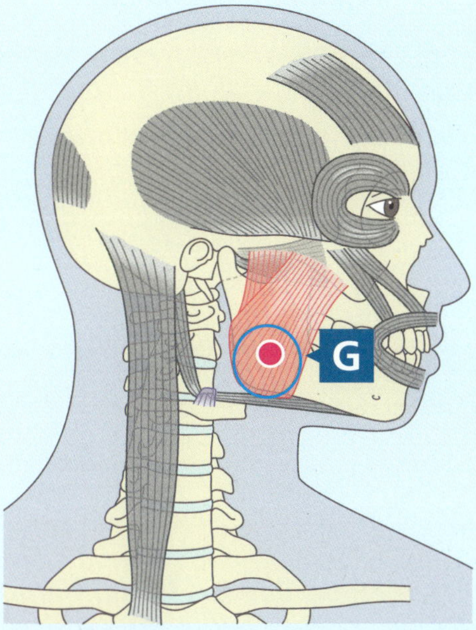

근육의 위치

턱에 존재하며, 꽉 깨물었을 때 긴장하는 근육

T존

하악 주위

수기치료

깨물었을 때 부풀어 오르는 근육을 수직으로 3초 정도 압력을 가한다.

TP침

깨물었을 때 부풀어 오르는 근육을 30mm (0.16)로 5mm 정도 수직으로 자입

기타 연관 통증 부위

턱, 치아, 머리 부위 등

ADVICE

눈 통증에 대해서

눈 통증은 눈의 감염증, 녹내장, 안구건조증 등으로 발생한다.

눈이 충혈되거나, 눈곱이 끼거나, 시력저하가 인정되지 않는 경우에는 근육 통증이 원인일 가능성이 있다.

PAINFUL PART

06

빰 통증 (안면 통증)

통증 부위

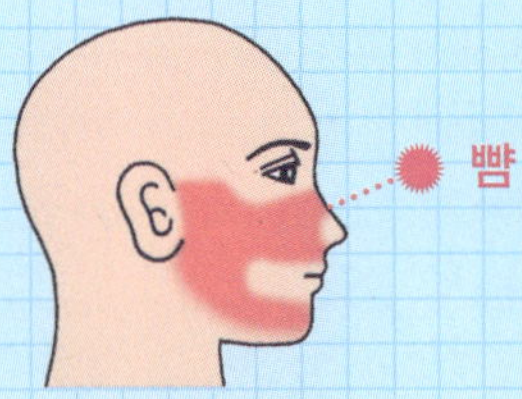

다른 증상이 있는 경우

두통 : 승모근, 흉쇄유돌근, 안륜근

치통 : 교근, 외측익돌근

눈 증상 : 승모근, 안륜근, 흉쇄유돌근

- **A** 외측익돌근 통증유발영역
- **B** 교근 통증유발영역
- **C** 흉쇄유돌근 통증유발영역
- **D** 승모근 통증유발영역
- **E** 안륜근 통증유발영역

「빰 통증」은 임상에서 그림에 있는 5개의 근육 중, 어떤 근육의 손상이 원인이라고 생각할 수 있다. 증상이 빰 통증뿐이라면 A. 외측익돌근, B. 교근, C. 흉쇄유돌근(흉골두), D. 승모근, E. 안륜근 순서로 각 근육의 통증유발영역 및 통증유발점에 압력을 가해 연관 통증이 재현되는 근육을 치료한다.

빰 이외에 증상이 있는 경우, 다른 증상이 있는 경우를 참조하면 원인 근육을 처음부터 2~3개 정도로 추려낼 수 있다. 표시된 순서로 이 통증유발영역에 압력을 가해 연관 통증이 재현되면 그곳이 통증의 원인 근육이라고 생각할 수 있다.

TRIGGER POINT MAP

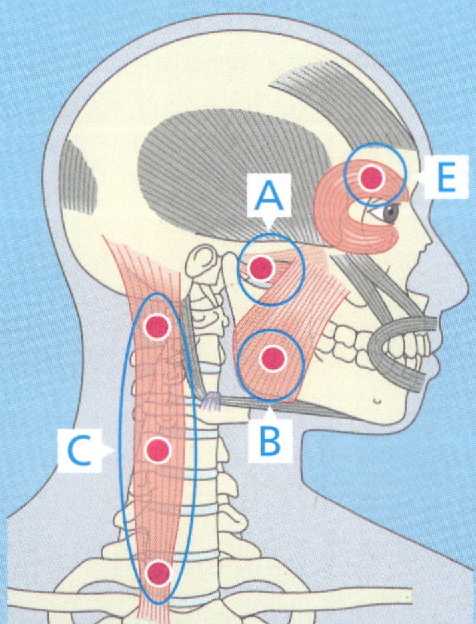

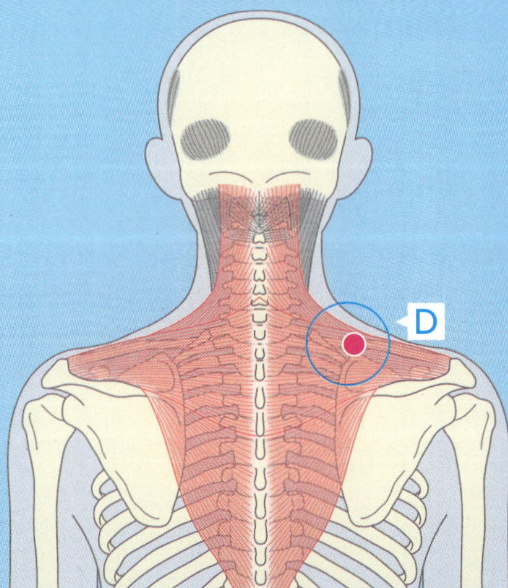

TRIGGER ZONE A

외측익돌근

(lateral pterygoid muscle)

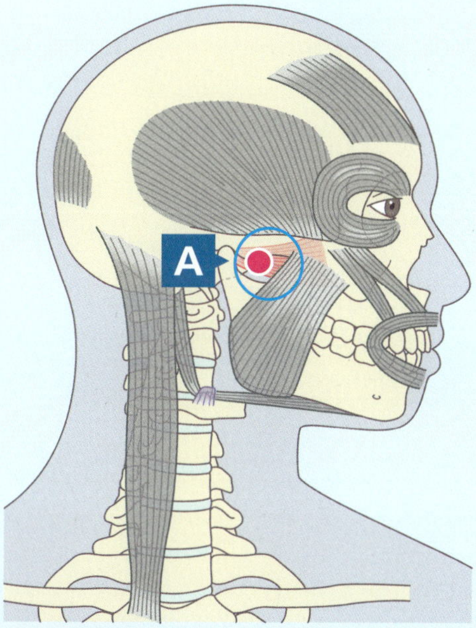

근육의 위치

턱에 존재하며, 하관혈 주위에 있는 근육

T존

악관절, 하관(ST7) 부근

수기치료

하관의 약간 앞쪽을 수직으로 3초 정도 압력을 가한다.

TP침

하관의 약간 앞쪽을 30mm(0.16)로 5~10mm 정도 수직으로 자입

기타 연관 통증 부위

턱 등

TRIGGER ZONE B

교근

(masseter muscle)

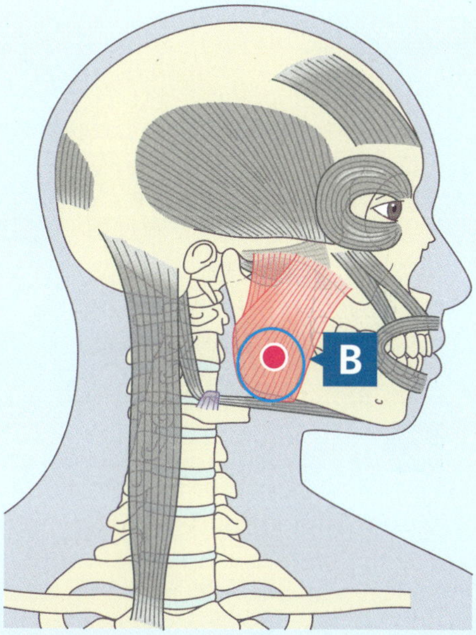

근육의 위치

턱에 존재하며, 꽉 깨물었을 때 긴장하는 근육

T존

하악 주위

수기치료

깨물었을 때 부풀어 오르는 근육을 수직으로 3초 정도 압력을 가한다.

TP침

깨물었을 때 부풀어 오르는 근육을 30mm(0.16)로 5mm 정도 수직으로 자입

기타 연관 통증 부위

턱, 치아, 머리 부위 등

TRIGGER ZONE
C

흉쇄유돌근
(sternocleidomastoid muscle)

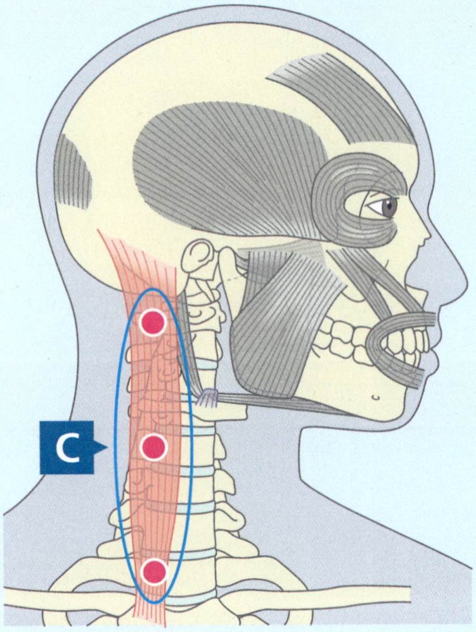

근육의 위치

귀 뒤쪽에 있는 유양돌기에서 흉골·쇄골에 걸쳐 존재하며, 이마를 앞으로 내밀 때 긴장하는 근육

T존

근육 전체, 예풍(TE17) 부근

수기치료

유양돌기의 약 1횡지 아래, 근육의 중앙, 쇄골의 1~2횡지 위를 수직으로 3초 정도 압력을 가하거나 집는다.

TP침

유양돌기의 1횡지 아랫부분을 40mm(0.16)로 10mm 정도 자입

기타 연관 통증 부위

전두부, 귀, 눈, 턱 등

TRIGGER ZONE
D

승모근
(trapezius muscle)

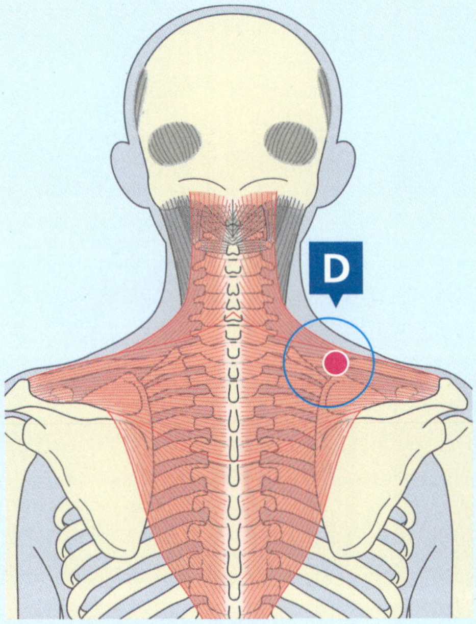

근육의 위치

목에서 어깨까지 존재하며, 어깨를 움츠릴 때 긴장하는 근육

T존

근육 중앙, 견정(肩井) 부근

수기치료

견봉과 제7 경추를 잇는 선의 중앙을 신체 중심으로 향해 3초 정도 압력을 가한다.

TP침

견봉과 제7 경추를 잇는 선의 중앙을 40mm (0.16)로 5mm 정도 자입

기타 연관 통증 부위

어깨, 머리 부위, 턱, 눈 등

TRIGGER ZONE
E

안륜근

(orbicularis oculi muscle)

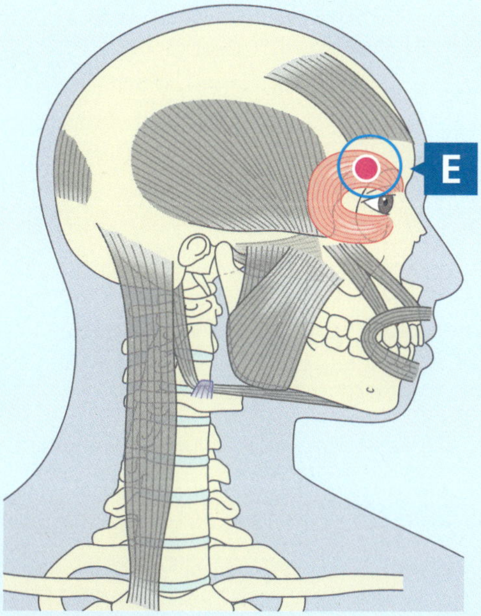

근육의 위치

눈 주위에 존재하는 근육

T존

상안검 중앙

수기치료

안와 주위의 압통 부위를 수직으로 3초 정도 압력을 가한다.

TP침

안와상연을 향해 30mm(0.16)로 수 mm 정도 자입

기타 연관 통증 부위

눈 주위, 코 등

ADVICE

안면부의 통증에 대하여

뚜렷한 외상이나 타박상 없이 안면에 통증을 호소하는 경우는 ① 삼차신경통(전형적 삼차신경통 및 증후성 삼차신경통), ② 비정형형 안면 통증, ③ 설인신경통, ④ 악관절증, ⑤ 그 외(두통 · 대상포진후신경통 등)를 들 수 있다.

그러나 어떤 병태도 명확한 원인이 없는 경우가 많고, 이 경우 근육 통증이 안면 통증의 원인이 될 가능성이 높다고 생각한다.

PAINFUL PART

07 귀 통증

통증 부위

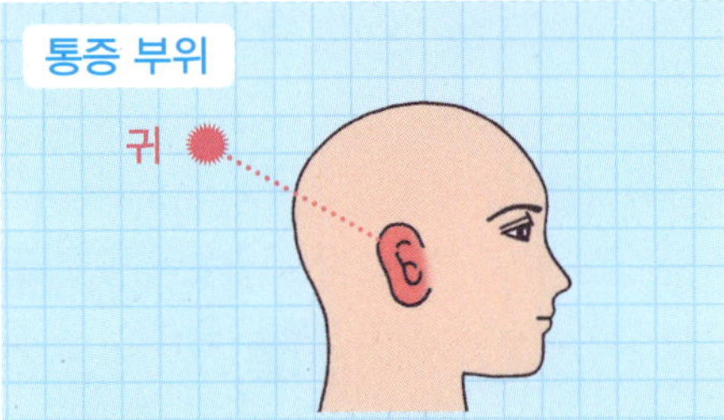

다른 증상이 있는 경우

턱 증상 : 흉쇄유돌근, 외측익돌근, 교근

뺨 통증 : 외측익돌근, 교근

두통 : 흉쇄유돌근, 교근

A 흉쇄유돌근 통증유발영역

B 외측익돌근 통증유발영역

C 교근 통증유발영역

「귀 통증」은 임상에서 그림에 있는 3개의 근육 중, 어떤 근육의 손상이 원인이라고 생각할 수 있다. 증상이 귀 통증뿐이라면 A. 흉쇄유돌근(흉골두), B. 외측익돌근, C. 교근의 순서로 각 근육의 통증유발영역 및 통증유발점에 압력을 가해 연관 통증이 재현되는 근육을 치료한다.

귀 이외에 증상이 있는 경우, 다른 증상이 있는 경우를 참조하면 원인 근육을 처음부터 2~3개 정도로 추려낼 수 있다. 표시된 순서로 이 통증유발영역에 압력을 가해 연관 통증이 재현되면 그곳이 통증의 원인 근육이라고 생각할 수 있다.

TRIGGER POINT MAP

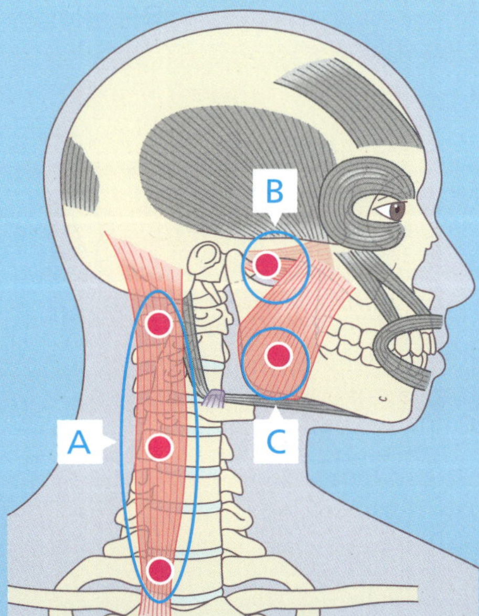

TRIGGER ZONE A

흉쇄유돌근

(sternocleidomastoid muscle)

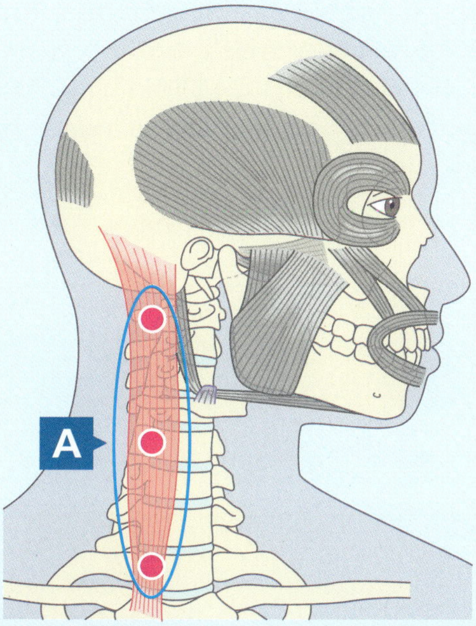

근육의 위치

귀 뒤쪽에 있는 유양돌기에서 흉골·쇄골에 걸쳐 존재하며, 이마를 앞으로 내밀 때 긴장하는 근육

T존

근육 전체. 예풍(TE17) 부근

수기치료

유양돌기의 약 1횡지 아래, 근육의 중앙, 쇄골의 1~2횡지 위를 수직으로 3초 정도 압력을 가하거나 집는다.

TP침

유양돌기의 1횡지 아랫부분을 40mm(0.16)로 10mm 정도 자입

기타 연관 통증 부위

전두부, 눈, 턱 등

TRIGGER ZONE B

외측익돌근

(lateral pterygoid muscle)

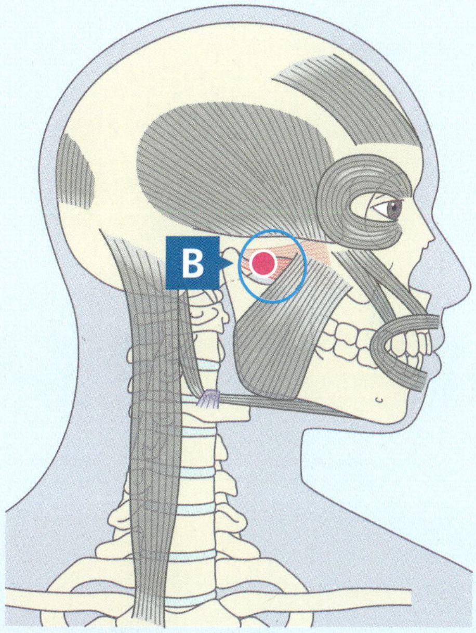

근육의 위치

턱에 존재하며, 하관혈 주위에 있는 근육

T존

악관절, 하관(ST7) 부근

수기치료

하관의 약간 앞쪽을 수직으로 3초 정도 압력을 가한다.

TP침

하관의 약간 앞쪽을 30mm(0.16)로 5-10mm 정도 수직으로 자입

기타 연관 통증 부위

턱, 뺨 등

TRIGGER ZONE C

교근

(masseter muscle)

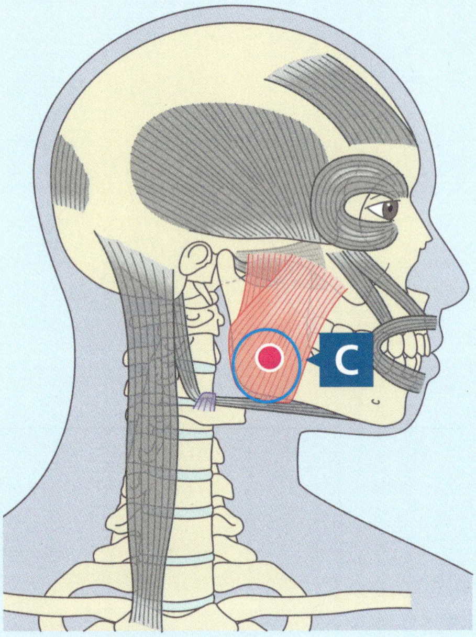

근육의 위치

턱에 존재하며, 꽉 깨물었을 때 긴장하는 근육

T존

하악 주위

수기치료

깨물었을 때 부풀어 오르는 근육을 수직으로 3초 정도 압력을 가한다.

TP침

깨물었을 때 부풀어 오르는 근육을 30mm (0.16)로 5mm 정도 수직으로 자입

기타 연관 통증 부위

턱, 치아, 머리 부위 등

ADVICE

귀 통증에 대하여

귀 통증을 일으키는 질환에는 중이염 등 귓속의 염증이나 람세이헌트증후군(Ramsay Hunt syndrome) 등을 들 수 있다.

뚜렷한 염증 소견이나 이명·난청 등이 없는 경우는 근육 통증이 원인일 가능성이 크다고 생각된다.

「치통」은 임상에서 그림에 있는 3개의 근육 중, 어떤 근육의 손상이 원인이라고 생각할 수 있다. 증상이 치통뿐이라면 A. 교근, B. 악이복근, C. 측두근 순서로 각 근육의 통증유발영역 및 통증유발점에 압력을 가해 연관 통증이 재현되는 근육을 치료한다.

치통 이외에 증상이 있는 경우, 다른 증상이 있는 경우를 참조하면 원인 근육을 처음부터 1~2개 정도로 추려낼 수 있다. 표시된 순서로 이 통증유발영역에 압력을 가해 연관 통증이 재현되면 그곳이 통증의 원인 근육이라고 생각할 수 있다.

PAINFUL PART

08 치통

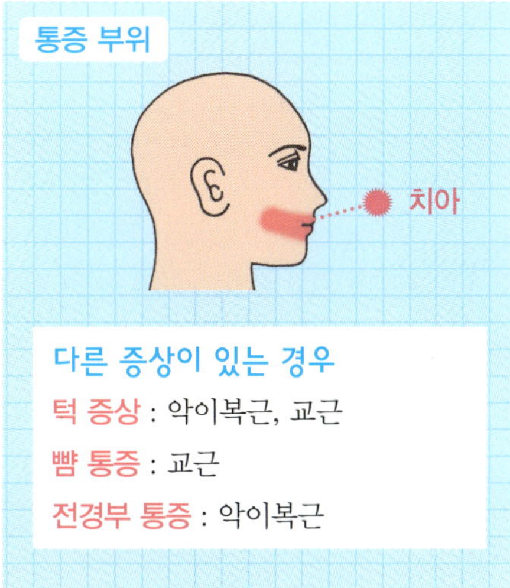

A 교근 통증유발영역
B 악이복근 통증유발영역
C 측두근 통증유발영역

TRIGGER POINT MAP

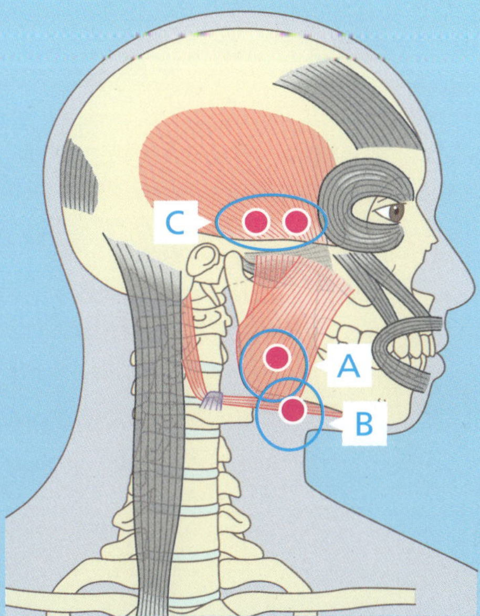

TRIGGER ZONE
A

교근

(masseter muscle)

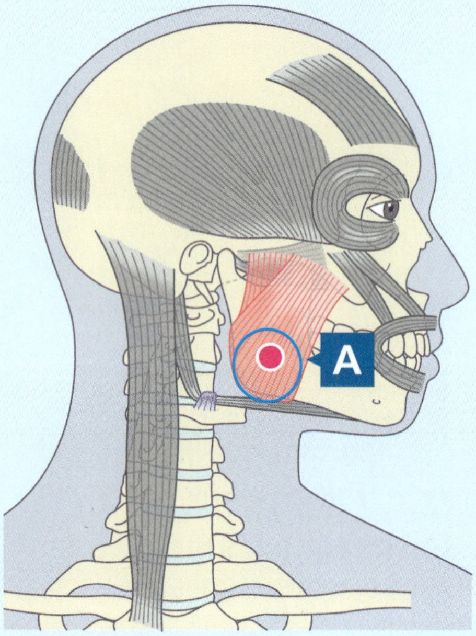

근육의 위치

턱에 존재하며, 꽉 깨물었을 때 긴장하는 근육

T존

하악 주위

수기치료

깨물었을 때 부풀어 오르는 근육을 수직으로 3초 정도 압력을 가한다.

TP침

깨물었을 때 부풀어 오르는 근육을 30mm (0.16)로 5mm 정도 수직으로 자입

기타 연관 통증 부위

턱, 머리 부위 등

TRIGGER ZONE
B

악이복근

(digastric muscle)

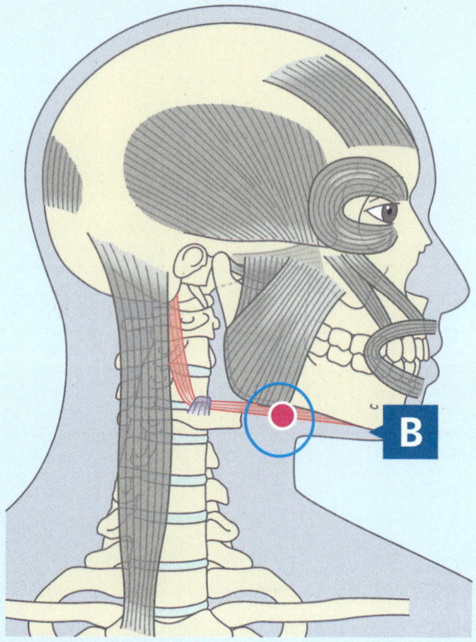

근육의 위치

턱의 뒤쪽에서 하악골 옆에 존재하는 근육

T존

턱의 뒤쪽 방향

수기치료

하악골을 향해 수직으로 3초 정도 압력을 가한다.

TP침

하악골을 향해 30mm(0.16)로 5mm 정도 수직으로 자입

기타 연관 통증 부위

턱관절 부위, 목 등

TRIGGER ZONE C

측두근

(temporal muscle)

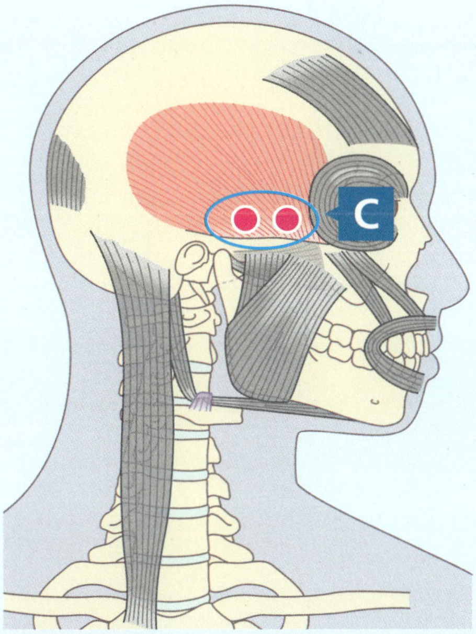

근육의 위치

관자놀이 부근, 눈의 가쪽 끝에서 3~4횡지 가쪽 방향으로 이를 악물 때 긴장하는 근육

T존

관자놀이, 태양(GB1) 부근

수기치료

관자놀이를 두개골을 향해 수직으로 3초 정도 압력을 가한다.

TP침

관자놀이를 두개골을 향해 30mm(0.16)로 5~10mm 정도 수직으로 자입

기타 연관 통증 부위

턱관절 부위, 눈, 후두부 등

ADVICE

치통에 대하여

치통의 가장 많은 원인은 충치이다. 처음에는 짧은 통증으로 멈추지만 시간이 경과됨에 따라 통증은 점점 더 심해진다.

그러나 치통 중에는 충치가 없음에도 통증이 생기거나 치아를 뽑더라도 통증이 계속될 수 있다. 이러한 경우는 근육 통증이 원인일 가능성이 크다고 생각된다.

PAINFUL PART

경부 · 배부 · 흉부 통증

09 전경부 통증 ▶p.54

10 후경부 통증(목 결림) ▶p.56

11 견갑간부 통증(어깨 결림) ▶p.60

12 어깨 전면부 통증(오십견 1) ▶p.64

13 어깨 후면부 통증(오십견 2) ▶p.69

14 배부 통증 ▶p.74

15 전흉부 통증(가슴 통증) ▶p.77

16 측흉부 통증(늑간 통증) ▶p.80

PAINFUL PART

전경부 통증

09

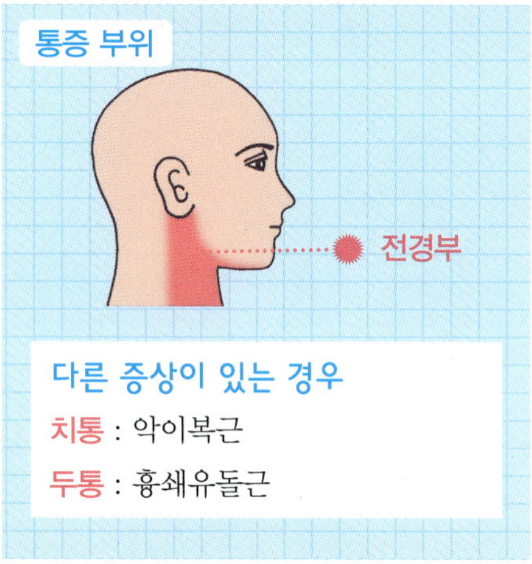

A 흉쇄유돌근 통증유발영역

B 악이복근 통증유발영역

「전경부 통증」은 임상에서 그림에 있는 2개의 근육 중, 어떤 근육의 손상이 원인이라고 생각할 수 있다. 증상이 전경부 통증뿐이라면 A. 흉쇄유돌근(흉골두), B. 악이복근 순서로 각 근육의 통증유발영역에 압력을 가해 연관 통증이 재현되는 근육을 치료한다.

전경부 이외에 치통 등의 증상도 있다면, 악이복근부터 먼저 치료해 보길 바란다. 또한, 두통이 있는 경우는 흉쇄유돌근부터 치료하도록 한다.

또한,「전경부 통증」에서 오른쪽에 통증이 있는 경우, 치료하는 쪽도 오른쪽이 중심이 된다.

TRIGGER POINT MAP

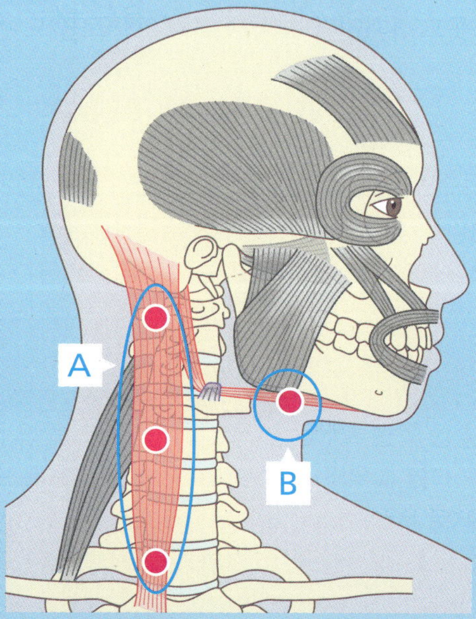

TRIGGER ZONE A

흉쇄유돌근

(sternocleidomastoid muscle)

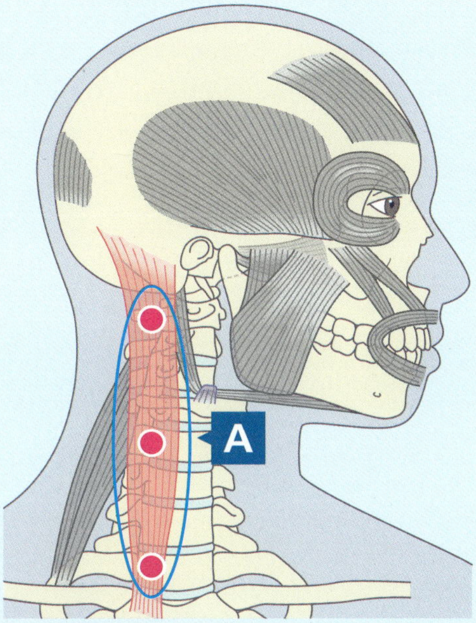

근육의 위치

귀 뒤쪽에 있는 유양돌기에서 흉골 · 쇄골에 걸쳐 존재하며, 이마를 앞으로 내밀었을 때 긴장하는 근육

T존

근육 전체. 예풍(TE17) 부근

수기치료

유양돌기의 약 1횡지 아래, 근육의 중앙, 쇄골의 1~2횡지 위를 수직으로 3초 정도 압력을 가하거나 집는다.

TP침

유양돌기의 1횡지 아랫부분을 40mm(0.16)로 10mm 정도 자입

기타 연관 통증 부위

전두부, 귀, 눈, 턱 등

TRIGGER ZONE B

악이복근

(digastric muscle)

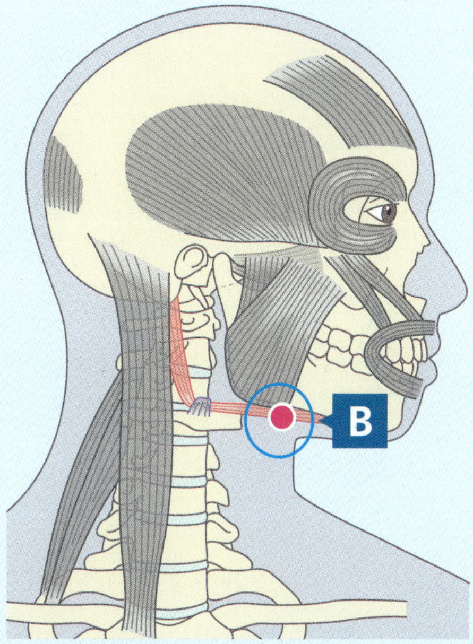

근육의 위치

턱 뒤에서 하악골 옆에 존재하는 근육

T존

턱의 뒤쪽 방향

수기치료

하악골을 향해 수직으로 3초 정도 압력을 가한다.

TP침

하악골을 향해 30mm(0.16)로 5mm 정도 수직으로 자입

기타 연관 통증 부위

턱관절 부위 등

PAINFUL PART

10

후경부 통증 (목 결림)

통증 부위

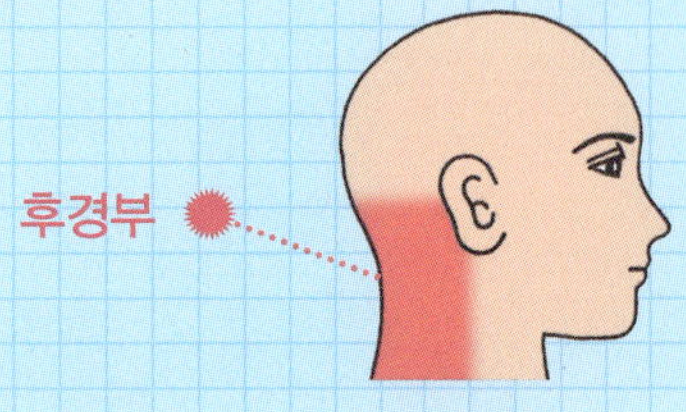

다른 증상이 있는 경우

두통 : 승모근, 판상근군

견갑간부 통증 : 극하근, 견갑거근, 사각근

턱 증상 : 승모근

상지 통증 : 극하근, 사각근

A 판상근군 통증유발영역

B 승모근 통증유발영역

C 견갑거근 통증유발영역

D 사각근 통증유발영역

E 극하근 통증유발영역

「후경부 통증」은 임상에서 그림에 있는 5개의 근육 중, 어떤 근육의 손상이 원인이라고 생각할 수 있다. 증상이 후경부 통증뿐이라면 A. 판상근군, B. 승모근, C. 견갑거근, D. 사각근, E. 극하근 순서로 각 근육의 통증유발영역에 압력을 가해 연관 통증이 재현되는 근육을 치료한다.

후경부 이외에 증상이 있는 경우, 다른 증상이 있는 경우를 참조하면 원인 근육을 처음부터 2~3개 정도로 추려낼 수 있다. 표시된 순서대로 이 통증유발영역에 압력을 가해 연관 통증이 재현되면 그곳이 통증의 원인 근육이라고 생각할 수 있다.

또한,「후경부 통증」에서 오른쪽에 통증이 있는 경우, 치료하는 쪽도 오른쪽이 중심이 된다.

TRIGGER POINT MAP

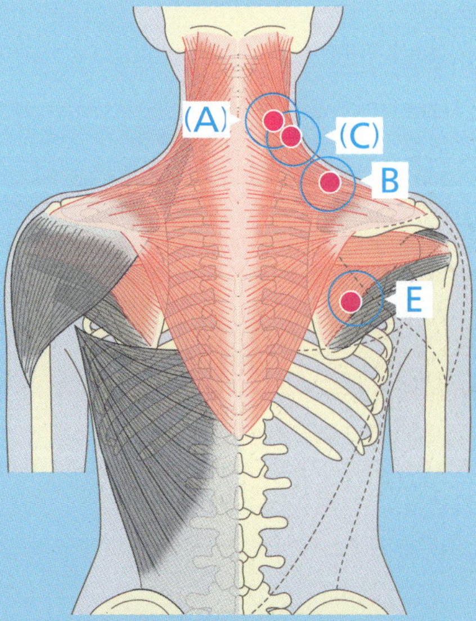

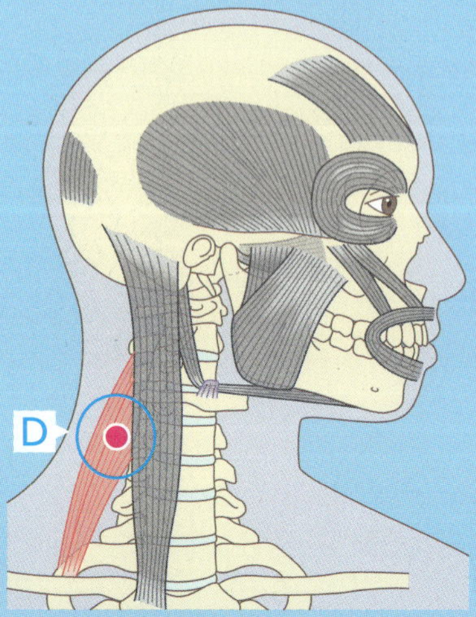

TRIGGER ZONE A

판상근군

(splenius muscles)

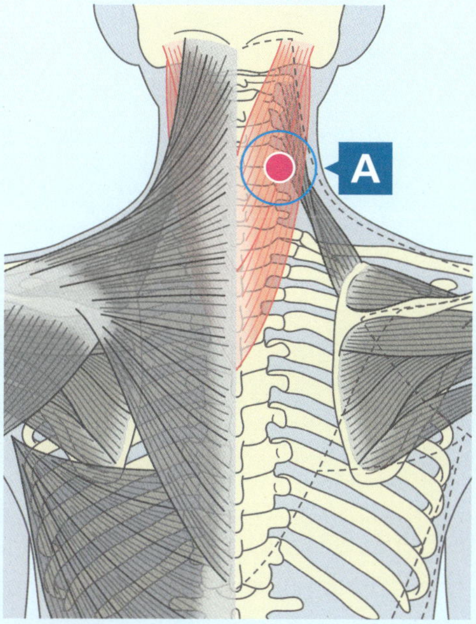

근육의 위치

후경부에 있는 큰 근육으로 후두골에서 경추·흉추에 걸쳐 존재하며, 목을 뒤로 젖혔을 때 긴장하는 근육

T존

근육 중앙(제4~5 경추 극돌기의 가쪽 방향)

수기치료

제4~5 경추 극돌기의 가쪽 방향 1횡지 부위를 수직으로 3초 정도 압력을 가한다.

TP침

제4~5 경추 극돌기의 가쪽 방향 1횡지 부위를 40mm(0.16)로 10mm 정도 자입

기타 연관 통증 부위

눈, 두정부 등

TRIGGER ZONE B

승모근

(trapezius muscle)

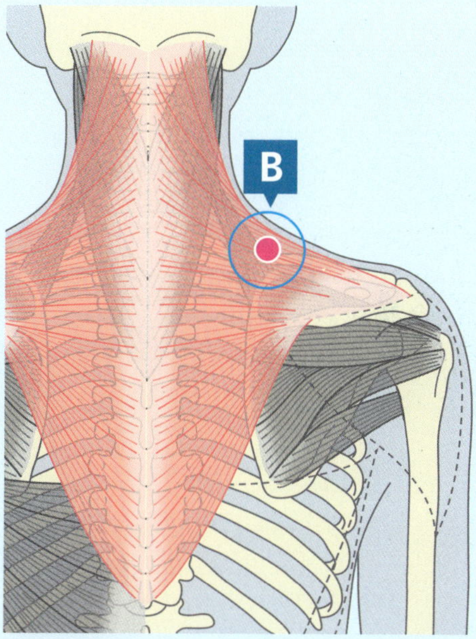

근육의 위치

목에서 어깨까지 존재하며, 어깨를 움츠릴 때 긴장하는 근육

T존

근육 중앙, 견정(GB21) 부근

수기치료

견봉과 제7 경추를 잇는 선의 중앙을 신체 중심으로 향해 3초 정도 압력을 가한다.

TP침

견봉과 제7 경추를 잇는 선의 중앙을 40mm(0.16)로 5mm 정도 자입

기타 연관 통증 부위

어깨, 두부, 턱, 눈 등

TRIGGER ZONE C

견갑거근

(levator scapulae muscle)

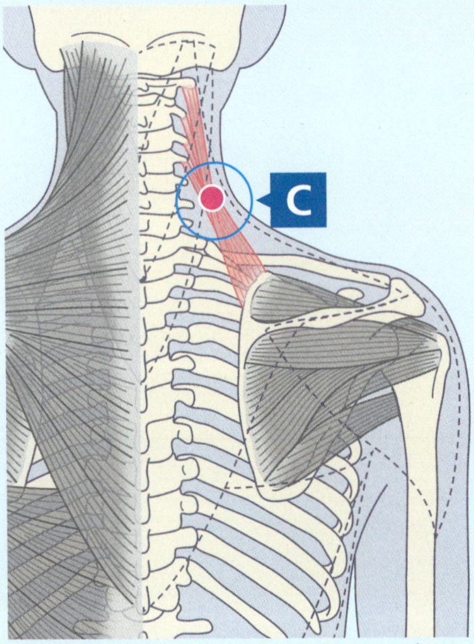

근육의 위치

측경부에 존재하며, 어깨를 움츠렸을 때 긴장하는 근육

T존

측경부

수기치료

측경부의 중앙 부근(제5-6 경추의 가쪽 방향)을 수직으로 3초 정도 압력을 가한다.

TP침

측경부의 중앙 부근((제5-6 경추의 가쪽 방향)을 40mm(0.16)로 5mm 정도 자입

기타 연관 통증 부위

어깨, 견갑간부 등

TRIGGER ZONE D

사각근

(scalene muscle)

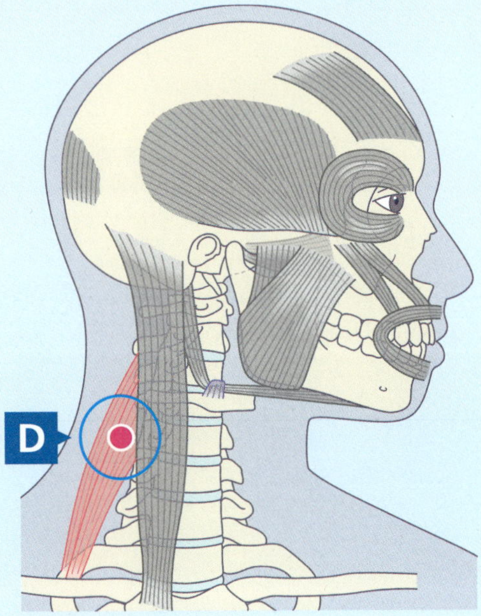

근육의 위치

경추 횡돌기의 앞쪽에 존재하는 근육

T존

측경부

수기치료

경추 극돌기 앞쪽을 경추 횡돌기로 향해 3초 정도 압력을 가한다.

TP침

경추 극돌기 앞쪽을 경추 횡돌기로 향해 40mm(0.16)로 5mm 정도 자입

기타 연관 통증 부위

어깨, 전흉부, 견갑간부, 상지 등

TRIGGER ZONE E

극하근

(infraspinatus muscle)

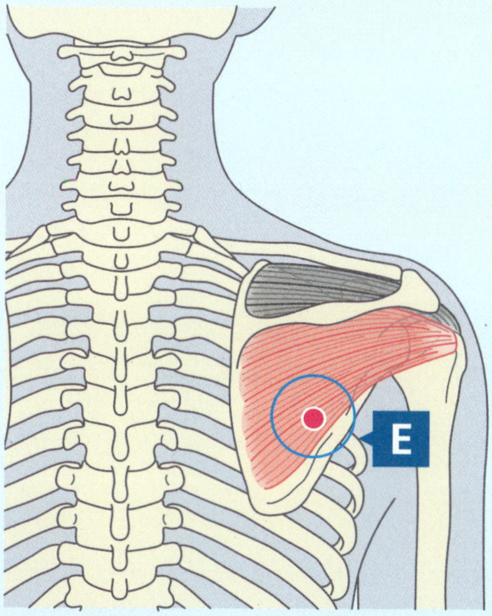

근육의 위치

견갑극 아래에 존재하는 근육

T존

견갑골 외측연

수기치료

근육의 중앙 부근을 수직으로 3초 정도 압력을 가한다.

TP침

근육의 중앙 부근을 40mm(0.16)로 5mm 정도 자입

기타 연관 통증 부위

어깨, 견갑간부, 상지 등

ADVICE

어깨 결림에 대하여

어깨 결림의 원인은 다양하다. 경부의 추간판·추간관절·신경 등, 근골격계 질환에 수반되는 통증이나 내장기에서의 연관 통증, 또한 뇌질환에 수반되는 통증 등, 그 원인은 복잡하다.

심한 통증이나 치료를 해도 나아지지 않는 통증은 뇌질환이나 내장이 통증의 원인일 가능성이 있다. 의사에게 상담받는 것을 권한다.

PAINFUL PART 11

견갑간부 통증 (어깨 결림)

통증 부위

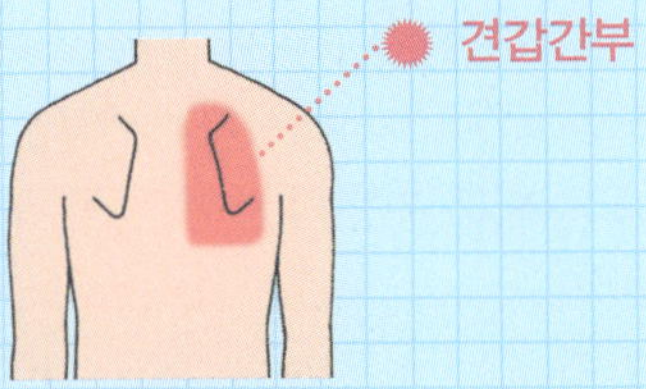

다른 증상이 있는 경우

두통 : 승모근

턱 증상 : 승모근

상지 통증 : 극하근, 사각근, 광배근

A 능형근 통증유발영역

B 극하근 통증유발영역

C 사각근 통증유발영역

D 승모근 통증유발영역

E 광배근 통증유발영역

「견갑간부 통증」은 임상에서 그림에 있는 5개의 근육 중, 어떤 근육의 손상이 원인이라고 생각할 수 있다. 증상이 견갑간부 통증뿐이라면 A. 능형근, B. 극하근, C. 사각근, D. 승모근, E. 광배근 순서로 각 근육의 통증유발영역에 압력을 가해 연관 통증이 재현되는 근육을 치료한다.

견갑간부 이외에 증상이 있는 경우, 다른 증상이 있는 경우를 참조하면 원인 근육을 처음부터 1~3개 정도로 추려낼 수 있다. 표시된 순서대로 통증유발영역에 압력을 가해 연관 통증이 재현되면 그곳이 통증의 원인 근육이라고 생각할 수 있다.

또한, 「견갑간부 통증」에서 오른쪽에 통증이 있는 경우, 치료하는 쪽도 오른쪽이 중심이 된다.

TRIGGER POINT MAP

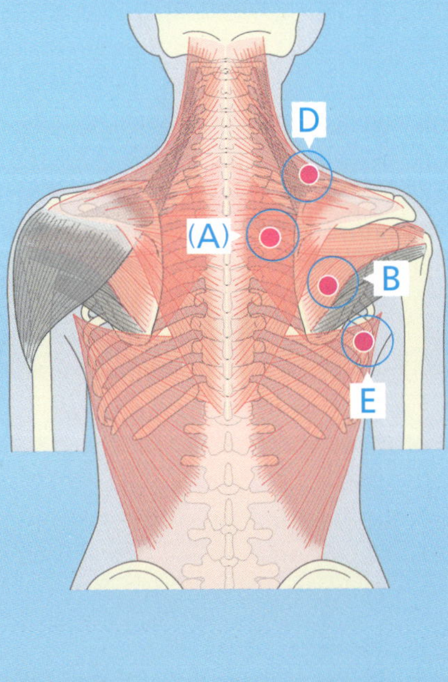

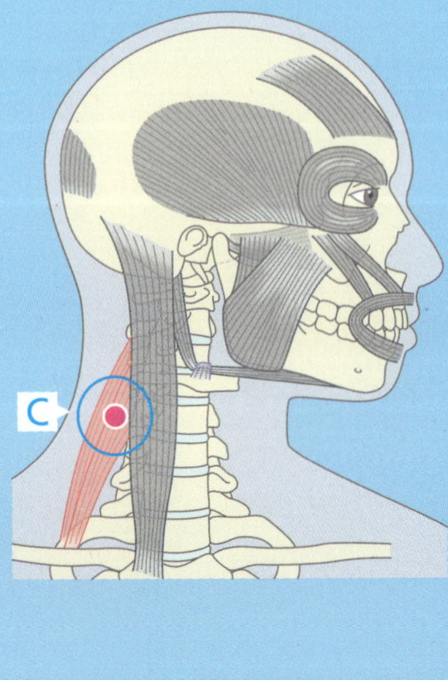

TRIGGER ZONE A

능형근

(rhomboid muscle)

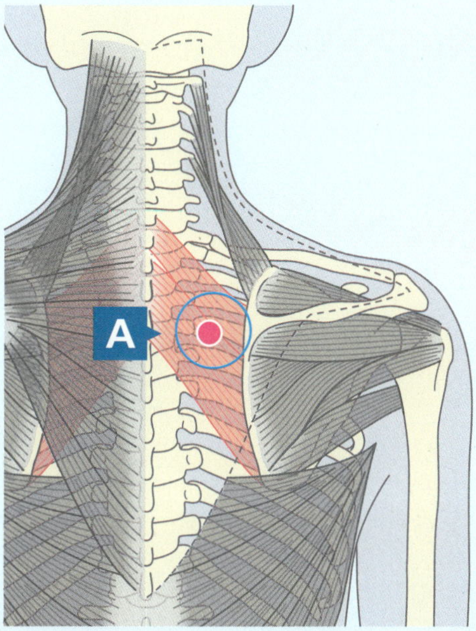

근육의 위치

견갑간부에 존재하며, 가슴을 펼 때 긴장하는 근육

T존

견갑간부

수기치료

견갑간부를 수직으로 3초 정도 압력을 가한다.

TP침

견갑간부를 40mm(0.16)로 5mm 정도 자입

기타 연관 통증 부위

어깨 등

TRIGGER ZONE B

극하근

(infraspinatus muscle)

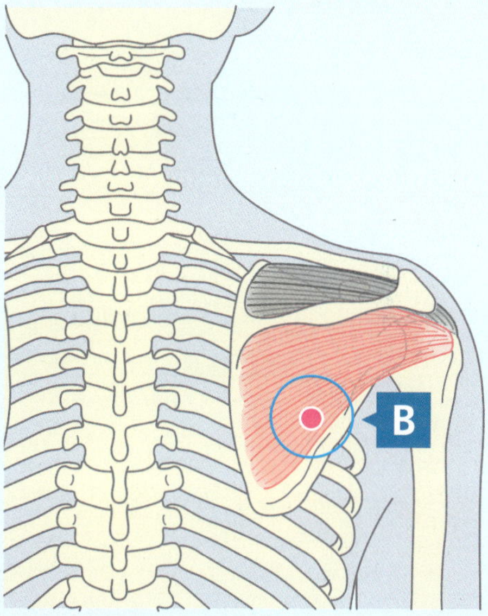

근육의 위치

견갑극 아래에 존재하는 근육

T존

견갑골 외측연

수기치료

근육의 중앙 부근을 수직으로 3초 정도 압력을 가한다.

TP침

근육의 중앙 부근을 40mm(0.16)로 5mm 정도 자입

기타 연관 통증 부위

어깨, 후경부, 상지 등

TRIGGER ZONE
C

사각근
(scalene muscle)

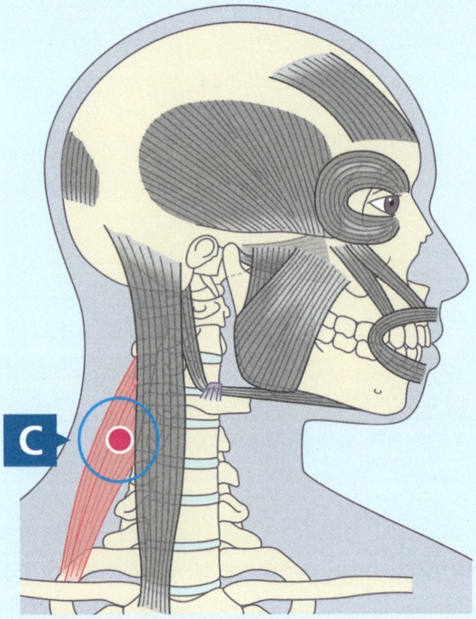

근육의 위치

경추 횡돌기의 앞쪽에 존재하는 근육

T존

측경부

수기치료

경추 극돌기 앞쪽을 경추 횡돌기로 향해 3초 정도 압력을 가한다.

TP침

경추 극돌기 앞쪽을 경추 횡돌기로 향해 40mm(0.16)로 5mm 정도 자입

기타 연관 통증 부위

어깨, 전흉부, 상지 등

TRIGGER ZONE
D

승모근
(trapezius muscle)

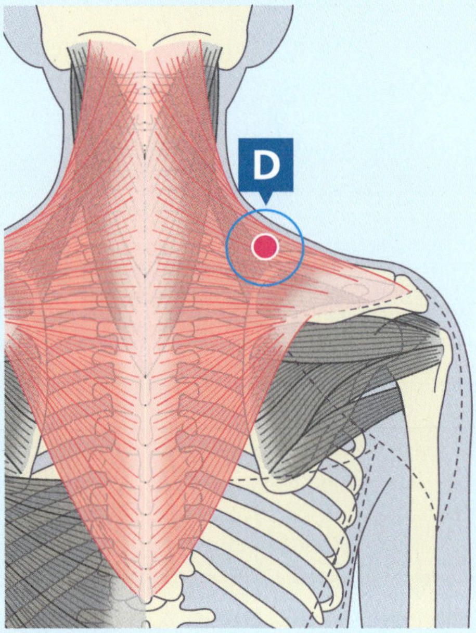

근육의 위치

목에서 어깨까지 존재하며, 어깨를 움츠릴 때 긴장하는 근육

T존

근육 중앙, 견정(GB21) 부근

수기치료

견봉과 제7 경추를 잇는 선의 중앙을 신체 중심으로 향해 3초 정도 압력을 가한다.

TP침

견봉과 제7 경추를 잇는 선의 중앙을 40mm (0.16)로 5mm 정도 자입

기타 연관 통증 부위

어깨, 머리 부위, 턱, 눈 등

TRIGGER ZONE
E

광배근
(latissimus dorsi muscle)

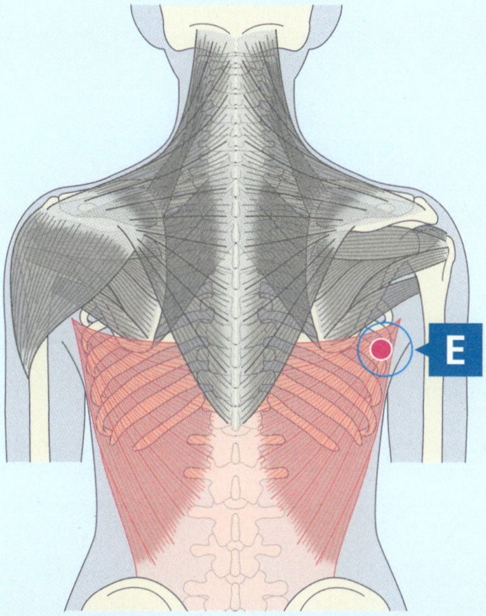

근육의 위치

요부에서 어깨에 걸쳐 존재하는 큰 근육

T존

후액와 주름(posterior axillary fold)

수기치료

후액와 주름의 가장 가쪽을 손가락으로 잡고, 3초 정도 압력을 가한다.

TP침

후액와 주름의 가장 가쪽에 40mm(0.16)로 5mm 정도 자입

기타 연관 통증 부위

어깨, 늑간부, 요부 등

ADVICE

좀처럼 낫지 않는 견갑간부 통증에 대하여

견갑간부 통증은 능형근이나 사각근, 극하근 등의 연관 통증뿐만 아니라 경추의 추간판이나 추간관절에서의 연관 통증, 나아가 내장에서의 연관 통증으로 일어날 가능성이 있다.

따라서 치료를 해도 잘 낫지 않을 때는 심장이나 폐, 쓸개 등 연관 통증의 가능성도 고려해 본다.

PAINFUL PART

어깨 전면부 통증 (오십견 1)

12

통증 부위

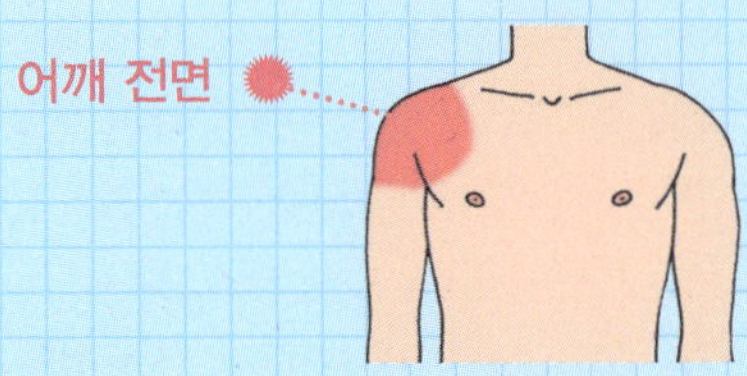

다른 증상이 있는 경우

어깨 결림 : 사각근, 극상근, 극하근

견갑간부 통증 : 사각근, 극하근

가슴 통증 : 대흉근, 소흉근, 사각근

A 삼각근 통증유발영역
B 대흉근 통증유발영역
C 극하근 통증유발영역
D 극상근 통증유발영역
E 상완이두근 통증유발영역
F 소흉근 통증유발영역
G 사각근 통증유발영역

「어깨 전면부 통증」은 임상에서 그림에 있는 7개의 근육 중, 어떤 근육의 손상이 원인이라고 생각할 수 있다. 증상이 어깨 전면 통증뿐이라면 A. 삼각근, B. 대흉근, C. 극하근, D. 극상근, E. 상완이두근, F. 소흉근, G. 사각근 순서로 각 근육의 통증유발영역에 압력을 가해 연관 통증이 재현되는 근육을 치료한다.

어깨 전면부 이외에 증상이 있는 경우, 다른 증상이 있는 경우를 참조하면 원인 근육을 처음부터 2~3개 정도로 추려낼 수 있다. 표시된 순서대로 이 통증유발영역에 압력을 가해 연관 통증이 재현되면 그곳이 통증의 원인 근육이라고 생각할 수 있다.

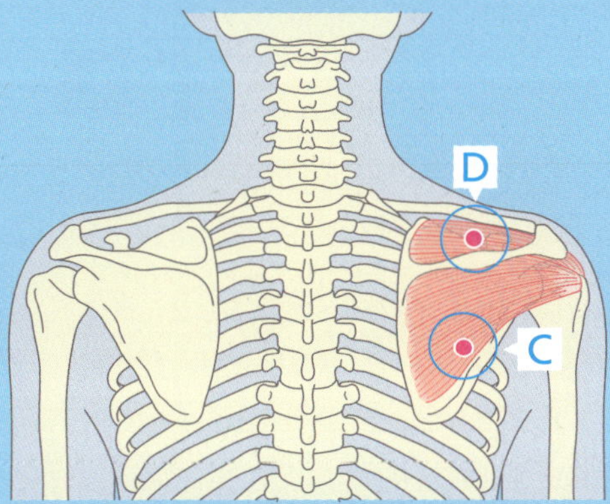

TRIGGER POINT MAP

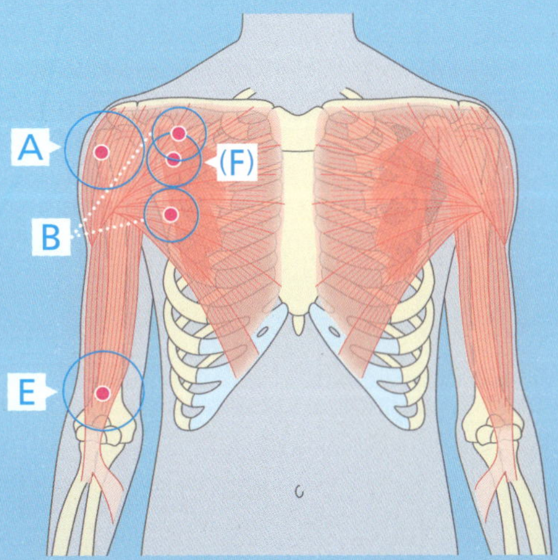

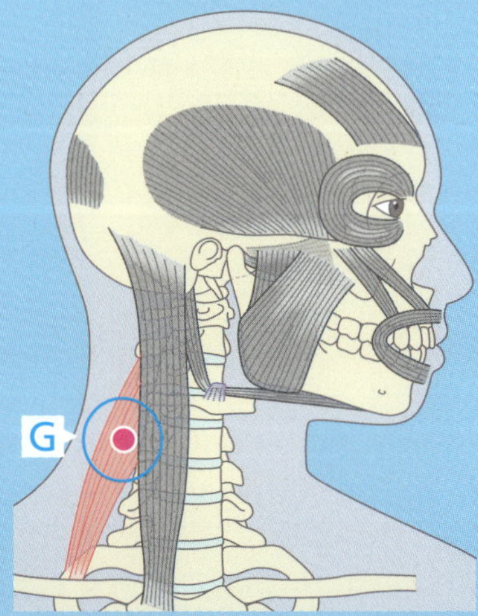

TRIGGER ZONE A

삼각근

(deltoid muscle)

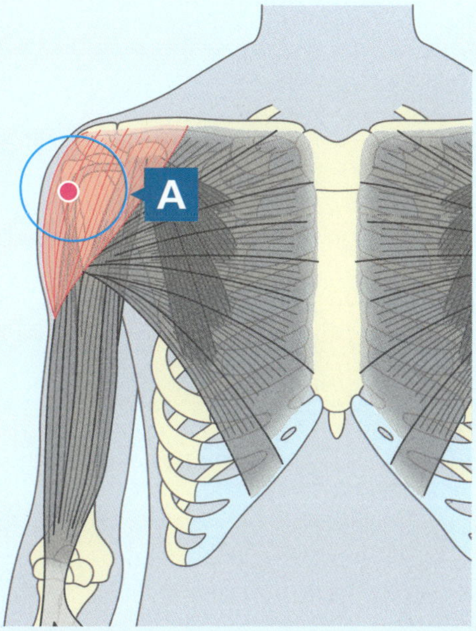

근육의 위치

견관절 주위에 존재하는 큰 근육

T존

어깨 선년

수기치료

견봉의 전연에서 3횡지 아래를 3초 정도 수직으로 압력을 가한다.

TP침

견봉의 전연에서 3횡지 아래를 40mm(0.16)로 5~10mm 정도 자입

기타 연관 통증 부위

어깨 주위 등

TRIGGER ZONE B

대흉근

(pectoralis major muscle)

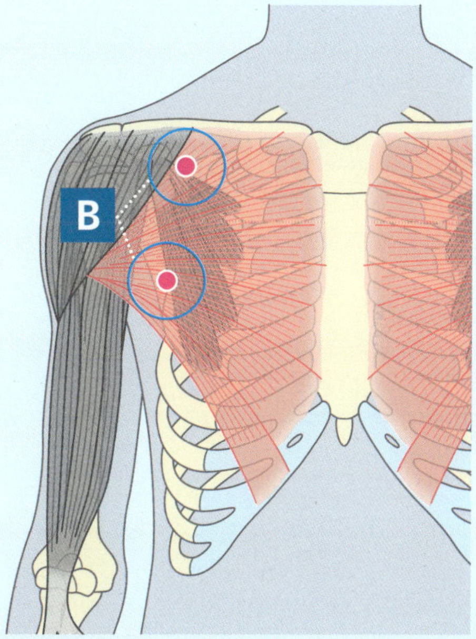

근육의 위치

전흉부에 존재하며, 견관절 내전 등으로 긴장하는 근육

T존

전흉부의 두 곳

수기치료

전액와 주름(anterior axillary fold)을 손가락으로 잡고, 3초 정도 압력을 가한다.

TP침

전액와 주름에 40mm(0.16)로 5mm 정도 자입

기타 연관 통증 부위

상지 등

TRIGGER ZONE C

극하근

(infraspinatus muscle)

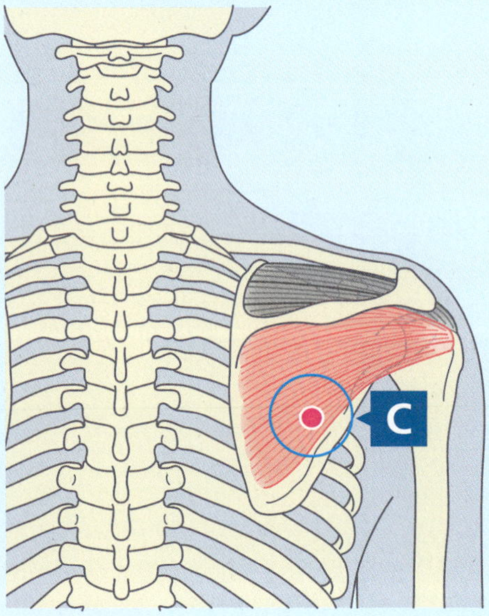

근육의 위치

견갑극 아래에 존재하는 근육

T존

견갑골 외측연

수기치료

근육의 중앙 부근을 수직으로 3초 정도 압력을 가한다.

TP침

근육의 중앙 부근을 40mm(0.16)로 5mm 정도 자입

기타 연관 통증 부위

어깨 후면, 견갑간부, 상지 등

TRIGGER ZONE D

극상근

(supraspinatus muscle)

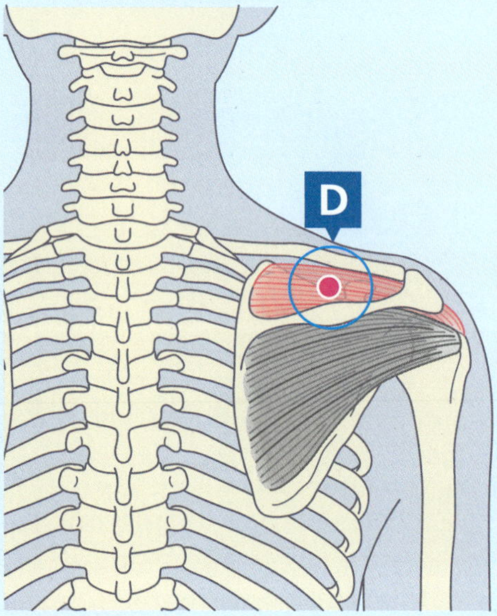

근육의 위치

견갑극 위에 존재하는 근육

T존

견갑골 상연

수기치료

근육의 중앙 부근을 수직으로 3초 정도 압력을 가한다.

TP침

근육의 중앙 부근을 40mm(0.16)로 5mm 정도 자입

기타 연관 통증 부위

어깨 후면, 견갑간부, 상지 등

TRIGGER ZONE E

상완이두근

(biceps brachii muscle)

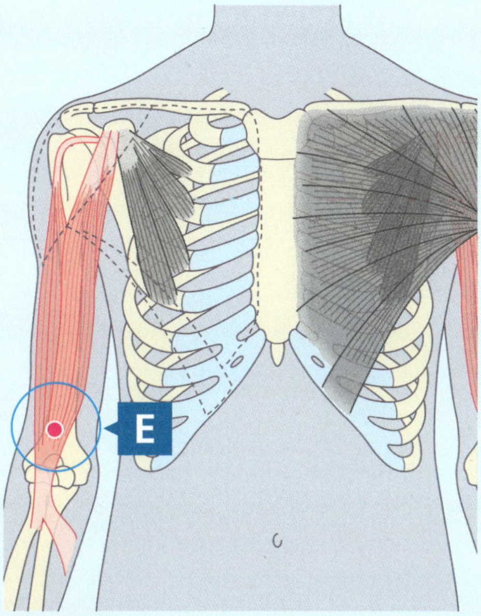

근육의 위치

상완 전면에 존재하는 큰 근육

T존

주관절 선변

수기치료

주관절 횡문 중앙보다 3횡지 윗부분을 3초 정도 수직으로 압력을 가한다.

TP침

주관절 횡문 중앙보다 3횡지 위를 40mm (0.16)로 5~10mm 정도 자입

기타 연관 통증 부위

어깨 후면, 팔꿈치 등

TRIGGER ZONE F

소흉근

(pectoralis minor muscle)

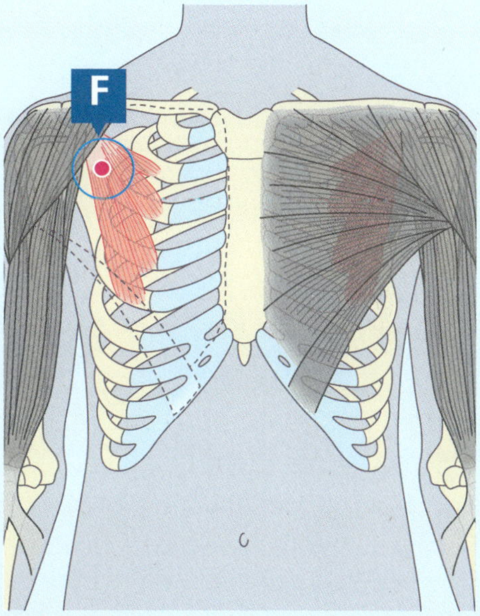

근육의 위치

대흉근의 심부에 존재하며, 상지대를 내릴 때 긴장하는 근육

T존

오구돌기 주위

수기치료

오구돌기 부위를 3초 정도 압력을 가한다.

TP침

오구돌기 부위에 40mm(0.16)로 5mm 정도 자입(기흉에 주의)

기타 연관 통증 부위

상지, 어깨 후면 등

TRIGGER ZONE
G

사각근
(scalene muscle)

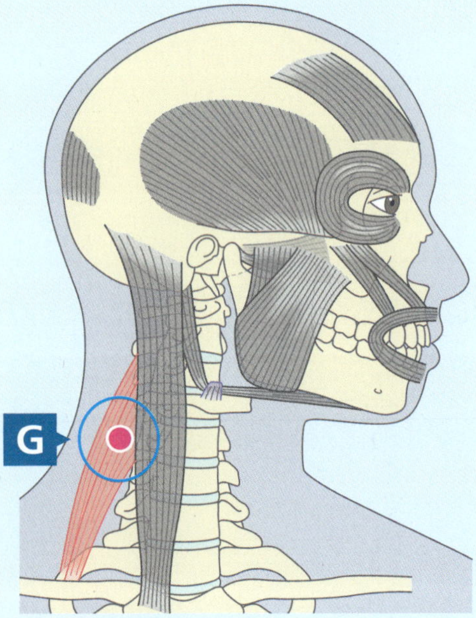

근육의 위치

경추 횡돌기의 앞쪽에 존재하는 근육

T존

측경부

수기치료

경추 극돌기 앞쪽을 경추 횡돌기로 향해 3초 정도 압력을 가한다.

TP침

경추 극돌기 앞쪽을 경추 횡돌기로 향해 40mm(0.16)로 5mm 정도 자입

기타 연관 통증 부위

어깨 후면, 전흉부, 견갑간부, 상지 등

ADVICE

어깨 통증에 대하여

어깨 통증으로 가장 많이 알려진 질환은 오십견(견관절 주위염)으로, 견관절 주위에 존재하는 근육이나 인대 등의 장애로 인해 통증이 발생한다.

그 밖에 어깨 통증의 원인에는 건판염, 회전근개 파열, 석회성 건염, 류머티스 관절염 등 다양한 원인이 존재한다. 치료할 때는 문진이나 소견 등을 종합적으로 판단하여 감별할 수 있도록 한다.

「어깨 후면부 통증」은 임상에서 그림에 있는 7개의 근육 중, 어떤 근육의 손상이 원인이라고 생각할 수 있다. 증상이 어깨 후면부 통증뿐이라면 A. 소원근, B. 극상근, C. 대원근, D. 견갑하근, E. 삼각근, F. 상완삼두근, G. 견갑거근 순서로 각 근육의 통증유발영역에 압력을 가해 연관 통증이 재현되는 근육을 치료한다.

어깨 후면부 이외에 증상이 있는 경우, 다른 증상이 있는 경우를 참조하면 원인 근육을 처음부터 3~4개 정도로 추려낼 수 있다. 표시된 순서대로 이 통증유발영역에 압력을 가해 연관 통증이 재현되면 그곳이 통증의 원인 근육이라고 생각할 수 있다.

PAINFUL PART

13 어깨 후면부 통증 (오십견 2)

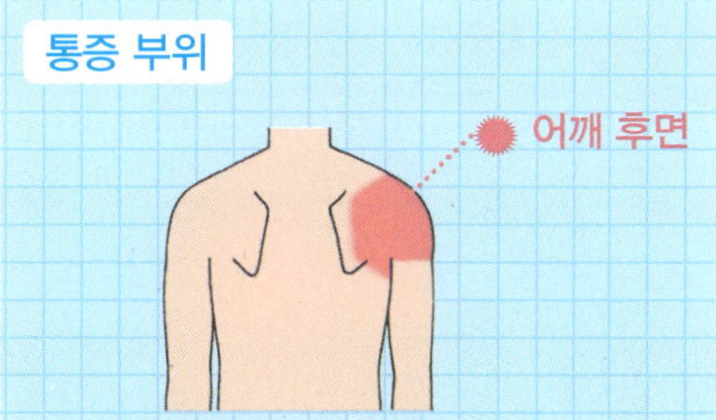

다른 증상이 있는 경우

상지 통증 : 극상근, 대원근, 견갑하근, 상완삼두근

어깨 결림 : 극상근, 견갑거근, 견갑하근

- **A** 소원근 통증유발영역
- **B** 극상근 통증유발영역
- **C** 대원근 통증유발영역
- **D** 견갑하근 통증유발영역
- **E** 삼각근 통증유발영역
- **F** 상완삼두근 통증유발영역
- **G** 견갑거근 통증유발영역

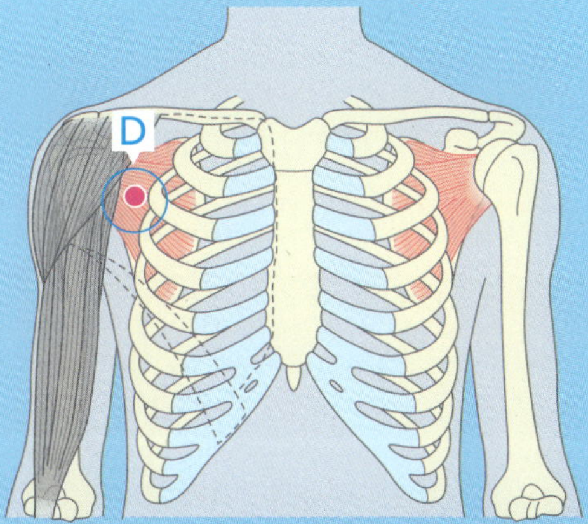

TRIGGER POINT MAP

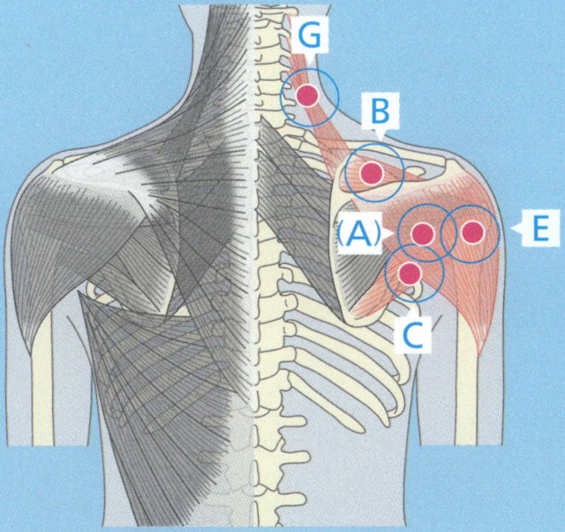

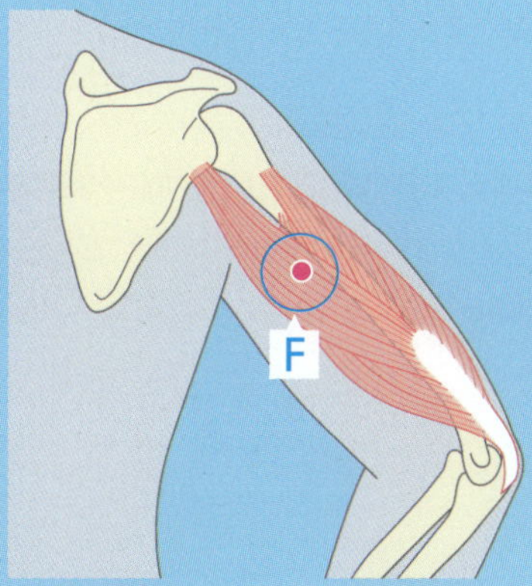

TRIGGER ZONE A

소원근

(teres minor muscle)

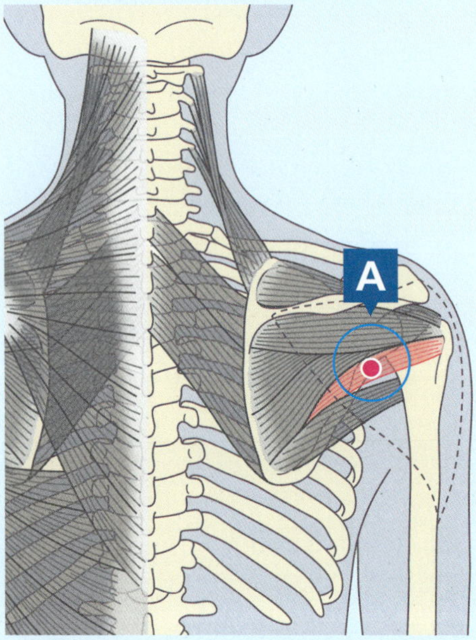

근육의 위치

액와부에 존재하며, 어깨를 외회전할 때 긴장하는 근육

T존

후액와 주름

수기치료

액와부를 잡고, 어깨를 외회전할 때 수축하는 근육에 3초 정도 압력을 가한다.

TP침

액와부에서 어깨를 외회전할 때 수축하는 근육에 대해 40mm(0.16)로 5mm 정도 자입

기타 연관 통증 부위

없음

TRIGGER ZONE B

극상근

(supraspinatus muscle)

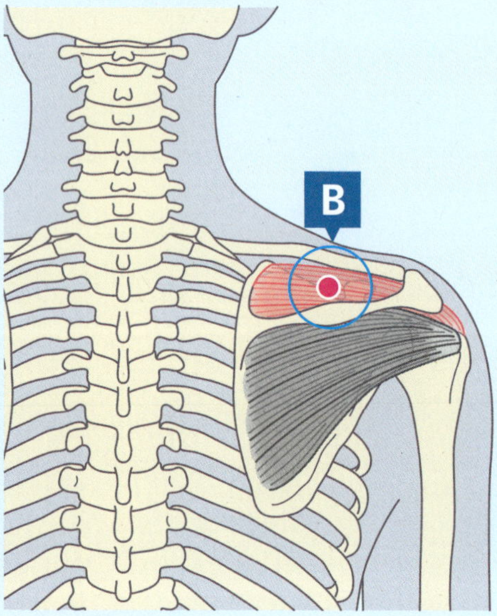

근육의 위치

견갑극 위에 존재하는 근육

T존

견갑골 상연

수기치료

근육의 중앙 부근을 수직으로 3초 정도 압력을 가한다.

TP침

근육의 중앙 부근을 40mm(0.16)로 5mm 정도 자입

기타 연관 통증 부위

견갑간부, 상지 등

TRIGGER ZONE C

대원근

(teres major muscle)

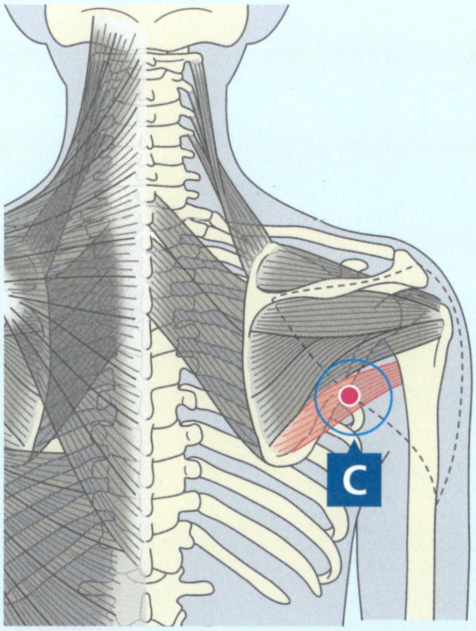

근육의 위치

액와부에 존재하며, 어깨를 내회전할 때 긴장하는 근육

T존

액와부 주름

수기치료

액와부를 잡고, 어깨를 내회전할 때 수축하는 근육에 3초 정도 압력을 가한다.

TP침

액와부에서 어깨를 내회전할 때 수축하는 근육에 대해 40mm(0.16)로 5mm 정도 자입

기타 연관 통증 부위

어깨 전면, 상지 등

TRIGGER ZONE D

견갑하근

(subscapularis muscle)

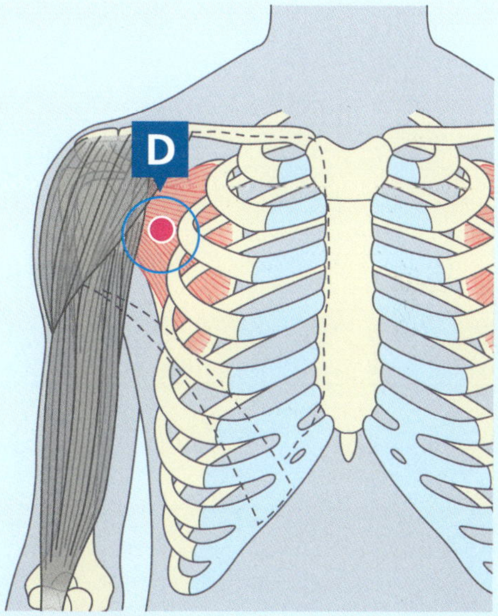

근육의 위치

견갑골 안쪽에 존재하며, 견관절을 내회전할 때 긴장하는 근육

T존

액와부

수기치료

액와부에서 어깨를 내회전할 때 수축하는 근육의 가장 안쪽을 3초 정도 수직으로 압력을 가한다.

TP침

액와부에서 어깨를 내회전할 때 수축하는 근육의 가장 안쪽을 40mm(0.16)로 5~10mm 정도 자입

기타 연관 통증 부위

상완 · 전완 후면 등

TRIGGER ZONE E

삼각근

(deltoid muscle)

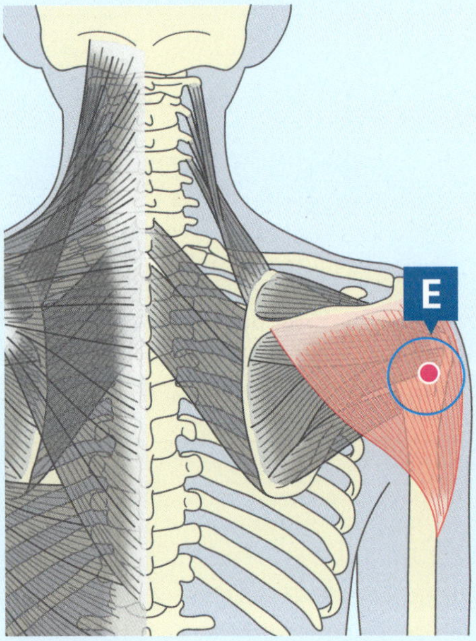

근육의 위치

견관절 주위에 존재하는 큰 근육

T존

어깨 후면

수기치료

견봉의 후연에서 3횡지 아래를 3초 정도 수직으로 압력을 가한다.

TP침

견봉의 후연에서 3횡지 아래를 40mm(0.16)로 5~10mm 정도 자입

기타 연관 통증 부위

어깨 주위 등

TRIGGER ZONE F

상완삼두근

(triceps brachii muscle)

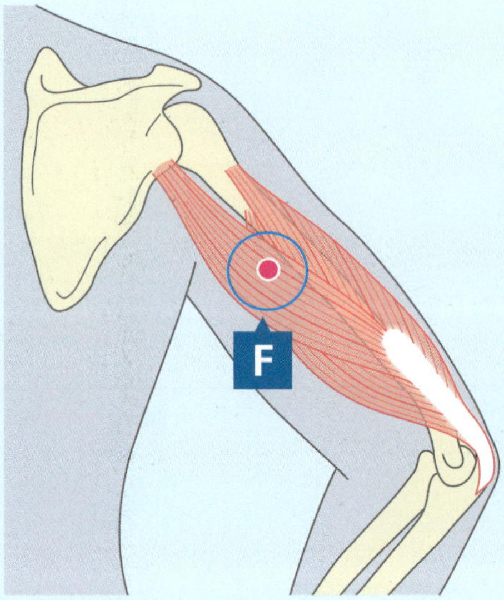

근육의 위치

상완 후면에 존재하는 큰 근육

T존

상완 후면

수기치료

상완 후면 중앙 부근을 3초 정도 수직으로 압력을 가한다.

TP침

상완 후면 중앙 부근을 40mm(0.16)로 5~10mm 정도 자입

기타 연관 통증 부위

상완, 전완 후면 등

TRIGGER ZONE G

견갑거근

(levator scapulae muscle)

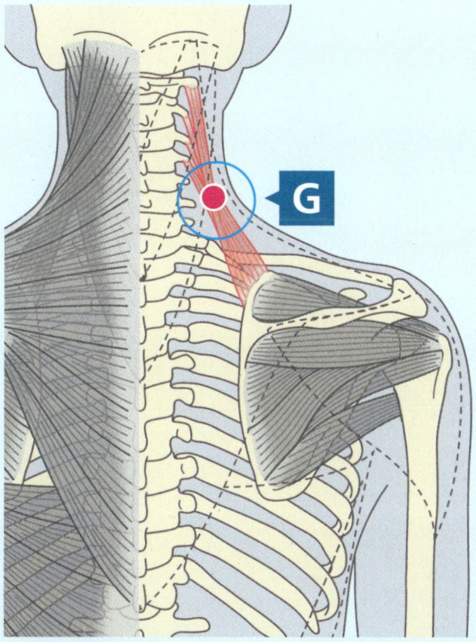

근육의 위치

측경부에 존재하며, 어깨를 움츠렸을 때 긴장하는 근육

T존

측경부

수기치료

측경부 중앙 부근(제5~6 경추 가쪽)을 수직으로 3초 정도 압력을 가한다.

TP침

측경부 중앙 부근(제5~6 경추 가쪽)을 40mm (0.16)로 5mm 정도 자입

기타 연관 통증 부위

견갑간부 등

PAINFUL PART

14 배부 통증

통증 부위

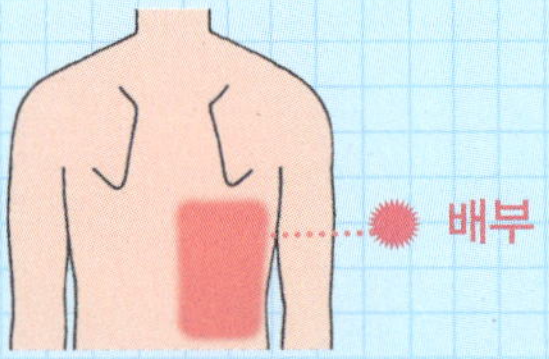

다른 증상이 있는 경우

복통 : 복직근, 척주기립근

어깨 통증 : 광배근, 척주기립근

A 척주기립근 통증유발영역

B 복직근 통증유발영역

C 광배근 통증유발영역

「배부 통증」은 임상에서 그림에 있는 3개의 근육 중, 어떤 근육의 손상이 원인이라고 생각할 수 있다. 증상이 배부 통증뿐이라면 A. 척주기립근, B. 복직근, C. 광배근 순서로 각 근육의 통증유발영역에 압력을 가해 연관 통증이 재현되는 근육을 치료한다.

배부 이외에 증상이 있는 경우, 다른 증상이 있는 경우를 참조하면 원인 근육을 처음부터 2개 정도로 추려낼 수 있다. 표시된 순서대로 이 통증유발영역에 압력을 가해 연관 통증이 재현되면 그곳이 통증의 원인 근육이라고 생각할 수 있다.

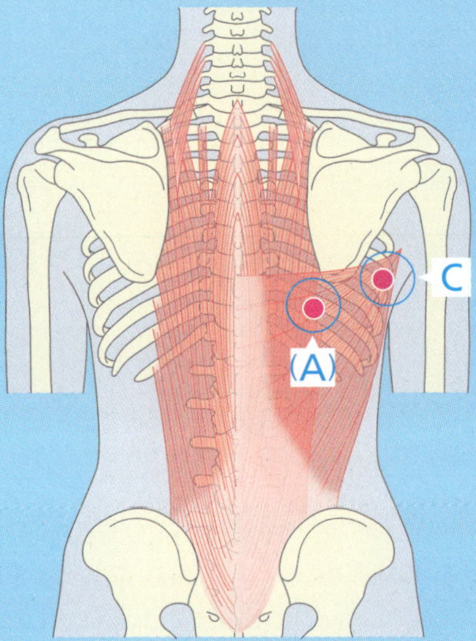

TRIGGER POINT MAP

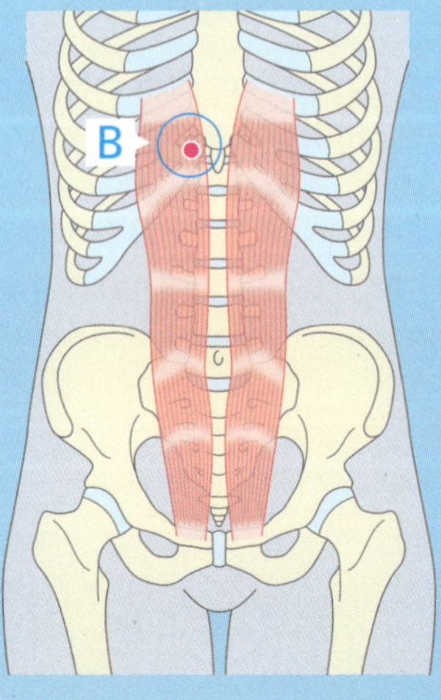

TRIGGER ZONE A

척주기립근

(erector spinae muscle)

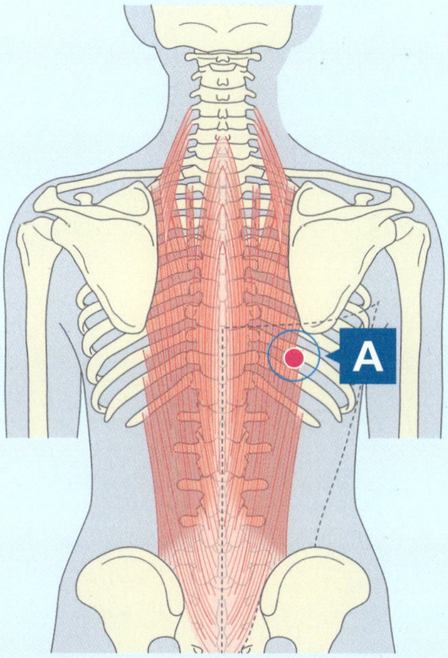

근육의 위치

배부에서 척추 옆쪽에 존재하며, 몸을 펼 때 긴장하는 근육

T존

배부 전체

수기치료

척추 극돌기의 가쪽 방향 3횡지 부근을 수직으로 3초 정도 압력을 가한다.

TP침

척추 극돌기의 가쪽 방향 3횡지 부근을 40mm (0.16)로 5mm 정도 자입

기타 연관 통증 부위

요부, 견갑간부, 복부 등

TRIGGER ZONE B

복직근

(rectus abdominis muscle)

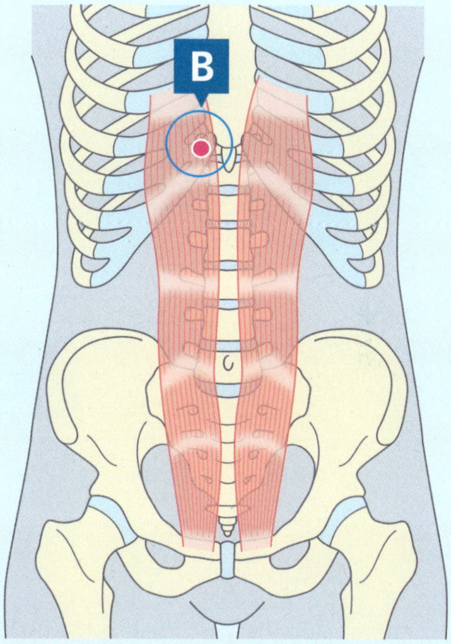

근육의 위치

복부 중앙에 존재하며, 몸을 굽힐 때 긴장하는 근육

T존

명치 주위

수기치료

검상돌기의 가쪽 아래 방향 부근을 수직으로 3초 정도 압력을 가한다.

TP침

검상돌기의 가쪽 아래 방향 부근을 40mm (0.16)로 5mm 정도 자입

기타 연관 통증 부위

요부, 복부 등

TRIGGER ZONE C

광배근

(latissimus dorsi muscle)

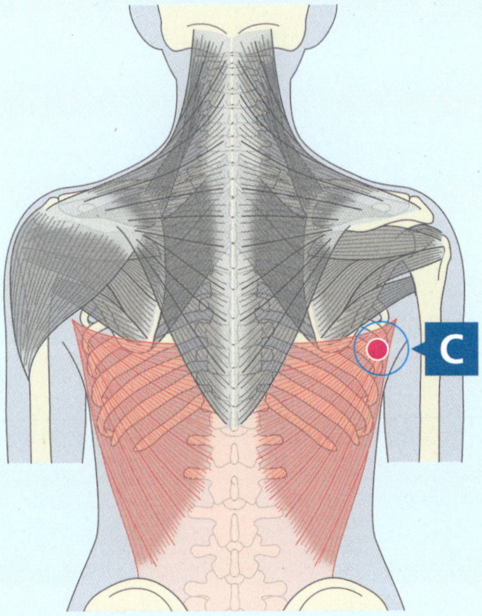

근육의 위치

요부에서 어깨에 걸쳐 존재하는 큰 근육

T존

후액와 주름

수기치료

후액와 주름의 가장 가쪽을 손가락으로 잡고, 3초 정도 압력을 가한다.

TP침

후액와 주름의 가장 가쪽을 40mm(0.16)로 5mm 정도 자입

기타 연관 통증 부위

어깨, 늑간부, 요부 등

ADVICE

배부 통증에 대해서

배부에 통증을 일으키는 원인으로는 근육 통증 이외에 골다공증이나 압박골절 등 뼈의 통증, 늑간신경통이나 대상포진후신경통 등 신경의 통증, 내장 관련 통증 등이 존재한다.

근육 치료로 통증이 완화되지 않는 경우는 뼈와 신경, 내장 관련 통증을 고려한다.

「전흉부 통증」은 임상에서 그림에 있는 4개의 근육 중, 어떤 근육의 손상이 원인이라고 생각할 수 있다. 증상이 전흉부 통증뿐이라면 A. 대흉근, B. 소흉근, C. 사각근, D. 흉쇄유돌근(흉골두) 순서로 각 근육의 통증유발영역에 압력을 가해 연관 통증이 재현되는 근육을 치료한다.

전흉부 이외에 증상이 있는 경우, 다른 증상이 있는 경우를 참조하면 원인 근육을 처음부터 1~3개 정도로 추려낼 수 있다. 표시된 순서대로 통증유발영역에 압력을 가해 연관 통증이 재현되면 그곳이 통증의 원인 근육이라고 생각할 수 있다.

PAINFUL PART **15**

전흉부 통증 (가슴 통증)

통증 부위

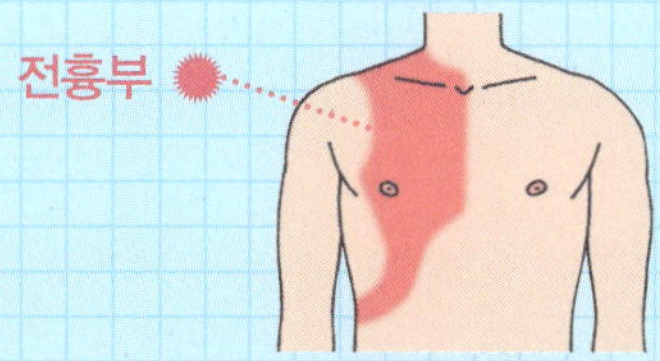

다른 증상이 있는 경우

두통 : 흉쇄유돌근

어깨 결림 : 사각근, 흉쇄유돌근

상지 통증 : 대흉근, 소흉근, 사각근

A 대흉근 통증유발영역

B 소흉근 통증유발영역

C 사각근 통증유발영역

D 흉쇄유돌근 통증유발영역

TRIGGER POINT MAP

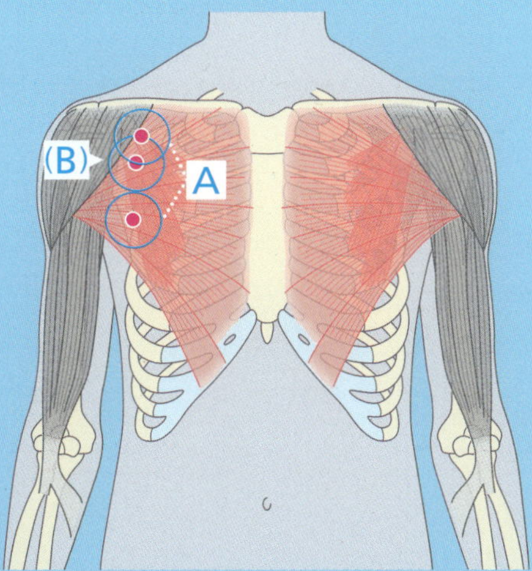

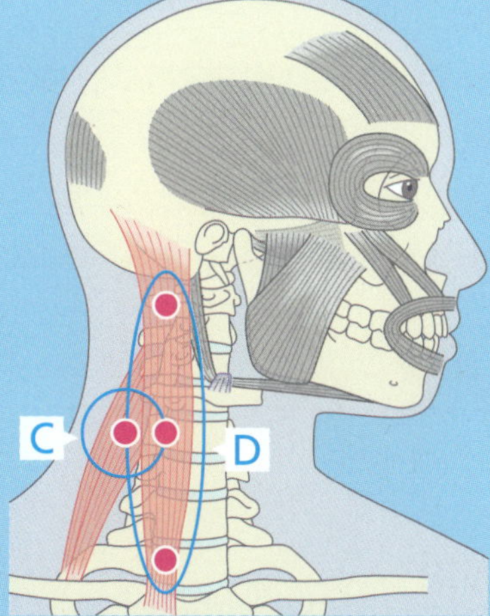

TRIGGER ZONE A

대흉근

(pectoralis major muscle)

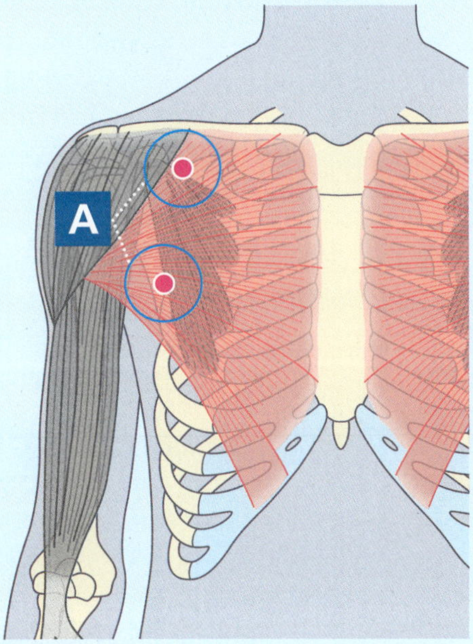

근육의 위치

전흉부에 존재하며, 견관절의 내전 등으로 긴장하는 근육

T존

전흉부의 두 곳

수기치료

전액와 주름을 손가락으로 잡고, 3초 정도 압력을 가한다.

TP침

전액와 주름에 40mm(0.16)로 5mm 정도 자입

기타 연관 통증 부위

상지, 어깨 등

TRIGGER ZONE B

소흉근

(pectoralis minor muscle)

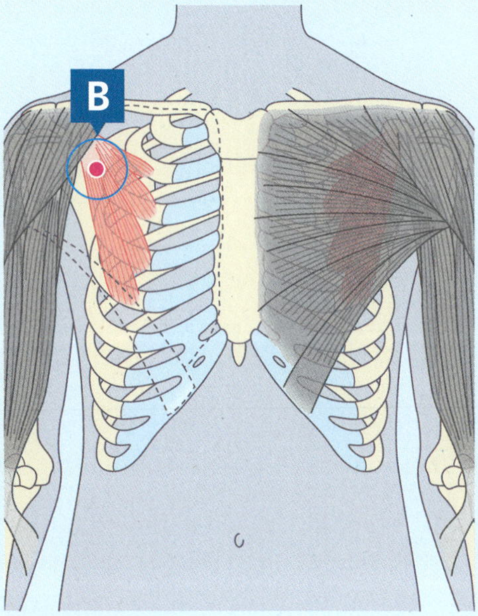

근육의 위치

대흉근의 심부에 존재하며, 상지대를 내릴 때 긴장하는 근육

T존

오구돌기 주위

수기치료

오구돌기 부위를 3초 정도 압력을 가한다.

TP침

오구돌기 부위에 40mm(0.16)로 5mm 정도 자입(기흉 주의)

기타 연관 통증 부위

상지, 어깨 등

TRIGGER ZONE C

사각근

(scalene muscle)

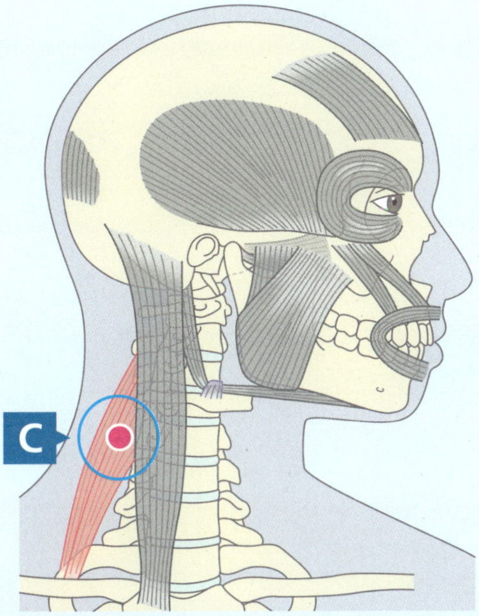

근육의 위치

경추 횡돌기의 앞쪽에 존재하는 근육

T존

측경부

수기치료

경추 극돌기 앞쪽을 경추 횡돌기로 향해 3초 정도 압력을 가한다.

TP침

경추 극돌기 앞쪽을 경추 횡돌기로 향해 40mm(0.16)로 5mm 정도 자입

기타 연관 통증 부위

어깨, 견갑간부, 상지 등

TRIGGER ZONE D

흉쇄유돌근

(sternocleidomastoid muscle)

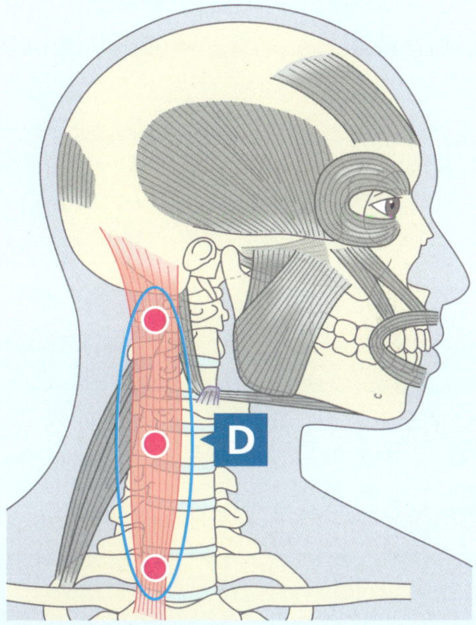

근육의 위치

귀 뒤쪽에 있는 유양돌기에서 흉골·쇄골에 걸쳐 존재하며, 이마를 앞으로 내밀 때 긴장하는 근육

T존

근육 전체, 예풍(TE17) 부근

수기치료

유양돌기의 약 1횡지 아래, 근육의 중앙, 쇄골의 1~2횡지 위를 수직으로 3초 정도 압력을 가하거나 집는다.

TP침

유양돌기의 1횡지 아랫부분을 40mm(0.16)로 10mm 정도 자입

기타 연관 통증 부위

전두부, 귀, 눈, 턱 등

PAINFUL PART

16 측흉부 통증 (늑간 통증)

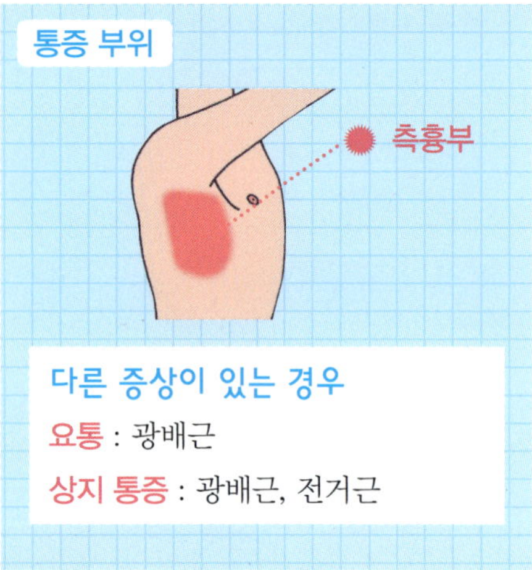

다른 증상이 있는 경우

요통 : 광배근

상지 통증 : 광배근, 전거근

A 전거근 통증유발영역

B 광배근 통증유발영역

「측흉부 통증」은 임상에서 그림에 있는 2개의 근육 중, 어떤 근육의 손상이 원인이라고 생각할 수 있다. 증상이 측흉부 통증뿐이라면 A. 전거근, B. 광배근 순서로 각 근육의 통증유발영역에 압력을 가해 연관 통증이 재현되는 근육을 치료한다. 이 치료를 통해 늑간 통증을 완화시킬 수도 있다.

측흉부 이외에 요통 등의 증상도 있다면, 광배근부터 먼저 치료해 본다. 상지 통증이나 저림이 있는 경우도 광배근부터 먼저 치료하면 좋다.

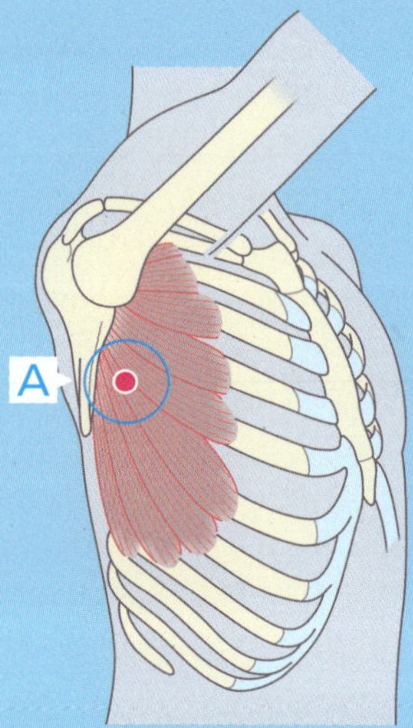

TRIGGER POINT MAP

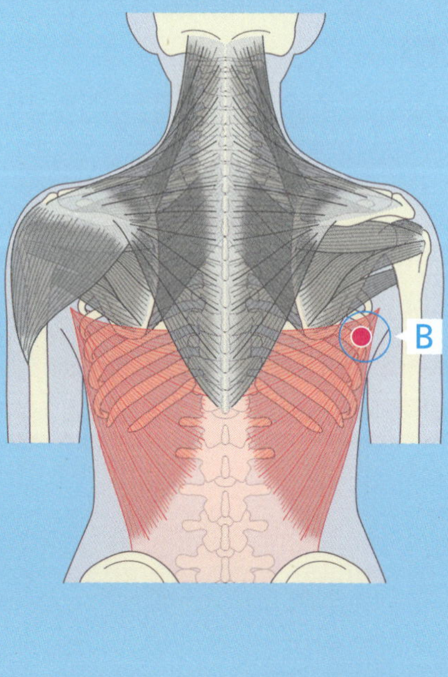

TRIGGER ZONE A

전거근

(serratus anterior muscle)

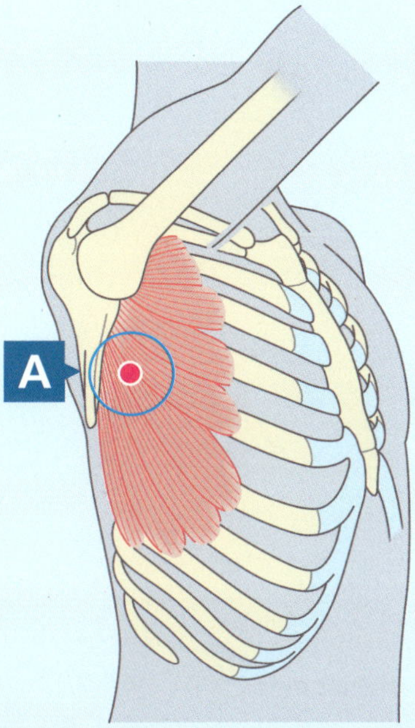

근육의 위치

측흉부에서 늑간부에 존재하는 근육

T존

측흉부

수기치료

액와선(axillary line) 위의 늑간부에 손가락 끝을 대고, 수직으로 3초 정도 압력을 가한다.

TP침

액와선 위의 경결 부분에 40mm(0.16)로 5mm 정도 자입

기타 연관 통증 부위

전흉부, 배부, 상지 등

TRIGGER ZONE B

광배근

(latissimus dorsi muscle)

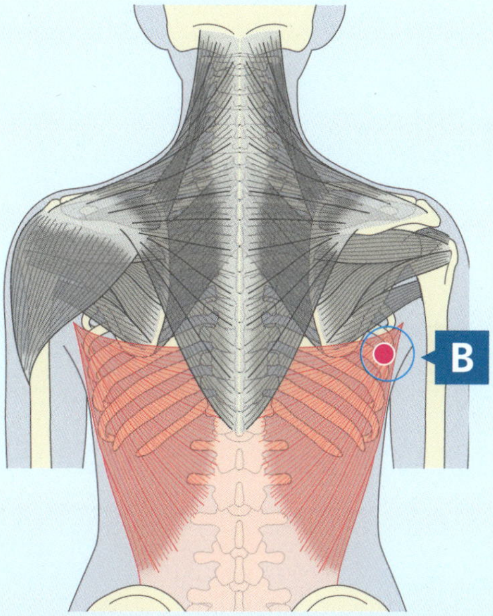

근육의 위치

요부에서 어깨에 걸쳐 존재하는 큰 근육

T존

후액와 주름

수기치료

후액와 주름의 가장 가쪽을 손가락으로 잡고, 3초 정도 압력을 가한다.

TP침

후액와 주름의 가장 가쪽을 40mm(0.16)로 5mm 정도 자입

기타 연관 통증 부위

어깨, 늑간부, 요부 등

PAINFUL PART

상지 통증

17 상완 전면 통증 ▶p.84

18 상완 후면 통증 ▶p.87

19 외측상과 통증(테니스 엘보) ▶p.90

20 내측상과 통증(야구 엘보) ▶p.94

21 팔꿈치 통증 ▶p.97

22 전완 전면 통증 ▶p.100

23 전완 후면 통증 ▶p.106

24 손바닥 통증 ▶p.112

25 손등 통증 ▶p.117

26 무지 통증(건초염) ▶p.122

PAINFUL PART

상완 전면 통증

17

통증 부위

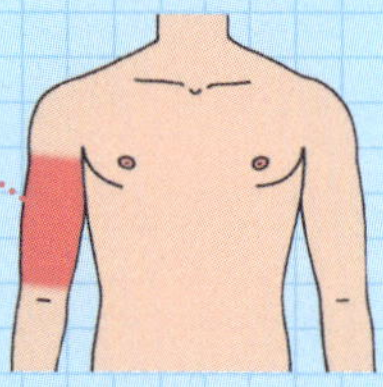

다른 증상이 있는 경우

어깨 결림 : 상완삼두근, 사각근

팔꿈치 통증 : 상완삼두근

A 상완이두근 통증유발영역

B 사각근 통증유발영역

C 상완삼두근 통증유발영역

「상완 전면 통증」은 임상에서 그림에 있는 3개의 근육 중, 어떤 근육의 손상이 원인이라고 생각할 수 있다. 증상이 상완 전면 통증뿐이라면 A. 상완이두근, B. 사각근, C. 상완삼두근 순서로 각 근육의 통증유발영역에 압력을 가해 연관 통증이 재현되는 근육을 치료한다.

상완 전면 이외에 어깨 결림 등의 증상도 있다면, 상완삼두근부터 먼저 치료해 본다. 팔꿈치 통증이 있는 경우도 상완삼두근부터 치료하면 좋다.

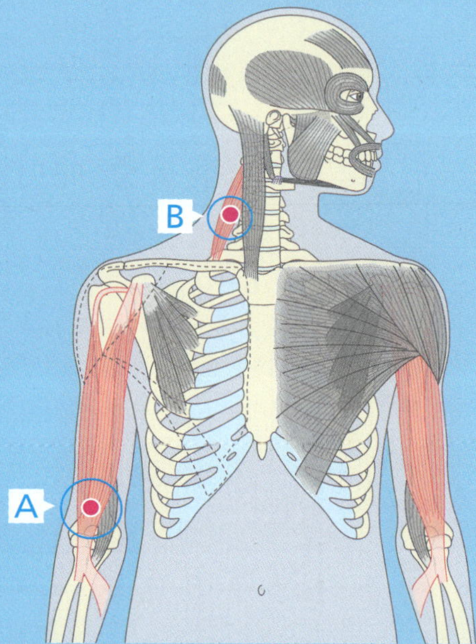

TRIGGER POINT MAP

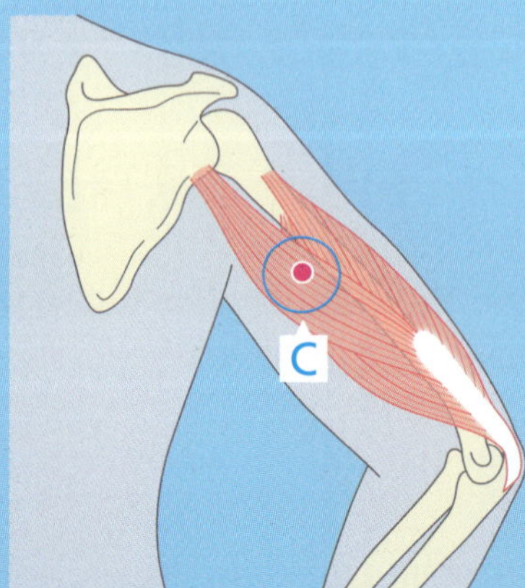

TRIGGER ZONE A

상완이두근

(biceps brachii muscle)

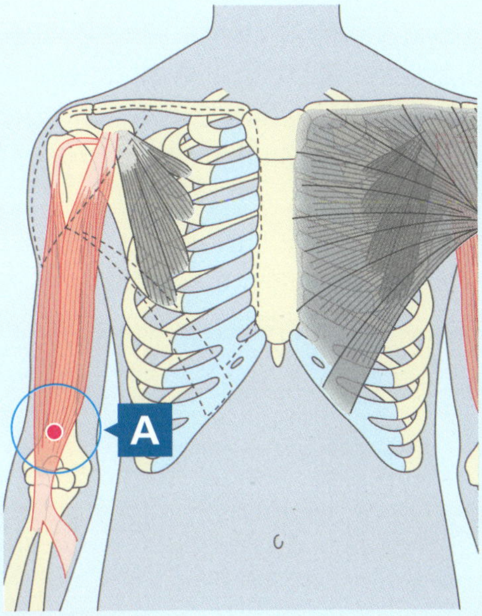

근육의 위치

상완 전면에 존재하는 큰 근육

T존

주관절 전면

수기치료

주관절 횡문 중앙보다 3횡지 윗부분을 3초 정도 수직으로 압력을 가한다.

TP침

주관절 횡문 중앙보다 3횡지 위를 40mm (0.16)로 5mm 정도 자입

기타 연관 통증 부위

어깨, 팔꿈치 등

TRIGGER ZONE B

사각근

(scalene muscle)

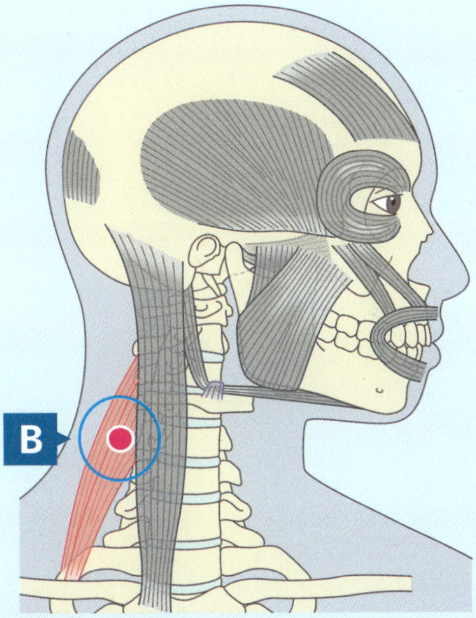

근육의 위치

경추 횡돌기의 앞쪽에 존재하는 근육

T존

측경부

수기치료

경추 극돌기 앞쪽을 경추 횡돌기로 향해 3초 정도 압력을 가한다.

TP침

경추 극돌기 앞쪽을 경추 횡돌기로 향해 40mm(0.16)로 5mm 정도 자입

기타 연관 통증 부위

어깨, 전흉부, 견갑간부, 상지 등

TRIGGER ZONE C

상완삼두근

(triceps brachii muscle)

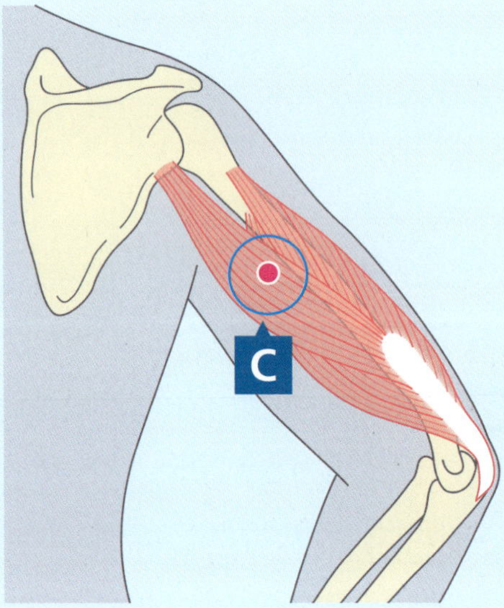

근육의 위치

상완 후면에 존재하는 큰 근육

T존

상완 후면

수기치료

상완 후면 중앙 부근을 3초 정도 수직으로 압력을 가한다.

TP침

상완 후면 중앙 부근을 40mm(0.16)로 5~10mm 정도 자입

기타 연관 통증 부위

전완 후면 등

ADVICE

상지 통증에 대하여

상완에 통증을 호소하는 질환은 크게 두 가지로 나눌 수 있다.

우선 흉곽출구증후군처럼 팔 전체에 통증이 존재하는 질환이 있고, 또 하나는 상위 경추의 신경근증이나 심장 등의 내장에서 발생하는 연관 통증처럼 통증이 상완에만 국한되는 질환이다.

또한, 근육 통증이 있는 경우 상지 전체가 아프기도 하고, 상완만 아픈 경우도 있다.

PAINFUL PART

18 상완 후면 통증

「상완 후면 통증」은 임상에서 그림에 있는 4개의 근육 중, 어떤 근육의 손상이 원인이라고 생각할 수 있다. 증상이 상완 후면 통증뿐이라면 A. 극상근, B. 대원근, C. 광배근, D. 사각근 순서로 각 근육의 통증유발영역에 압력을 가해 연관 통증이 재현되는 근육을 치료한다.

상완 후면 이외에 증상이 있는 경우, 다른 증상이 있는 경우를 참조하면 원인 근육을 처음부터 1~2개 정도로 추려낼 수 있다. 표시된 순서대로 이 통증유발영역에 압력을 가해 연관 통증이 재현된다면 그곳이 통증의 원인 근육이라고 생각할 수 있다.

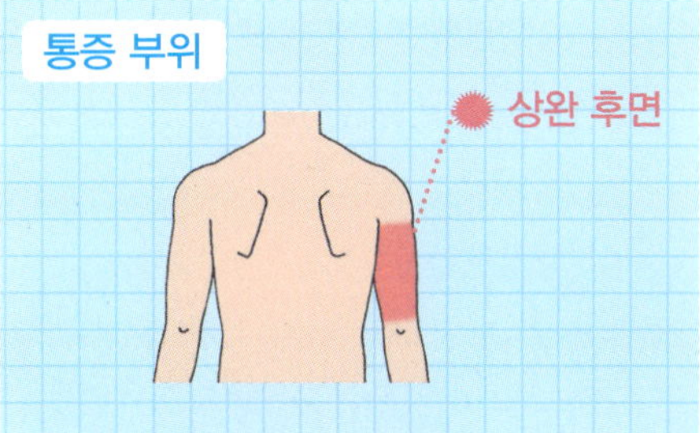

다른 증상이 있는 경우

요통 : 광배근

어깨 결림 : 사각근, 광배근

손가락 끝 통증 : 사각근, 광배근

A 극상근 통증유발영역

B 대원근 통증유발영역

C 광배근 통증유발영역

D 사각근 통증유발영역

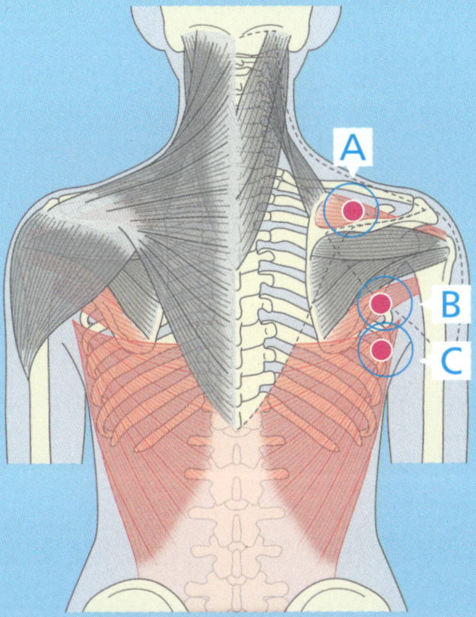

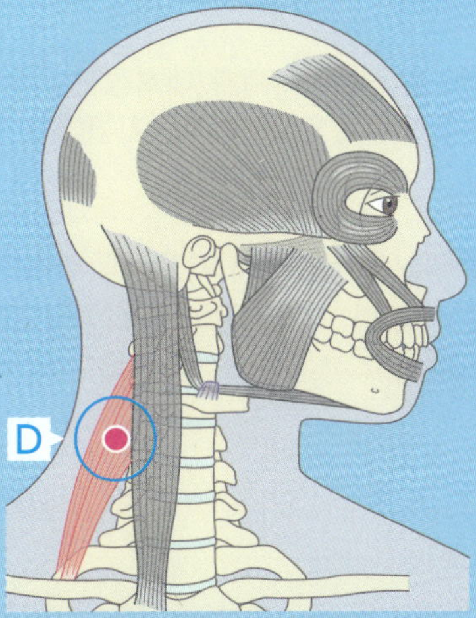

TRIGGER POINT MAP

TRIGGER ZONE A

극상근

(supraspinatus muscle)

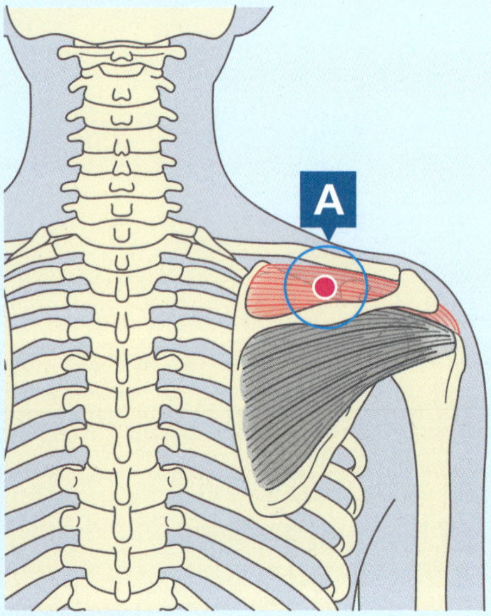

근육의 위치

견갑극 위에 존재하는 근육

T존

견갑골 상연

수기치료

근육의 중앙 부근을 수직으로 3초 정도 압력을 가한다.

TP침

근육의 중앙 부근을 40mm(0.16)로 5mm 정도 자입

기타 연관 통증 부위

어깨, 견갑간부, 상지 등

TRIGGER ZONE B

대원근

(teres major muscle)

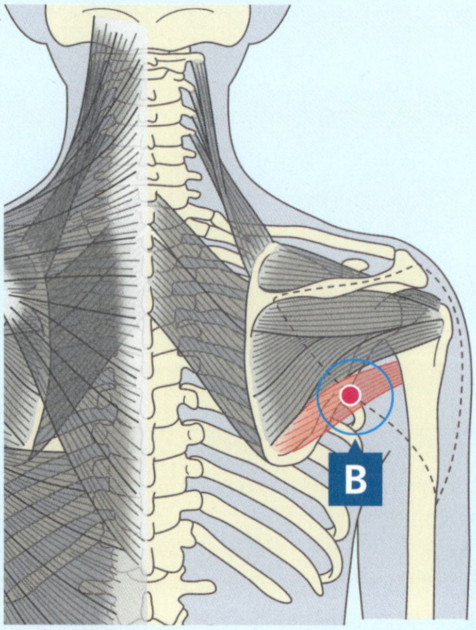

근육의 위치

액와부에 존재하며, 어깨를 내회전할 때 긴장하는 근육

T존

액와부 주름

수기치료

액와부를 잡고, 어깨를 내회전할 때 수축하는 근육에 3초 정도 압력을 가한다.

TP침

액와부에서 어깨를 내회전할 때 수축하는 근육에 대해 40mm(0.16)로 5mm 정도 자입

기타 연관 통증 부위

어깨, 상지 등

TRIGGER ZONE C

광배근

(latissimus dorsi muscle)

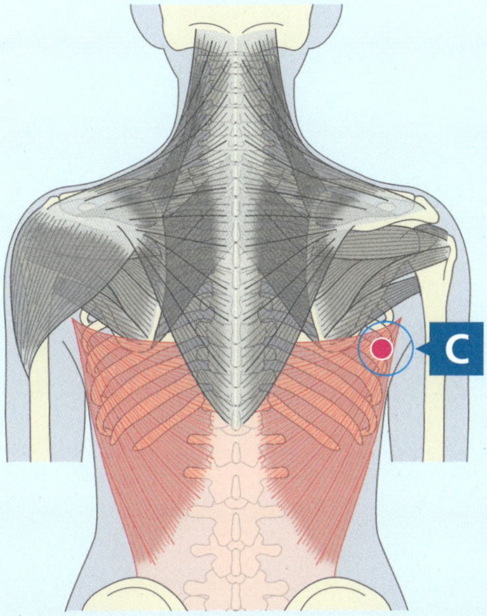

근육의 위치

요부에서 어깨에 걸쳐 존재하는 큰 근육

T존

후액와 주름

수기치료

후액와 주름의 가장 가쪽을 손가락으로 잡고, 3초 정도 압력을 가한다.

TP침

후액와 주름의 가장 가쪽을 40mm(0.16)로 5mm 정도 자입

기타 연관 통증 부위

어깨, 늑간부, 요부 등

TRIGGER ZONE D

사각근

(scalene muscle)

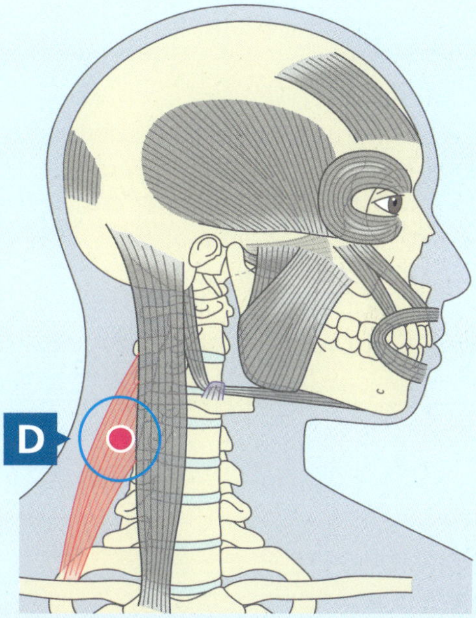

근육의 위치

경추 횡돌기의 앞쪽에 존재하는 근육

T존

측경부

수기치료

경추 극돌기 앞쪽을 경추 횡돌기로 향해 3초 정도 압력을 가한다.

TP침

경추 극돌기 앞쪽을 경추 횡돌기로 향해 40mm(0.16)로 5mm 정도 자입

기타 연관 통증 부위

어깨, 전흉부, 견갑간부, 상지 등

PAINFUL PART

19 외측상과 통증 (테니스 엘보)

통증 부위

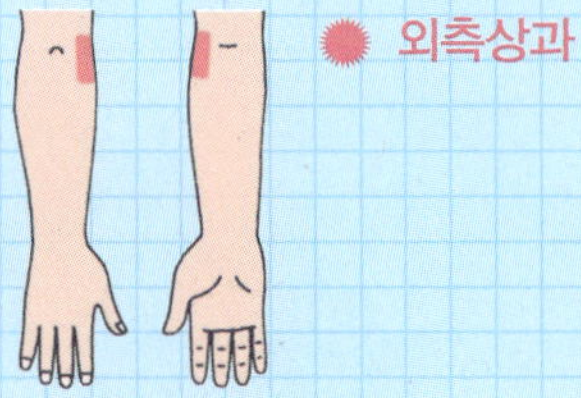

다른 증상이 있는 경우

어깨 결림 : 상완삼두근, 극상근

수관절 통증 : 총지신근, 완요골근, 장요측수근신근

손 통증 : 총지신근, 상완삼두근, 주근

- A 장요측수근신근 통증유발영역
- B 총지신근 통증유발영역
- C 완요골근 통증유발영역
- D 주근 통증유발영역
- E 상완삼두근 통증유발영역
- F 극상근 통증유발영역

「외측상과 통증」은 임상에서 그림에 있는 6개의 근육 중, 어떤 근육의 손상이 원인이라고 생각할 수 있다. 증상이 외측상과 통증뿐이라면 A. 장요측수근신근, B. 총지신근, C. 완요골근, D. 주근, E. 상완삼두근, F. 극상근 순서로 각 근육의 통증유발영역에 압력을 가해 연관 통증이 재현되는 근육을 치료한다.

외측상과 이외에 증상이 있는 경우, 다른 증상이 있는 경우를 참조하면 원인 근육을 처음부터 2~3개 정도로 추려낼 수 있다. 표시된 순서대로 통증유발영역에 압력을 가해 연관 통증이 재현된다면 그곳이 통증의 원인 근육이라고 생각할 수 있다.

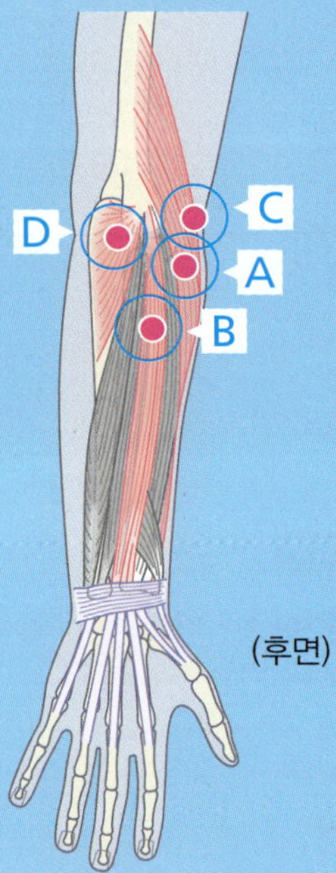

TRIGGER POINT MAP

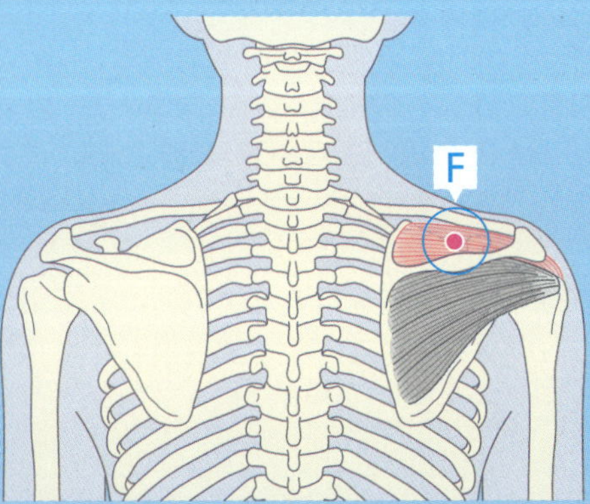

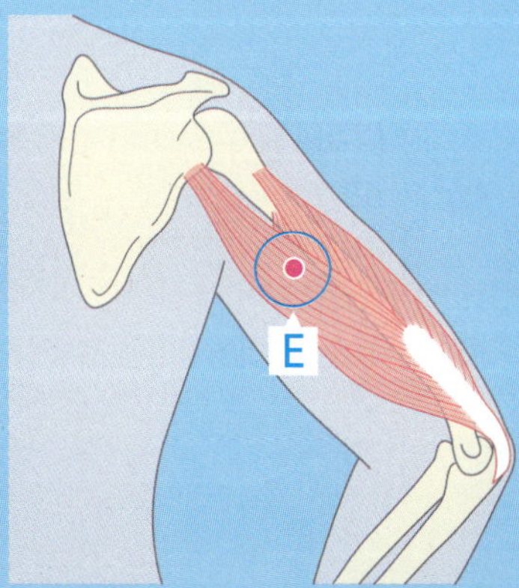

TRIGGER ZONE A

장요측수근신근

(extensor carpi radialis longus muscle)

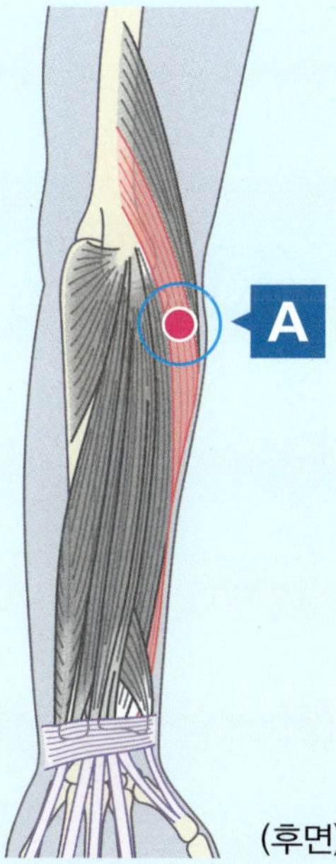

근육의 위치

전완 가쪽에 존재하며, 수관절을 배굴 · 요굴시킬 때 긴장하는 근육

T존

외측상과의 아래쪽

수기치료

외측상과의 3횡지 아래에서 완요골근의 가쪽을 수직으로 3초 정도 압력을 가한다.

TP침

외측상과의 3횡지 아래에서 완요골근의 가쪽을 40mm(0.16)로 5mm 정도 자입

기타 연관 통증 부위

수관절 등

TRIGGER ZONE B

총지신근

(extensor digitorum communis muscle)

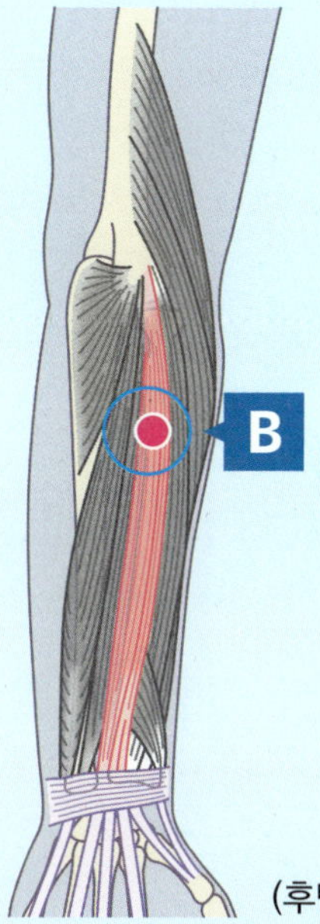

근육의 위치

전완 후면 중앙 부근에 존재하며, 손가락을 펼 때 긴장하는 근육

T존

수삼리(LI10) 부근

수기치료

수삼리 부근을 수직으로 3초 정도 압력을 가한다.

TP침

수삼리 부근을 40mm(0.16)로 5mm 정도 자입

기타 연관 통증 부위

손가락 등

TRIGGER ZONE C

완요골근

(brachioradial muscle)

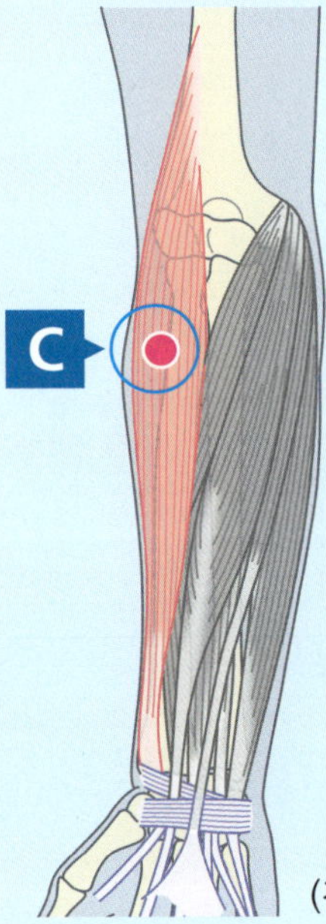

(전면)

근육의 위치

전완 가쪽에 존재하며, 수관절을 요굴할 때 긴장하는 근육

T존

외측상과의 아래쪽

수기치료

외측상과의 3횡지 아래를 수직으로 3초 정도 압력을 가한다.

TP침

외측상과의 3횡지 아래를 40mm(0.16)로 5mm 정도 자입

기타 연관 통증 부위

수관절 등

TRIGGER ZONE D

주근

(anconeus muscle)

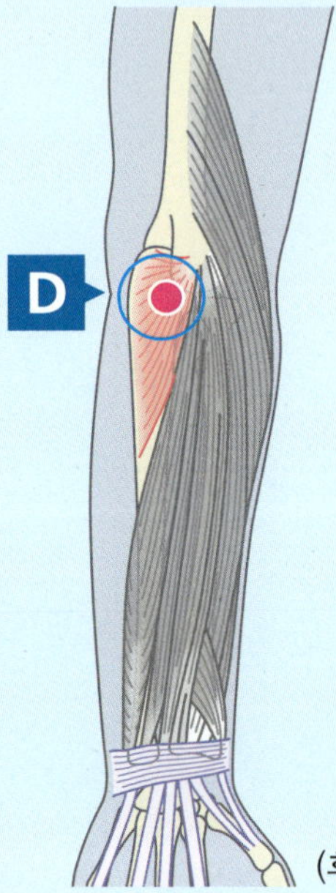

(후면)

근육의 위치

팔꿈치 가쪽에 존재하며, 팔꿈치를 펼 때 긴장하는 근육

T존

팔꿈치 중앙 부근

수기치료

외측상과의 약간 아래쪽을 수직으로 3초 정도 압력을 가한다.

TP침

외측상과의 약간 아래쪽을 40mm(0.16)로 5mm 정도 자입

기타 연관 통증 부위

전완 요측 등

TRIGGER ZONE E

상완삼두근

(triceps brachii muscle)

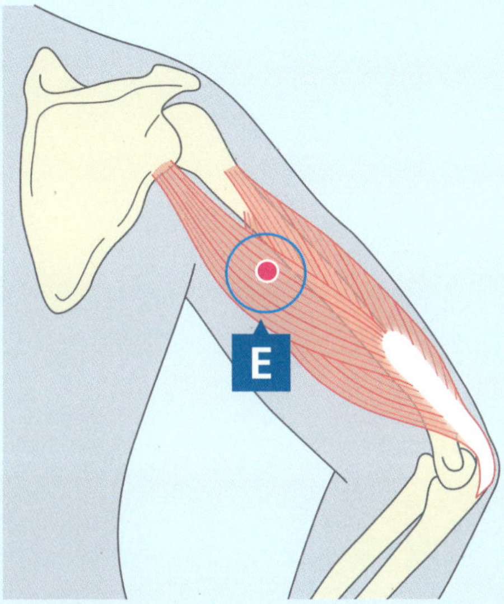

근육의 위치

상완 후면에 존재하는 큰 근육

T존

상완 후면

수기치료

상완 후면 중앙 부근을 3초 정도 수직으로 압력을 가한다.

TP침

상완 후면 중앙 부근을 40mm(0.16)로 5~10mm 정도 자입

기타 연관 통증 부위

상완, 전완 후면 등

TRIGGER ZONE F

극상근

(supraspinatus muscle)

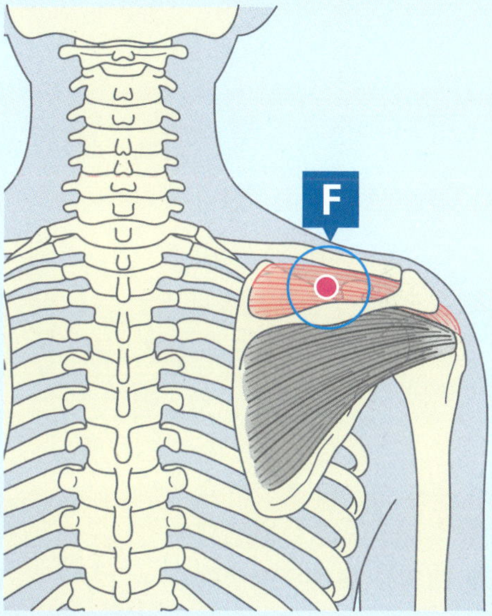

근육의 위치

견갑극의 위에 존재하는 근육

T존

견갑골 상연

수기치료

근육의 중앙 부근을 수직으로 3초 정도 압력을 가한다.

TP침

근육의 중앙 부근을 40mm(0.16)로 5mm 정도 자입

기타 연관 통증 부위

어깨, 견갑간부, 상지 등

PAINFUL PART

20 내측상과 통증 (야구 엘보)

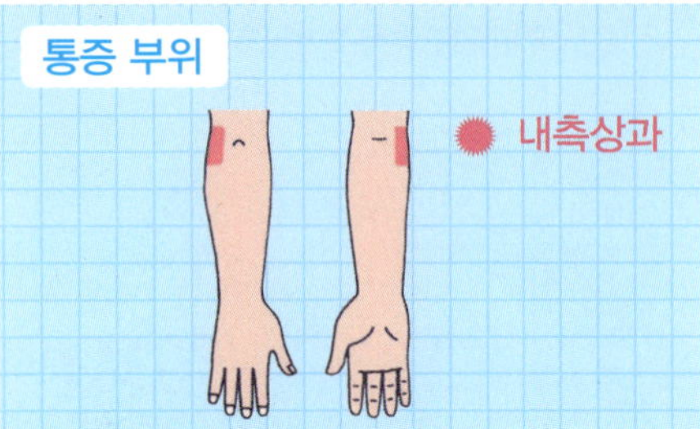

다른 증상이 있는 경우

가슴 통증 : 대흉근, 소흉근

손 통증 : 소흉근, 상후거근

어깨 결림 : 상완삼두근, 상후거근

A 상완삼두근 통증유발영역

B 소흉근 통증유발영역

C 대흉근 통증유발영역

D 상후거근 통증유발영역

「내측상과 통증」은 임상에서 그림에 있는 4개의 근육 중, 어떤 근육의 손상이 원인이라고 생각할 수 있다. 증상이 내측상과 통증뿐이라면 A. 상완삼두근, B. 소흉근, C. 대흉근, D. 상후거근 순서로 각 근육의 통증유발점에 압력을 가해 연관 통증이 재현되는 근육을 치료한다.

내측상과 이외에 증상이 있는 경우, 다른 증상이 있는 경우를 참조하면 원인 근육을 처음부터 2개 정도로 추려낼 수 있다. 표시된 순서대로 그 통증유발점에 압력을 가해 연관 통증이 재현된다면 그곳이 통증의 원인 근육이라고 생각할 수 있다.

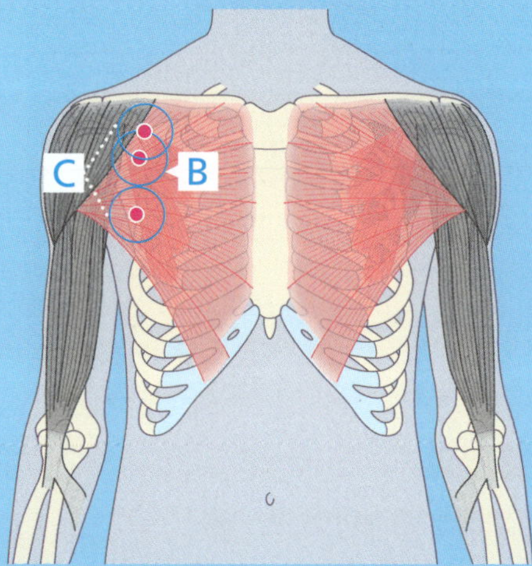

TRIGGER POINT MAP

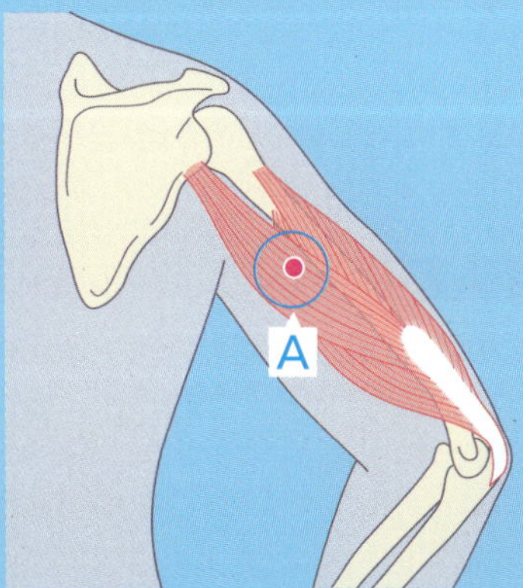

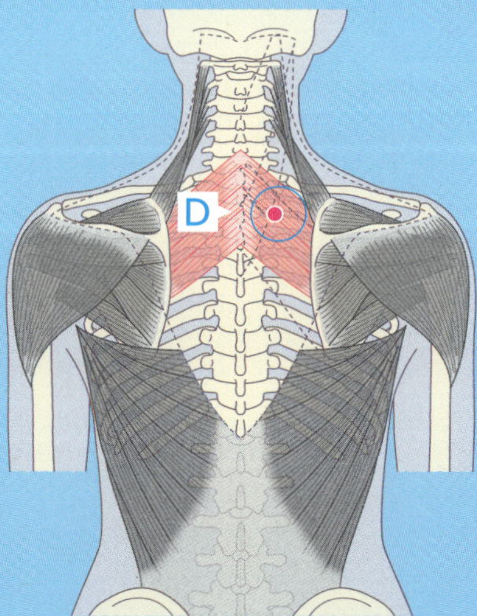

TRIGGER ZONE A

상완삼두근

(triceps brachii muscle)

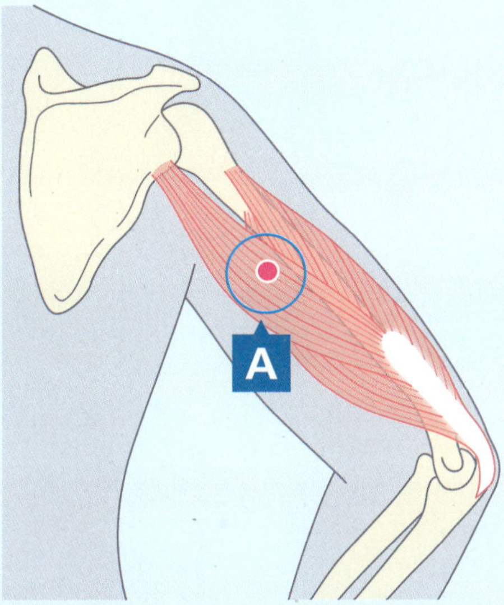

근육의 위치

상완 후면에 존재하는 큰 근육

T존

상완 후면

수기치료

상완 후면 중앙 부근을 3초 정도 수직으로 압력을 가한다.

TP침

상완 후면 중앙 부근을 40mm(0.16)로 5~10mm 정도 자입

기타 연관 통증 부위

상완, 전완 후면 등

TRIGGER ZONE B

소흉근

(pectoralis minor muscle)

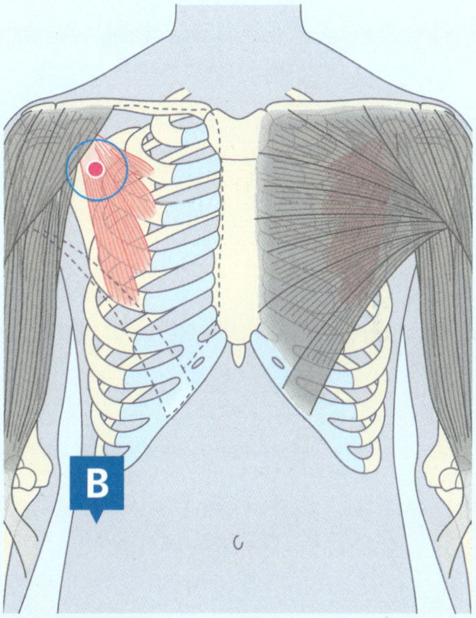

근육의 위치

대흉근의 심부에 존재하며, 상지대를 내릴 때 긴장하는 근육

T존

오구돌기 주위

수기치료

오구돌기 부위를 3초 정도 압력을 가한다.

TP침

오구돌기 부위에 40mm(0.16)로 5mm 정도 자입(기흉 주의)

기타 연관 통증 부위

상지, 어깨 등

TRIGGER ZONE C

대흉근

(pectoralis major muscle)

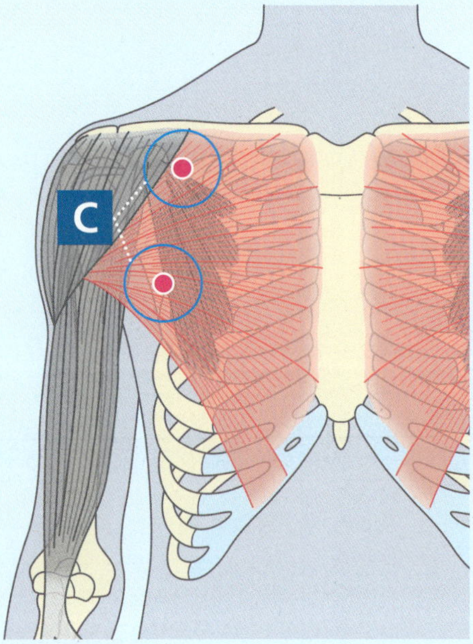

근육의 위치

전흉부에 존재하며, 견관절의 내전 등으로 긴장하는 근육

T존

전흉부의 두 곳

수기치료

전액와 주름을 손가락으로 잡고, 3초 정도 압력을 가한다.

TP침

전액와 주름에 40mm(0.16)로 5mm 정도 자입

기타 연관 통증 부위

상지, 어깨 등

TRIGGER ZONE D

상후거근

(serratus posterior superior muscle)

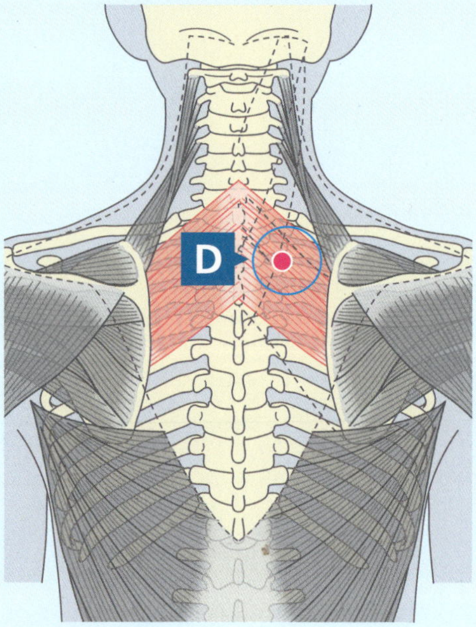

근육의 위치

견갑간부에 존재하며, 능형근 아래에 있는 근육

T존

견갑간부

수기치료

견갑골 내측연에서 2횡지 부근을 수직으로 3초 정도 압력을 가한다.

TP침

견갑골 내측연에서 2횡지 부근을 40mm(0.16)로 5~10mm 정도 자입

기타 연관 통증 부위

상지 등

「팔꿈치 통증」은 임상에서 그림에 있는 4개의 근육 중, 어떤 근육의 손상이 원인이라고 생각할 수 있다. 증상이 팔꿈치 통증뿐이라면 A. 상완근, B. 상완이두근, C. 상완삼두근, D. 상후거근 순서로 각 근육의 통증유발영역에 압력을 가해 연관 통증이 재현되는 근육을 치료한다.

팔꿈치 이외에 증상이 있는 경우, 다른 증상이 있는 경우를 참조하면 원인 근육을 처음부터 2개 정도로 추려낼 수 있다. 표시된 순서대로 통증유발영역에 압력을 가해 연관 통증이 재현된다면 그곳이 통증의 원인 근육이라고 생각할 수 있다.

PAINFUL PART **21**

팔꿈치 통증

통증 부위

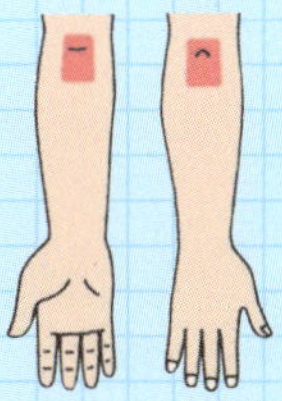

다른 증상이 있는 경우

가슴 통증 : 대흉근, 소흉근

손 통증 : 소흉근, 상후거근

어깨 결림 : 상완삼두근, 상후거근

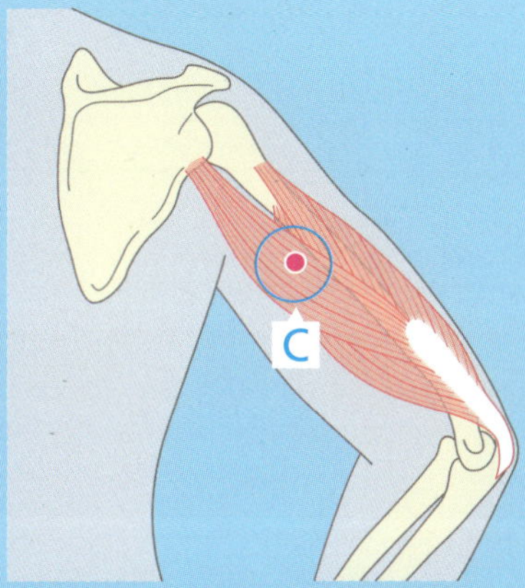

A 상완근 통증유발영역

B 상완이두근 통증유발영역

C 상완삼두근 통증유발영역

D 상후거근 통증유발영역

TRIGGER POINT MAP

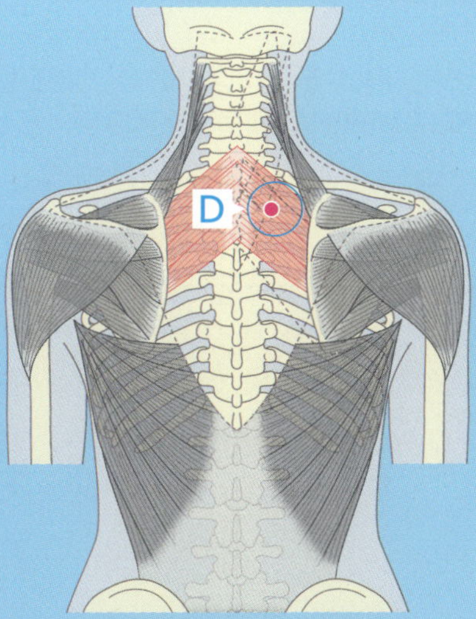

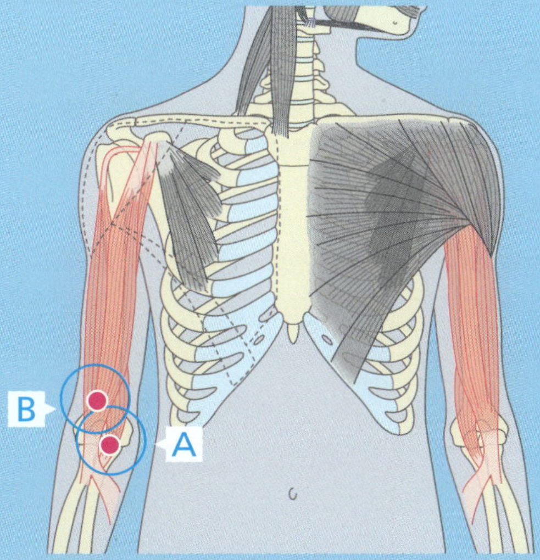

TRIGGER ZONE A

상완근

(brachialis muscle)

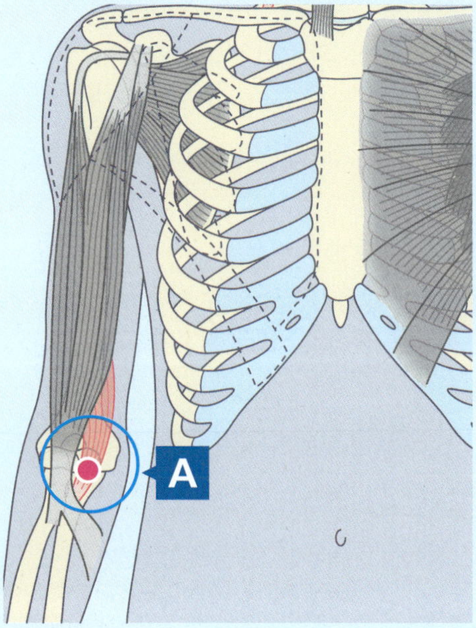

근육의 위치

팔꿈치 전면에 존재하며, 팔꿈치를 굽힐 때 긴장하는 근육

T존

주관절 주위

수기치료

주관절 횡문 중앙보다 약간 윗부분을 수직으로 3초 정도 압력을 가한다.

TP침

주관절 횡문 중앙보다 약간 윗부분을 40mm (0.16)로 5~10mm 정도 자입

기타 연관 통증 부위

어깨, 상완 등

TRIGGER ZONE B

상완이두근

(biceps brachii muscle)

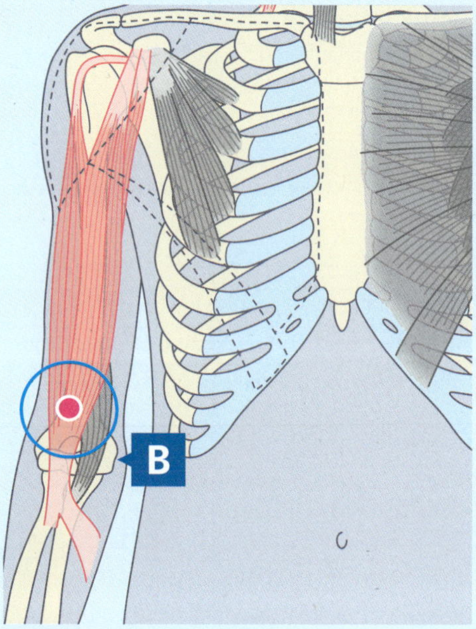

근육의 위치

상완 전면에 존재하는 큰 근육

T존

주관절 전면

수기치료

주관절 횡문 중앙보다 3횡지 윗부분을 3초 정도 수직으로 압력을 가한다.

TP침

주관절 횡문 중앙보다 3횡지 위를 40mm (0.16)로 5~10mm 정도 자입

기타 연관 통증 부위

어깨, 전완 등

TRIGGER ZONE C

상완삼두근

(triceps brachii muscle)

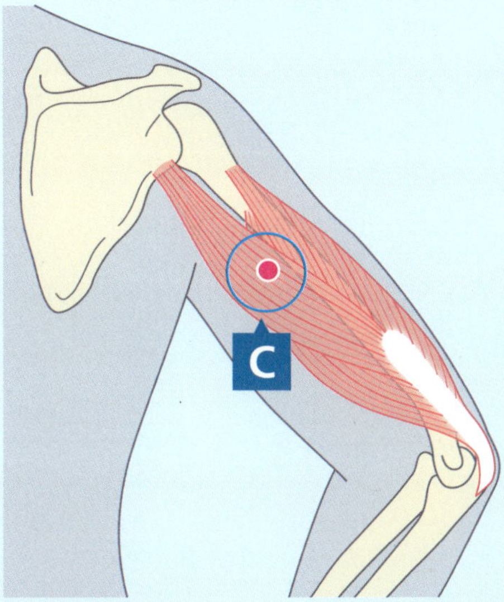

근육의 위치

상완 후면에 존재하는 큰 근육

T존

상완 후면

수기치료

상완 후면 중앙 부근을 3초 정도 수직으로 압력을 가한다.

TP침

상완 후면 중앙 부근을 40mm(0.16)로 5~10mm 정도 자입

기타 연관 통증 부위

상완, 전완 후면 등

TRIGGER ZONE D

상후거근

(serratus posterior superior muscle)

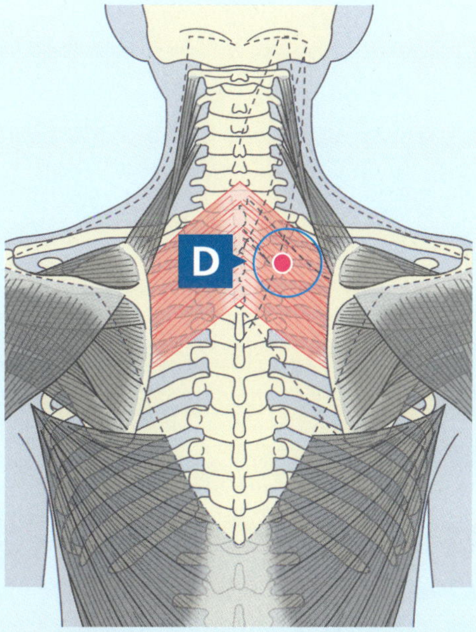

근육의 위치

견갑간부에 존재하며, 능형근 아래에 있는 근육

T존

견갑간부

수기치료

견갑골 내측연에서 2횡지 부근을 수직으로 3초 정도 압력을 가한다.

TP침

견갑골 내측연에서 2횡지 부근을 40mm(0.16)로 5~10mm 정도 자입

기타 연관 통증 부위

상지 등

PAINFUL PART 22

전완 전면 통증

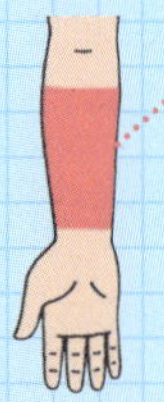

다른 증상이 있는 경우

견갑간부 통증 : 극하근, 사각근, 광배근

가슴 통증 : 대흉근, 소흉근

수관절 통증 : 사각근, 완요골근

- **A** 완요골근 통증유발영역
- **B** 원회내근 통증유발영역
- **C** 장장근 통증유발영역
- **D** 소흉근 통증유발영역
- **E** 극하근 통증유발영역
- **F** 극상근 통증유발영역
- **G** 광배근 통증유발영역
- **H** 사각근 통증유발영역
- **I** 대흉근 통증유발영역

「전완 전면 통증」은 임상에서 그림에 있는 9개의 근육 중, 어떤 근육의 손상이 원인이라고 생각할 수 있다. 증상이 전완 전면 통증뿐이라면 A. 완요골근, B. 원회내근, C. 장장근, D. 소흉근, E. 극하근, F. 극상근, G. 광배근, H. 사각근, I. 대흉근 순서로 각 근육의 통증유발영역에 압력을 가해 연관 통증이 재현되는 근육을 치료한다.

전완 전면 이외에 증상이 있는 경우, 다른 증상이 있는 경우를 참조하면 원인 근육을 처음부터 2~3개 정도로 추려낼 수 있다. 표시된 순서대로 그 통증유발영역에 압력을 가해 연관 통증이 재현된다면 그곳이 통증의 원인 근육이라고 생각할 수 있다.

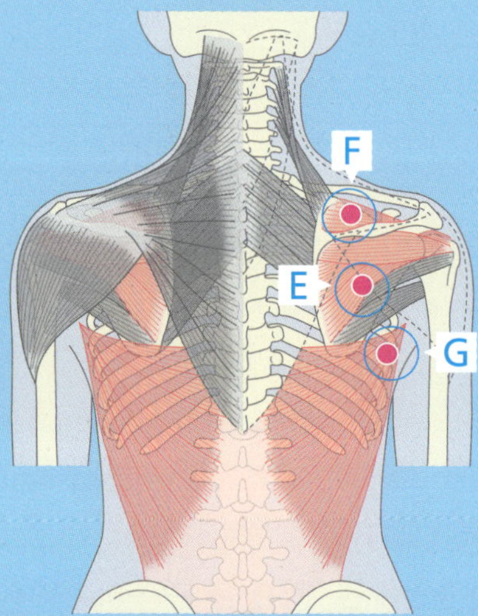

TRIGGER POINT MAP

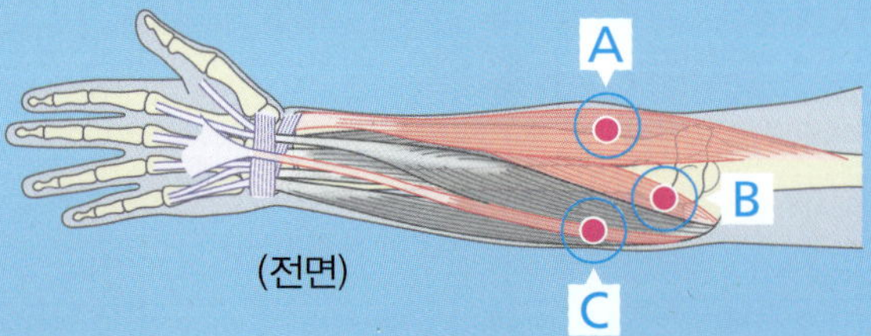

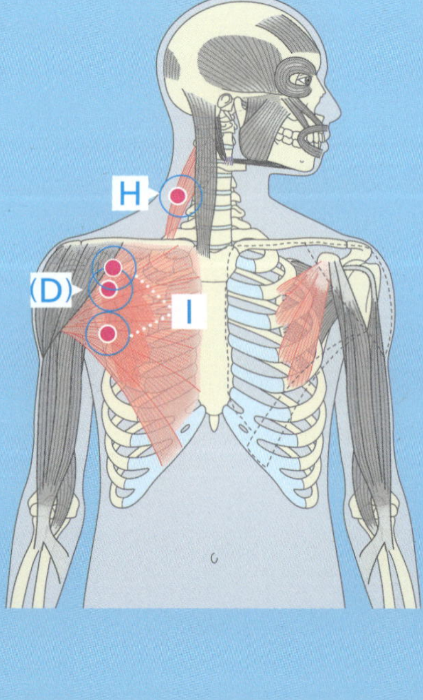

TRIGGER ZONE A

완요골근

(brachioradial muscle)

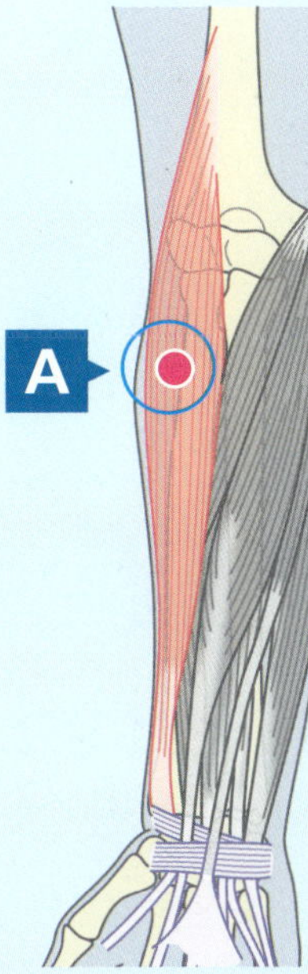

(전면)

근육의 위치

전완 가쪽에 존재하며, 수관절을 요굴할 때 긴장하는 근육

T존

외측상과의 아래쪽

수기치료

외측상과의 3횡지 아래를 수직으로 3초 정도 압력을 가한다.

TP침

외측상과의 3횡지 아래를 40mm(0.16)로 5mm 정도 자입

기타 연관 통증 부위

수관절 등

TRIGGER ZONE B

원회내근

(pronator teres muscle)

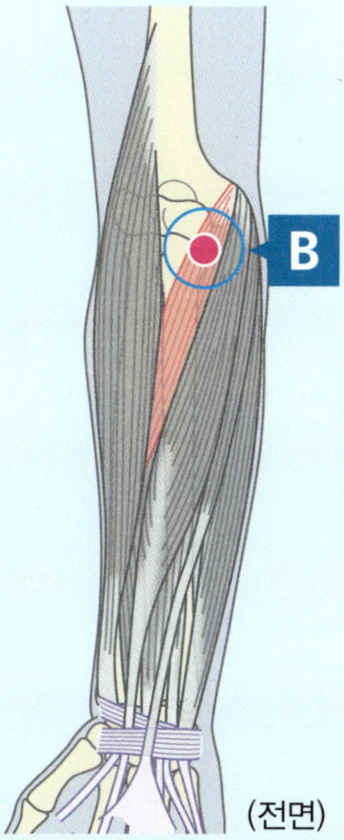

(전면)

근육의 위치

전완 전면에 존재하며, 팔을 회내할 때 긴장하는 근육

T존

내측상과 부근

수기치료

주와(cubital fossa) 횡문 중앙보다 3횡지 아래를 수직으로 3초 정도 압력을 가한다.

TP침

주와 횡문 중앙보다 3횡지 아래를 40mm(0.16)로 5mm 정도 자입

기타 연관 통증 부위

수관절, 무지 등

TRIGGER ZONE C

장장근

(palmaris longus muscle)

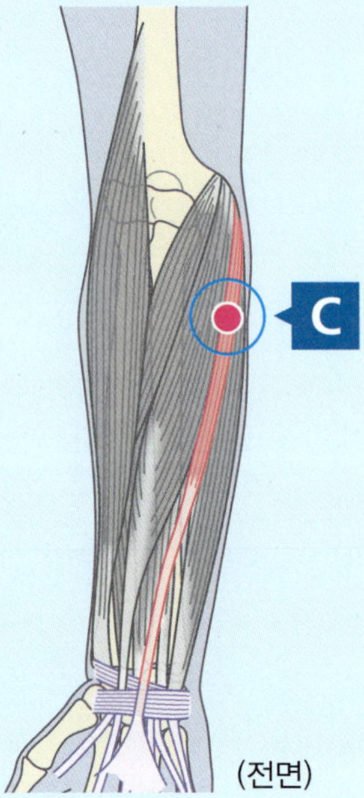

근육의 위치

전완 안쪽에 존재하며, 수관절을 장굴할 때 긴장하는 근육

T존

내측상과의 아래쪽

수기치료

내측상과의 3횡지 아래 부근을 수직으로 3초 정도 압력을 가한다.

TP침

내측상과의 3횡지 아래 부근을 40mm(0.16)로 5mm 정도 자입

기타 연관 통증 부위

수관절, 손바닥 등

TRIGGER ZONE D

소흉근

(pectoralis minor muscle)

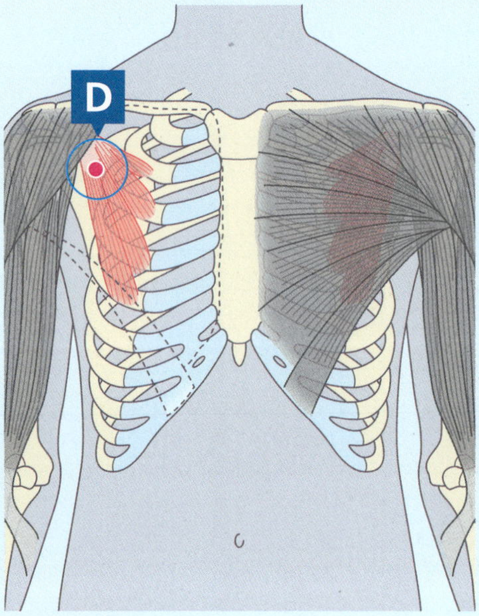

근육의 위치

대흉근의 심부에 존재하며, 상지대를 내릴 때 긴장하는 근육

T존

오구돌기 주위

수기치료

오구돌기 부위를 3초 정도 압력을 가한다.

TP침

오구돌기 부위에 40mm(0.16)로 5mm 정도 자입(기흉 주의)

기타 연관 통증 부위

상지, 어깨 등

TRIGGER ZONE E

극하근

(infraspinatus muscle)

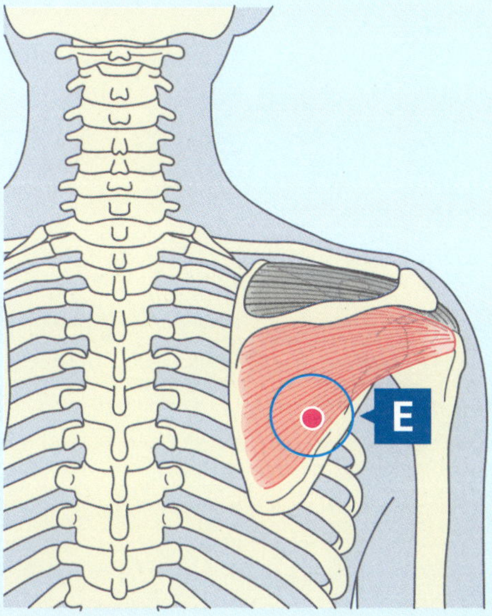

근육의 위치

견갑극의 아래에 존재하는 근육

T존

견갑골 외측연

수기치료

근육의 중앙 부근을 수직으로 3초 정도 압력을 가한다.

TP침

근육의 중앙 부근을 40mm(0.16)로 5mm 정도 자입

기타 연관 통증 부위

어깨, 견갑간부, 상지 등

TRIGGER ZONE F

극상근

(supraspinatus muscle)

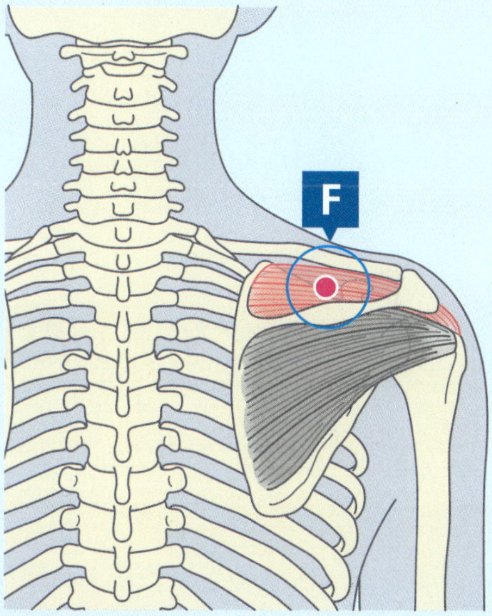

근육의 위치

견갑극의 위에 존재하는 근육

T존

견갑골 상연

수기치료

근육의 중앙 부근을 수직으로 3초 정도 압력을 가한다.

TP침

근육의 중앙 부근을 40mm(0.16)로 5mm 정도 자입

기타 연관 통증 부위

어깨, 견갑간부, 상지 등

TRIGGER ZONE G

광배근

(latissimus dorsi muscle)

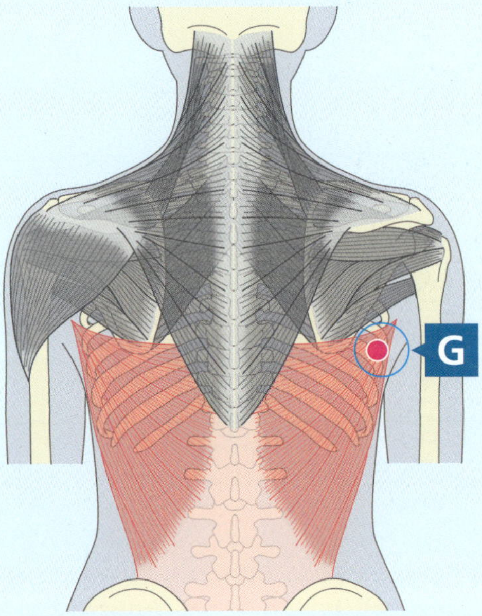

근육의 위치

요부에서 어깨에 걸쳐 존재하는 큰 근육

T존

후액와 주름

수기치료

후액와 주름의 가장 가쪽을 손가락으로 잡고, 3초 정도 압력을 가한다.

TP침

후액와 주름의 가장 가쪽을 40mm(0.16)로 5mm 정도 자입

기타 연관 통증 부위

어깨, 늑간부, 요부 등

TRIGGER ZONE H

사각근

(scalene muscle)

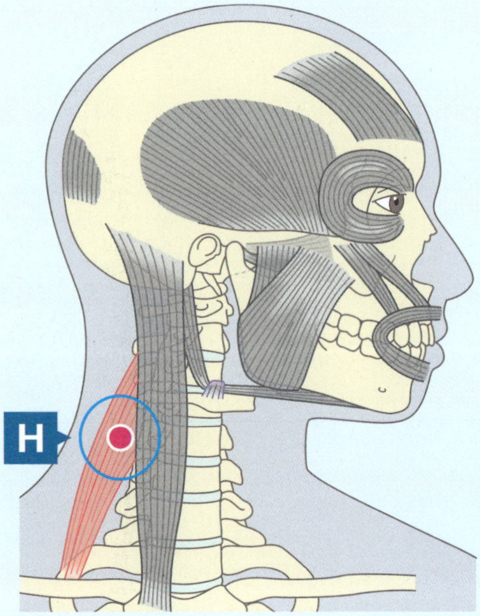

근육의 위치

경추 횡돌기의 앞쪽에 존재하는 근육

T존

측경부

수기치료

경추 극돌기 앞쪽을 경추 횡돌기로 향해 3초 정도 압력을 가한다.

TP침

경추 극돌기 앞쪽을 경추 횡돌기로 향해 40mm(0.16)로 5mm 정도 자입

기타 연관 통증 부위

어깨, 전흉부, 견갑간부, 상지 등

TRIGGER ZONE I

대흉근

(pectoralis major muscle)

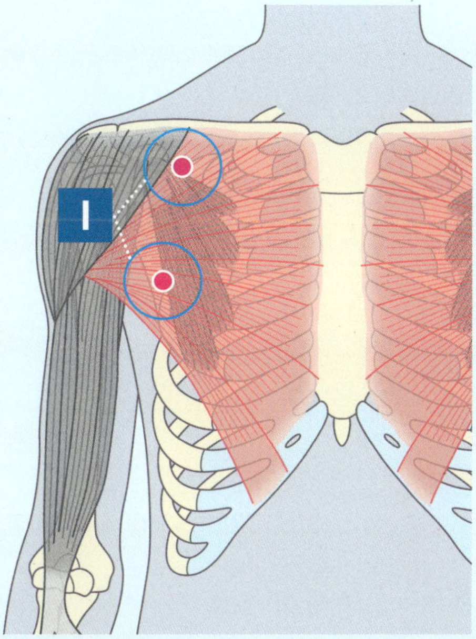

근육의 위치

전흉부에 존재하며, 견관절의 내전 등으로 긴장하는 근육

T존

전흉부의 두 곳

수기치료

전액와 주름을 손가락으로 잡고, 3초 정도 압력을 가한다.

TP침

전액와 주름에 40mm(0.16)로 5mm 정도 자입

기타 연관 통증 부위

상지, 어깨 등

ADVICE

전완 통증에 대하여

전완에 통증을 호소하는 질환은 흉곽출구증후군처럼 상지 전체에 통증이 존재하는 질환과 하위 경추의 신경근증이나 원회내근증후군 · 주부관증후군과 같이 전완에만 통증이 한정되는 질환으로 나뉜다.

또한, 근육 통증으로 상지 전체가 아플 수도 있고, 전완만 아플 수도 있다.

PAINFUL PART

전완 후면 통증 23

통증 부위

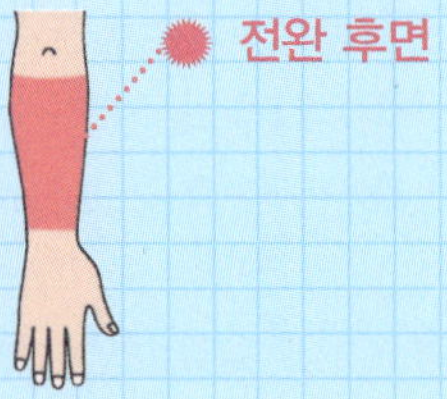

다른 증상이 있는 경우

견갑간부 통증 : 극하근, 사각근, 광배근

가슴 통증 : 대흉근, 소흉근

수관절 통증 : 사각근, 장요측수근신근

팔꿈치 통증 : 극상근, 상완삼두근

- **A** 장요측수근신근 통증유발영역
- **B** 극하근 통증유발영역
- **C** 극상근 통증유발영역
- **D** 광배근 통증유발영역
- **E** 상완삼두근 통증유발영역
- **F** 대원근 통증유발영역
- **G** 소흉근 통증유발영역
- **H** 사각근 통증유발영역
- **I** 대흉근 통증유발영역

「전완 후면 통증」은 임상에서 그림에 있는 9가지의 근육 중, 어떤 근육의 손상이 원인이라고 생각할 수 있다. 증상이 전완 후면 통증뿐이라면 A. 장요측수근신근, B. 극하근, C. 극상근, D. 광배근, E. 상완삼두근, F. 대원근, G. 소흉근, H. 사각근, I. 대흉근 순서로 각 근육의 통증유발영역에 압력을 가해 연관 통증이 재현되는 근육을 치료한다.

전완 후면 이외에 증상이 있는 경우, 다른 증상이 있는 경우를 참조하면 원인 근육을 처음부터 2~3개 정도로 추려낼 수 있다. 표시된 순서대로 통증유발영역에 압력을 가해 연관 통증이 재현된다면 그곳이 통증의 원인 근육이라고 생각할 수 있다.

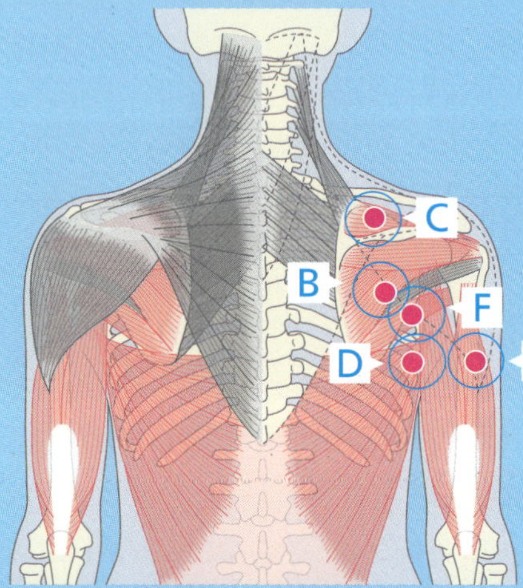

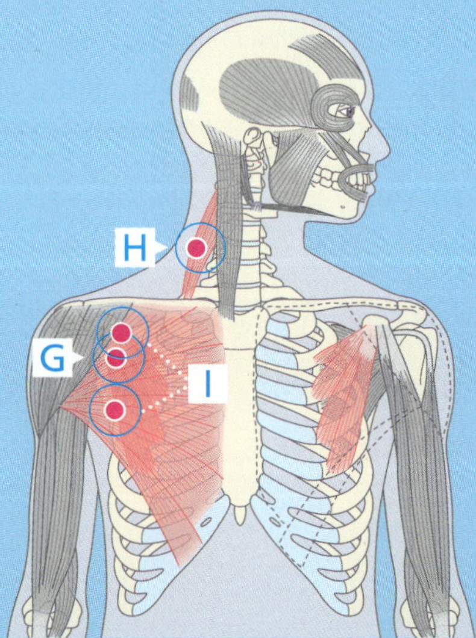

TRIGGER POINT MAP

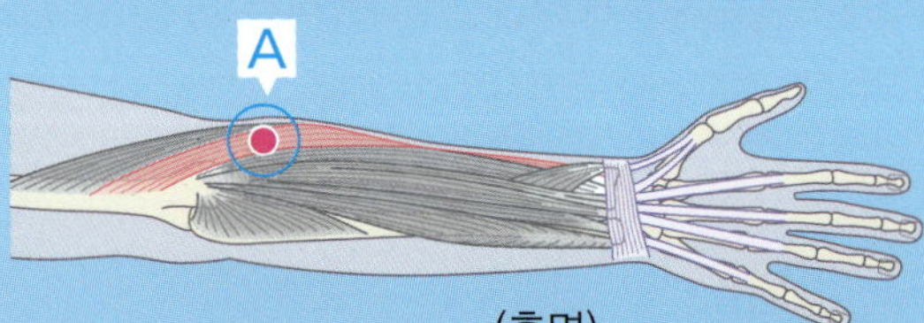

(후면)

TRIGGER ZONE A

장요측수근신근

(extensor carpi radialis longus muscle)

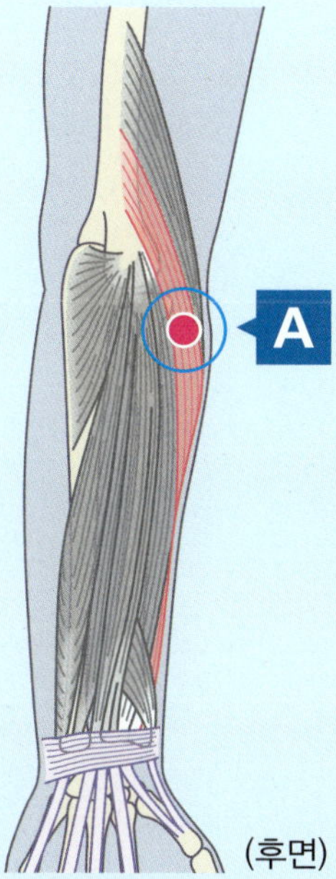

근육의 위치

전완 가쪽에 존재하며, 수관절을 배굴 · 요굴 시킬 때 긴장하는 근육

T존

외측상과의 아래쪽

수기치료

외측상과의 3횡지 아래에서 완요골근의 가쪽을 수직으로 3초 정도 압력을 가한다.

TP침

외측상과의 3횡지 아래에서 완요골근의 가쪽을 40mm(0.16)로 5mm 정도 자입

기타 연관 통증 부위

수관절 등

TRIGGER ZONE B

극하근

(infraspinatus muscle)

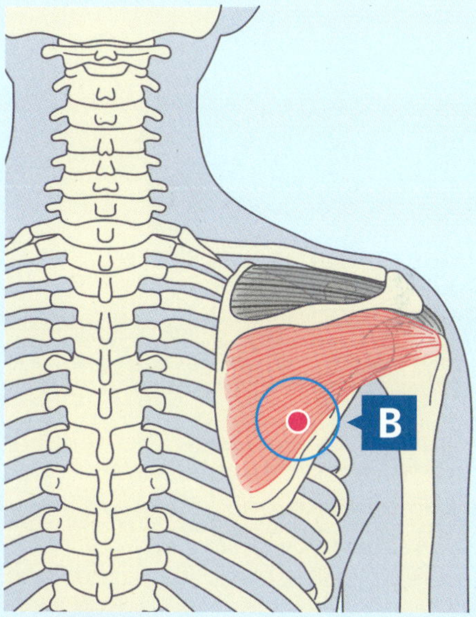

근육의 위치

견갑극의 아래에 존재하는 근육

T존

견갑골 외측연

수기치료

근육의 중앙 부근을 수직으로 3초 정도 압력을 가한다.

TP침

근육의 중앙 부근을 40mm(0.16)로 5mm 정도 자입

기타 연관 통증 부위

어깨, 견갑간부, 상지 등

TRIGGER ZONE C

극상근

(supraspinatus muscle)

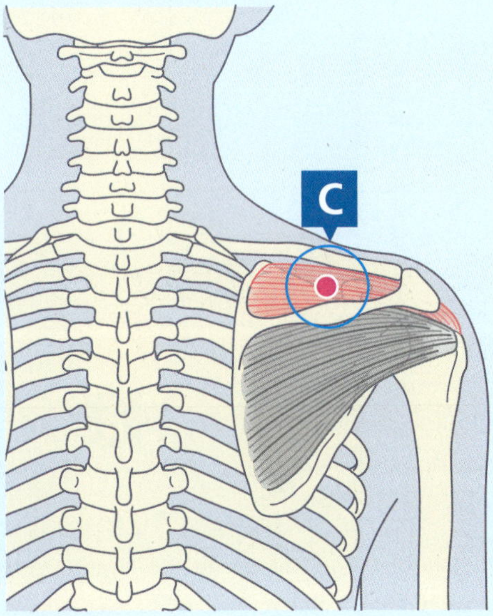

근육의 위치

견갑극의 위에 존재하는 근육

T존

견갑골 상연

수기치료

근육의 중앙 부근을 수직으로 3초 정도 압력을 가한다.

TP침

근육의 중앙 부근을 40mm(0.16)로 5mm 정도 자입

기타 연관 통증 부위

어깨, 견갑간부, 상지 등

TRIGGER ZONE D

광배근

(latissimus dorsi muscle)

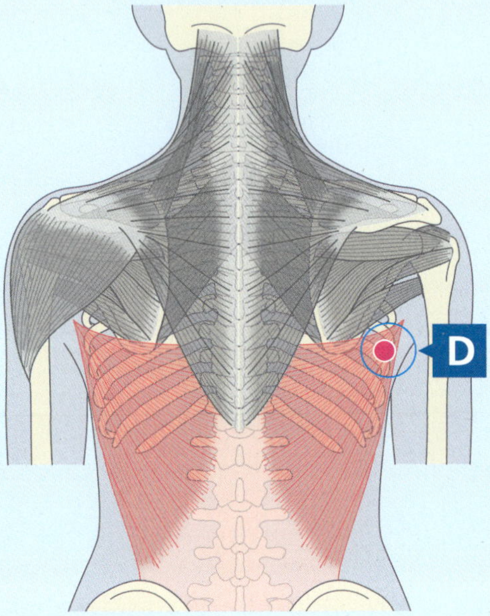

근육의 위치

요부에서 어깨에 걸쳐 존재하는 큰 근육

T존

후액와 주름

수기치료

후액와 주름의 가장 가쪽을 손으로 잡고, 3초 정도 압력을 가한다.

TP침

후액와 주름의 가장 가쪽을 40mm(0.16)로 5mm 정도 자입

기타 연관 통증 부위

어깨, 늑간부, 요부 등

TRIGGER ZONE
E

상완삼두근

(triceps brachii muscle)

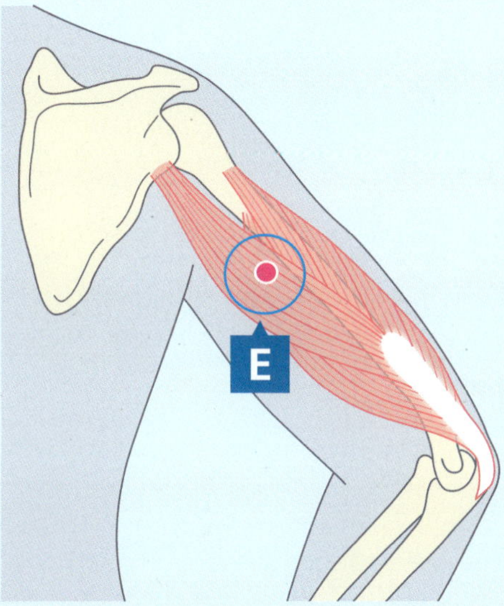

근육의 위치

상완 후면에 존재하는 큰 근육

T존

상완 후면

수기치료

상완 후면 중앙 부근을 3초 정도 수직으로 압력을 가한다.

TP침

상완 후면 중앙 부근을 40mm(0.16)로 5~10mm 정도 자입

기타 연관 통증 부위

상완, 팔꿈치 등

TRIGGER ZONE
F

대원근

(teres major muscle)

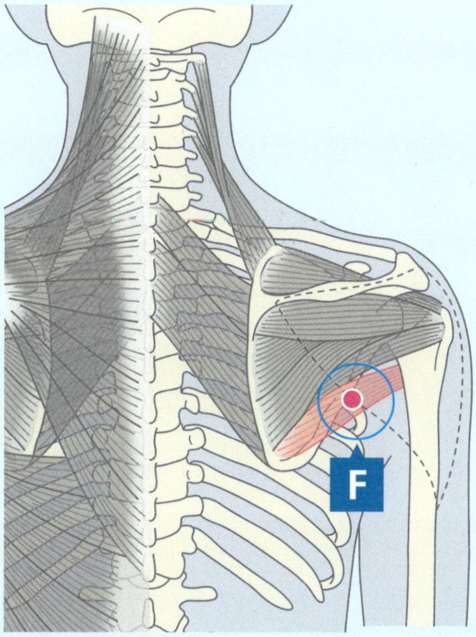

근육의 위치

액와부에 존재하며, 어깨를 내회전할 때 긴장하는 근육

T존

후액와 주름

수기치료

액와부를 잡고, 어깨를 내회전할 때 수축하는 근육에 3초 정도 압력을 가한다.

TP침

액와부에서 어깨를 내회전할 때 수축하는 근육에 대해 40mm(0.16)로 5mm 정도 자입

기타 연관 통증 부위

어깨, 상지 등

TRIGGER ZONE G

소흉근

(pectoralis minor muscle)

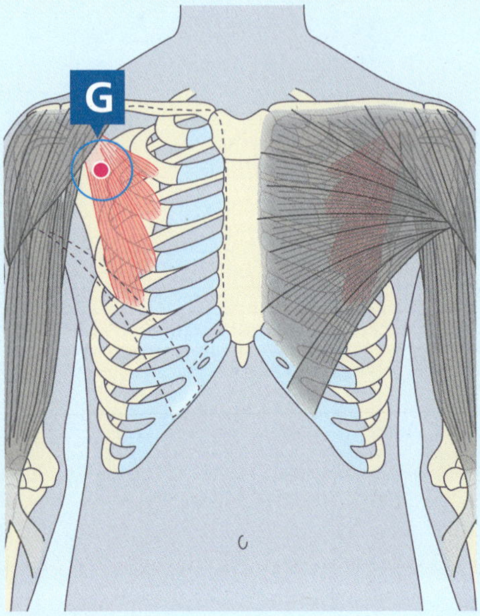

근육의 위치

대흉근의 심부에 존재하며, 상지대를 내릴 때 긴장하는 근육

T존

오구돌기 주위

수기치료

오구돌기 부위를 3초 정도 압력을 가한다.

TP침

오구돌기 부위에 40mm(0.16)로 5mm 정도 자입(기흉에 주의)

기타 연관 통증 부위

상지, 어깨 등

TRIGGER ZONE H

사각근

(scalene muscle)

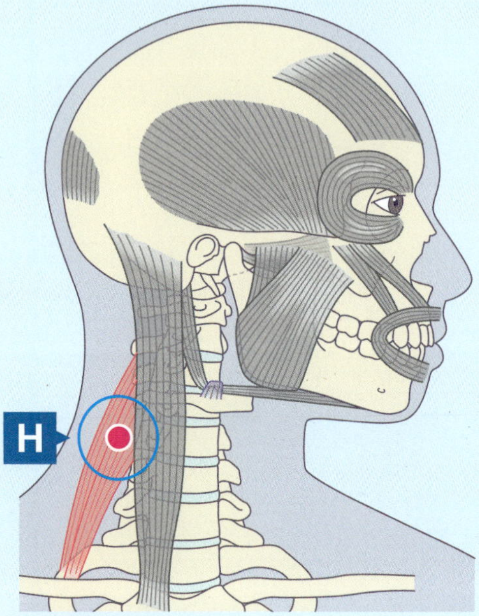

근육의 위치

경추 횡돌기의 앞쪽에 존재하는 근육

T존

측경부

수기치료

경추 극돌기 앞쪽을 경추 횡돌기로 향해 3초 정도 압력을 가한다.

TP침

경추 극돌기 앞쪽을 경추 횡돌기로 향해 40mm (0.16)로 5mm 정도 자입

기타 연관 통증 부위

어깨, 전흉부, 견갑간부, 상지 등

TRIGGER ZONE

I

대흉근

(pectoralis major muscle)

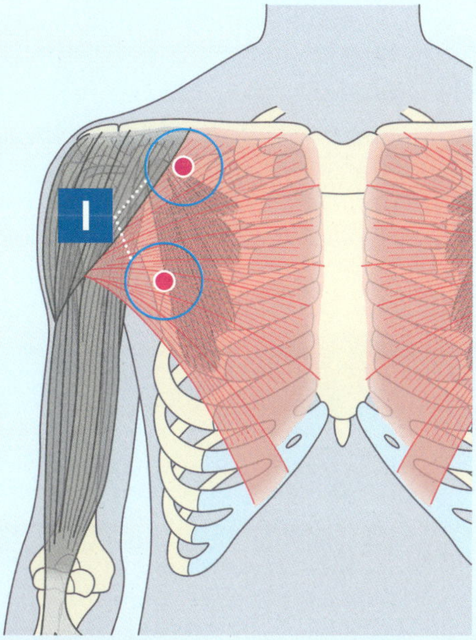

근육의 위치

전흉부에 존재하며, 견관절의 내전 등으로 긴장하는 근육

T존

전흉부의 두 곳

수기치료

전액와 주름을 손가락으로 잡고, 3초 정도 압력을 가한다.

TP침

전액와 주름에 40mm(0.16)로 5mm 정도 자입

기타 연관 통증 부위

상지, 어깨 등

PAINFUL PART

24 손바닥 통증

통증 부위

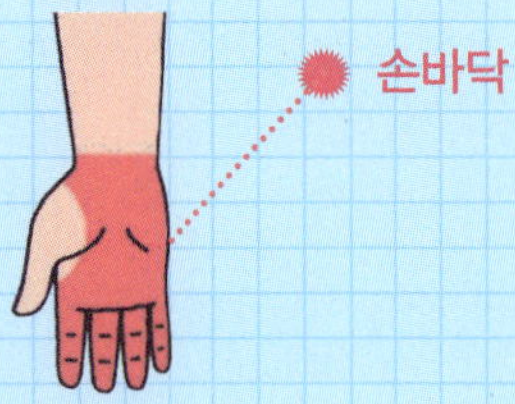

다른 증상이 있는 경우

수관절 통증 : 요측수근굴근, 장장근

어깨 통증 : 광배근, 대흉근, 전거근

전완 통증 : 광배근, 대흉근, 요측수근굴근, 장장근, 전거근

- **A** 천지굴근 통증유발영역
- **B** 심지굴근 통증유발영역
- **C** 장장근 통증유발영역
- **D** 요측수근굴근 통증유발영역
- **E** 장측골간근 통증유발영역
- **F** 광배근 통증유발영역
- **G** 대흉근 통증유발영역
- **H** 전거근 통증유발영역

「손바닥 통증」은 임상에서 그림에 있는 8개의 근육 중, 어떤 근육의 손상이 원인이라고 생각할 수 있다. 증상이 손바닥 통증뿐이라면 A. 천지굴근, B. 심지굴근, C. 장장근, D. 요측수근굴근, E. 장측골간근, F. 광배근, G. 대흉근, H. 전거근 순서로 각 근육의 통증유발영역에 압력을 가해 연관 통증이 재현되는 근육을 치료한다.

손바닥 이외에 증상이 있는 경우, 다른 증상이 있는 경우를 참조하면 원인 근육을 처음부터 2~5개 정도로 추려낼 수 있다. 표시된 순서대로 통증유발영역에 압력을 가해 연관 통증이 재현된다면 그곳이 통증의 원인 근육이라고 생각할 수 있다.

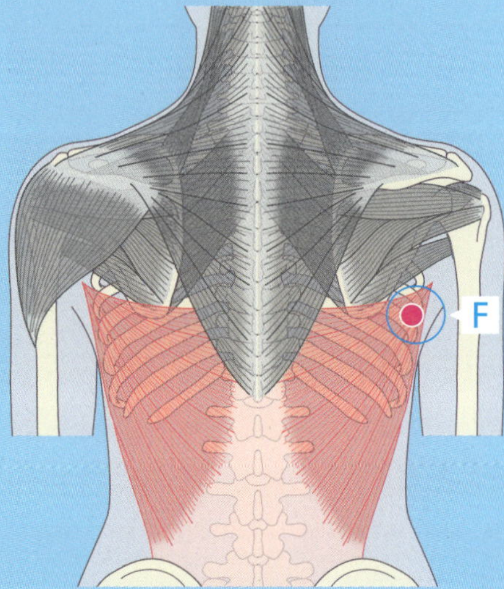

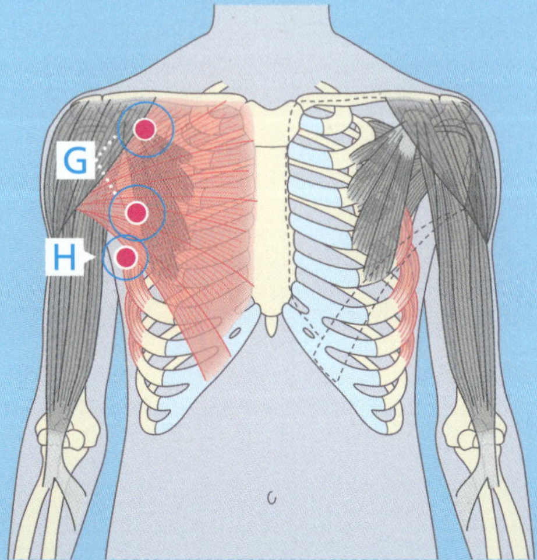

TRIGGER POINT MAP

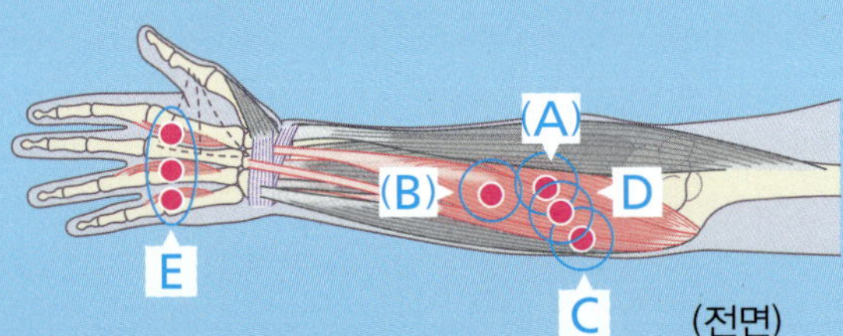

(전면)

TRIGGER ZONE A

천지굴근

(flexor digitorum superficialis muscle)

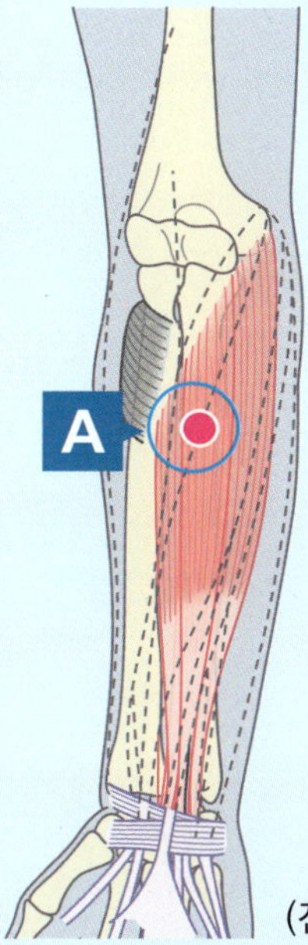

(전면)

근육의 위치

전완 전면에 존재하며, 근위지절간관절(PIP)을 굽힐 때 긴장하는 근육

T존

전완 전면 중앙보다 약간 위쪽

수기치료

전완 전면의 안쪽 중앙보다 약간 위쪽을 수직으로 3초 정도 압력을 가한다.

TP침

전완 전면의 안쪽 중앙보다 약간 위쪽을 40mm(0.16)로 5~10mm 정도 자입

기타 연관 통증 부위

수관절, 손가락 등

TRIGGER ZONE B

심지굴근

(flexor digitorum profundus muscle)

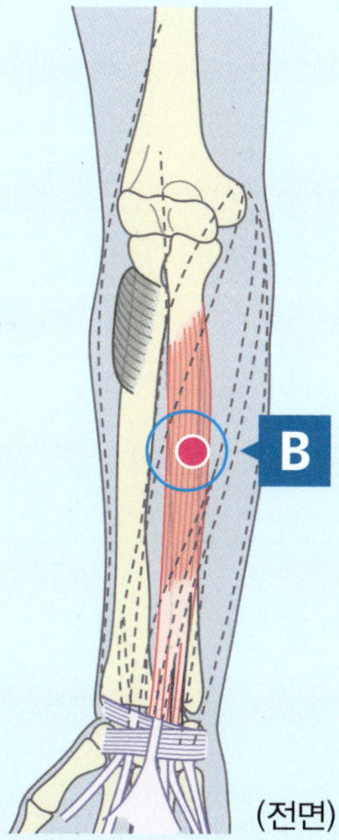

(전면)

근육의 위치

천지굴근의 심층에 존재하며, 원위지절간관절(DIP)을 굽힐 때 긴장하는 근육

T존

전완 전면 중앙 부위

수기치료

전완 전면의 안쪽 중앙을 수직으로 3초 정도 압력을 가한다.

TP침

전완 전면의 안쪽 중앙을 40mm(0.16)로 5~10mm 정도 자입

기타 연관 통증 부위

수관절, 손가락 등

TRIGGER ZONE C

장장근

(palmaris longus muscle)

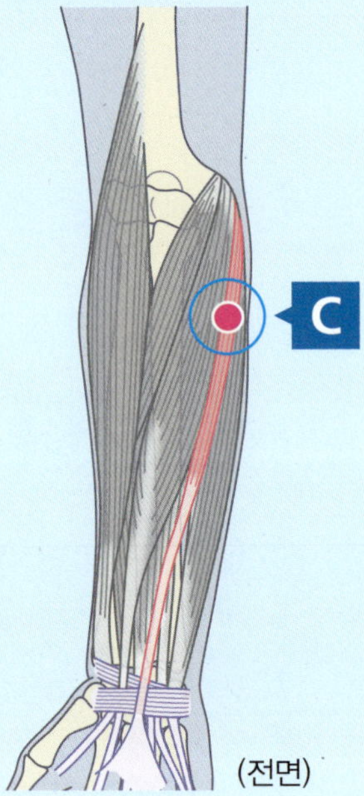

(전면)

근육의 위치

전완 안쪽에 존재하며, 수관절을 장굴할 때 긴장하는 근육

T존

내측상과의 아래쪽

수기치료

내측상과의 3횡지 아래를 수직으로 3초 정도 압력을 가한다.

TP침

내측상과의 3횡지 아래를 40mm(0.16)로 5mm 정도 자입

기타 연관 통증 부위

수관절, 전완 전면 등

TRIGGER ZONE D

요측수근굴근

(flexor carpi radialis muscle)

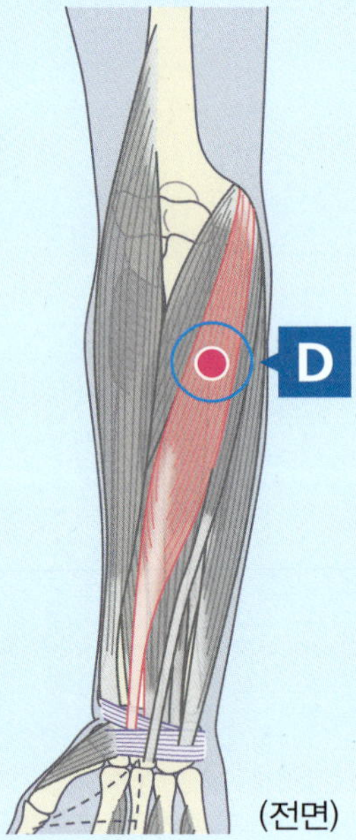

(전면)

근육의 위치

전완 전면에 존재하며, 수관절을 장굴 · 요굴시킬 때 긴장하는 근육

T존

내측상과의 아래쪽

수기치료

내측상과의 5횡지 아래를 수직으로 3초 정도 압력을 가한다.

TP침

내측상과의 5횡지 아래를 40mm(0.16)로 5mm 정도 자입

기타 연관 통증 부위

수관절, 손가락 등

TRIGGER ZONE E

장측골간근

(palmar interosseous muscle)

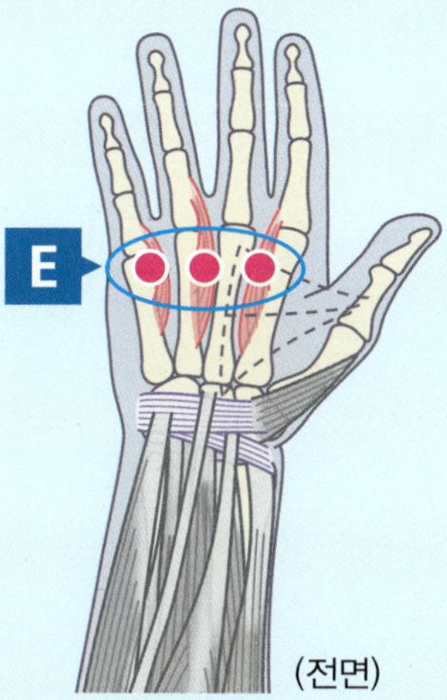

근육의 위치

손바닥 쪽에서 각 손가락의 중수골 사이에 존재하는 근육

T존

중수골 사이

수기치료

손바닥 쪽에서 각 중수골 사이를 수직으로 3초 정도 압력을 가한다.

TP침

손바닥 쪽에서 각 중수골 사이를 40mm(0.16)로 5mm 정도 자입

기타 연관 통증 부위

손가락 등

TRIGGER ZONE F

광배근

(latissimus dorsi muscle)

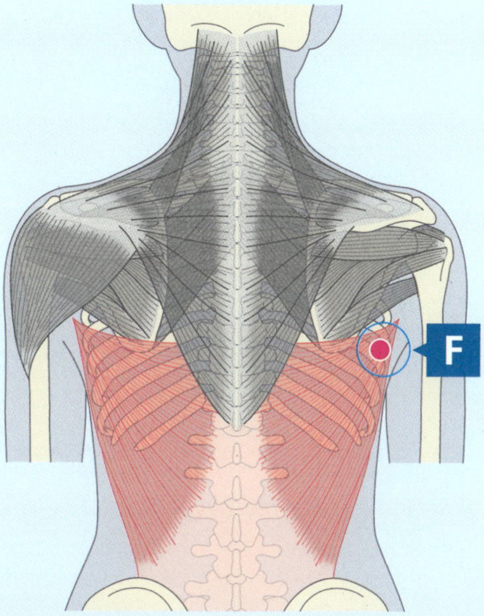

근육의 위치

요부에서 어깨에 걸쳐 존재하는 근육

T존

후액와 주름

수기치료

후액와 주름의 가장 가쪽을 손가락으로 잡고, 3초 정도 압력을 가한다.

TP침

후액와 주름의 가장 가쪽을 40mm(0.16)로 5mm 정도 자입

기타 연관 통증 부위

어깨, 늑간부, 요부 등

TRIGGER ZONE

G

대흉근

(pectoralis major muscle)

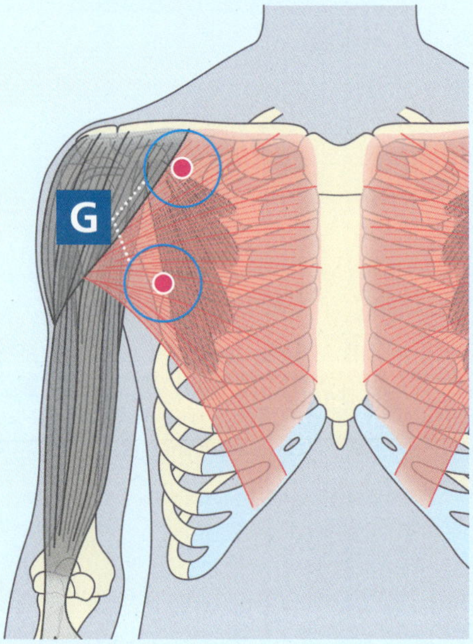

근육의 위치

전흉부에 존재하며, 견관절의 내전 등으로 긴장하는 근육

T존

전흉부의 두 곳

수기치료

전액와 주름을 손가락으로 잡고, 3초 정도 압력을 가한다.

TP침

전액와 주름에 40mm(0.16)로 5mm 정도 자입

기타 연관 통증 부위

상지, 어깨 등

TRIGGER ZONE

H

전거근

(serratus anterior muscle)

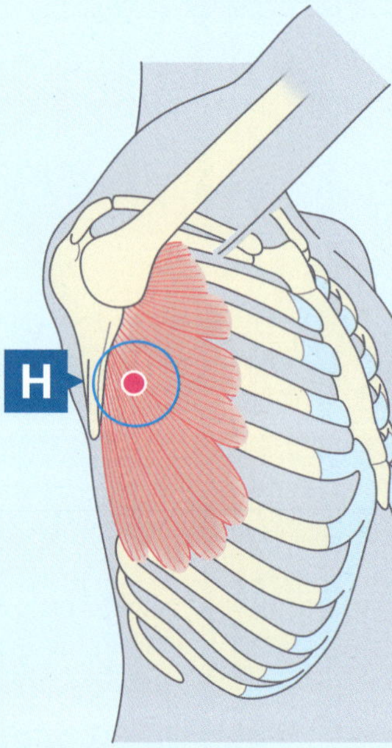

근육의 위치

측흉부에서 늑간부에 존재하는 근육

T존

측흉부

수기치료

액와선 위의 늑간부에 손가락 끝을 대고 수직으로 3초 정도 압력을 가한다.

TP침

액와선 위의 경결 부분에 40mm(0.16)로 5mm 정도 자입

기타 연관 통증 부위

전흉부, 배부, 상지 등

「손등 통증」은 임상에서 그림에 있는 7개의 근육 중, 어떤 근육의 손상이 원인이라고 생각할 수 있다. 증상이 손등 통증뿐이라면 A. 배측골간근, B. 총지신근, C. 척측수근신근, D. 장요측수근신근, E. 사각근, F. 견갑하근, G. 상후거근 순서로 각 근육의 통증유발영역에 압력을 가해 연관 통증이 재현되는 근육을 치료한다.

손등 이외에 증상이 있는 경우, 다른 증상이 있는 경우를 참조하면 원인 근육을 처음부터 3~4개 정도로 추려낼 수 있다. 표시된 순서대로 통증유발영역에 압력을 가해 연관 통증이 재현된다면 그곳이 통증의 원인 근육이라고 생각할 수 있다.

PAINFUL PART **25**

손등 통증

통증 부위

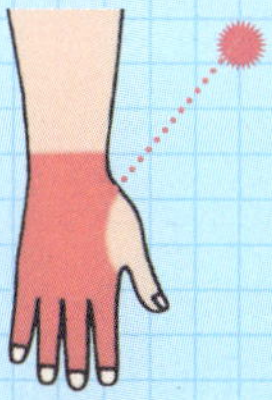

다른 증상이 있는 경우

- 수관절 통증 : 척측수근신근, 견갑하근, 상후거근
- 어깨 통증 : 사각근, 견갑하근, 상후거근
- 전완 통증 : 총지신근, 사각근, 견갑하근, 상후거근

- **A** 배측골간근 통증유발영역
- **B** 총지신근 통증유발영역
- **C** 척측수근신근 통증유발영역
- **D** 장요측수근신근 통증유발영역
- **E** 사각근 통증유발영역
- **F** 견갑하근 통증유발영역
- **G** 상후거근 통증유발영역

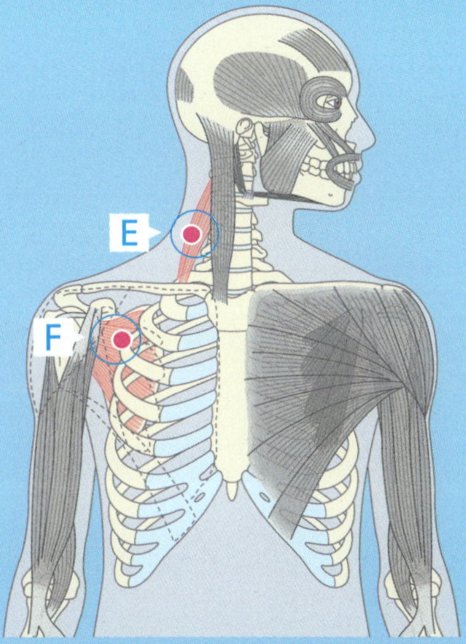

TRIGGER POINT MAP

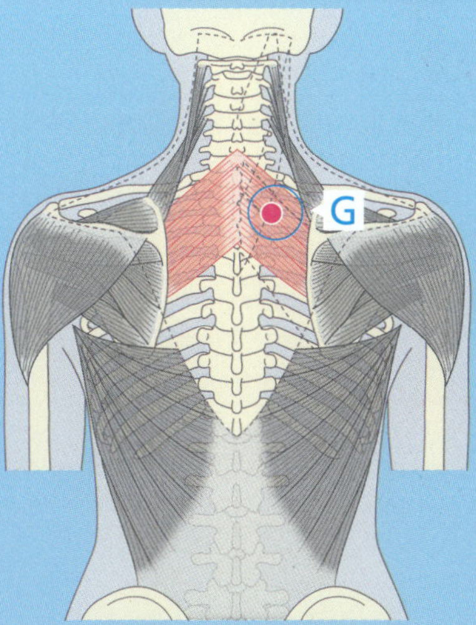

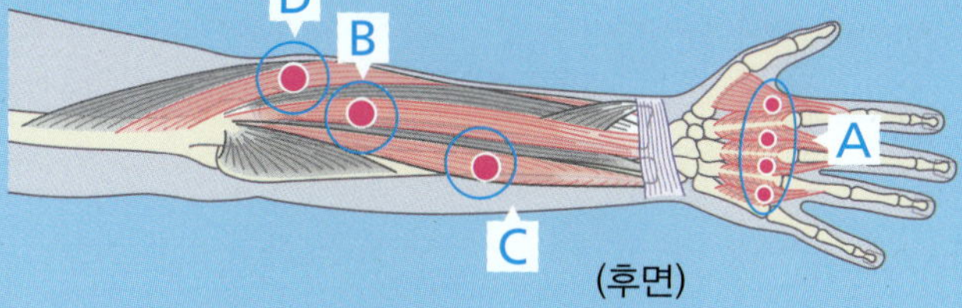

TRIGGER ZONE A

배측골간근

(dorsal interosseous muscle)

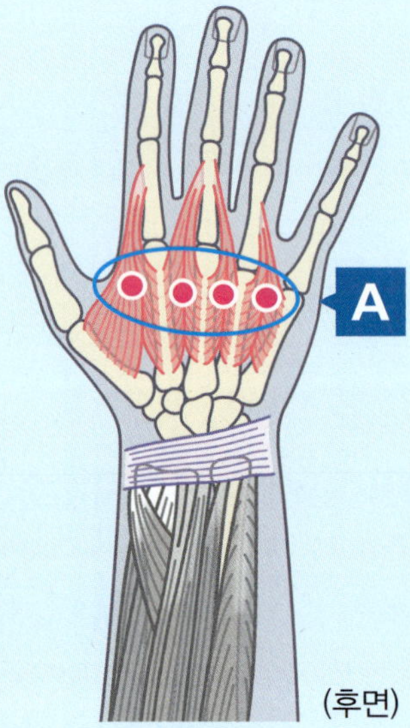

근육의 위치

손등 쪽에서 각 손가락의 중수골 사이에 존재하는 근육

T존

중수골 사이

수기치료

손등 쪽에서 각 중수골 사이를 수직으로 3초 정도 압력을 가한다.

TP침

손등 쪽에서 각 중수골 사이를 40mm(0.16)로 5mm 정도 자입

기타 연관 통증 부위

손가락 등

TRIGGER ZONE B

총지신근

(extensor digitorum communis muscle)

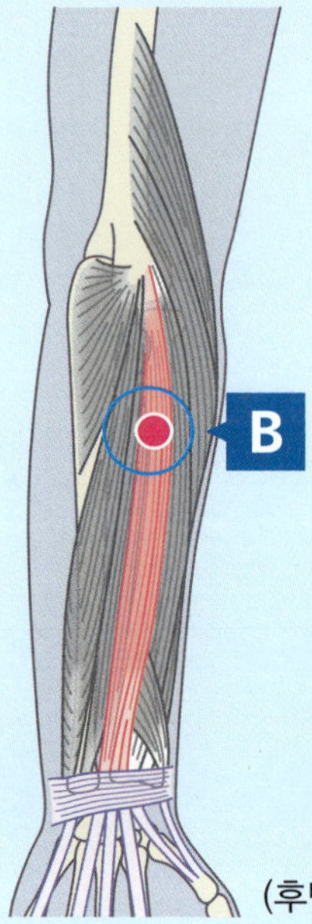

근육의 위치

전완 후면 중앙 부근에 존재하며, 손가락을 펼 때 긴장하는 근육

T존

수삼리(LI10) 부근

수기치료

수삼리 부근을 수직으로 3초 정도 압력을 가한다.

TP침

수삼리 부근을 40mm(0.16)로 5mm 정도 자입

기타 연관 통증 부위

손가락 등

TRIGGER ZONE C

척측수근신근

(extensor carpi ulnaris muscle)

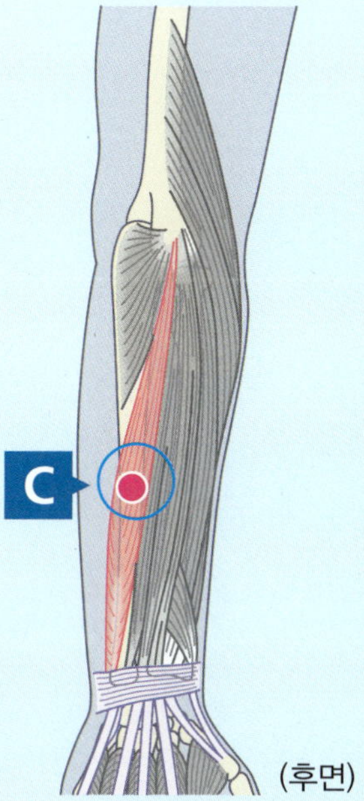

(후면)

근육의 위치

전완 안쪽 부근에 존재하며, 수관절을 배굴 · 척굴시킬 때 긴장하는 근육

T존

전완 안쪽 중앙 부근

수기치료

전완 안쪽 중앙 부근을 수직으로 3초 정도 압력을 가한다.

TP침

전완 안쪽 중앙 부근을 40mm(0.16)로 5mm 정도 자입

기타 연관 통증 부위

수관절, 손가락 등

TRIGGER ZONE D

장요측수근신근

(extensor carpi radialis longus muscle)

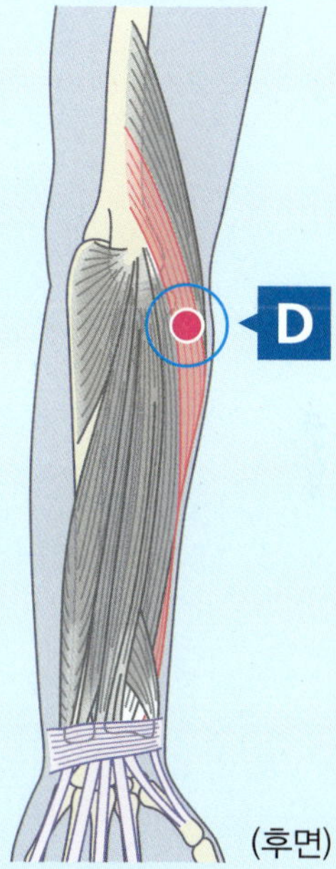

(후면)

근육의 위치

전완 가쪽에 존재하며, 수관절을 배굴 · 요굴시킬 때 긴장하는 근육

T존

외측상과의 아래쪽

수기치료

외측상과의 3횡지 아래에서 완요골근의 가쪽을 수직으로 3초 정도 압력을 가한다.

TP침

외측상과의 3횡지 아래에서 완요골근의 가쪽을 40mm(0.16)로 5mm 정도 자입

기타 연관 통증 부위

수관절 등

TRIGGER ZONE E

사각근

(scalene muscle)

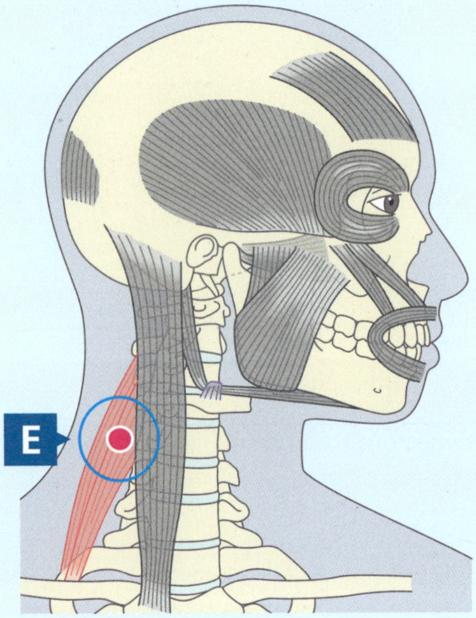

근육의 위치

경추 횡돌기의 앞쪽에 존재하는 근육

T존

측경부

수기치료

경추 극돌기 앞쪽을 경추 횡돌기로 향해 3초 정도 압력을 가한다.

TP침

경추 극돌기 앞쪽을 경추 횡돌기로 향해 40mm(0.16)로 5mm 정도 자입

기타 연관 통증 부위

어깨, 전흉부, 견갑간부, 상지 등

TRIGGER ZONE F

견갑하근

(subscapularis muscle)

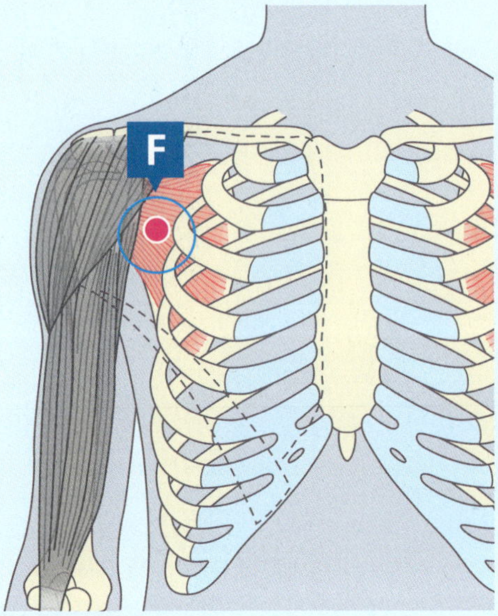

근육의 위치

견갑골의 안쪽에 존재하며, 견관절을 내회전할 때 긴장하는 근육

T존

액와부

수기치료

액와부에서 어깨를 내회전할 때 수축하는 근육의 가장 안쪽에 3초 정도 압력을 가한다.

TP침

액와부에서 어깨를 내회전할 때 수축하는 근육의 가장 안쪽에 40mm(0.16)로 5~10mm 정도 자입

기타 연관 통증 부위

상완, 전완 후면 등

TRIGGER ZONE G

상후거근

(serratus posterior superior muscle)

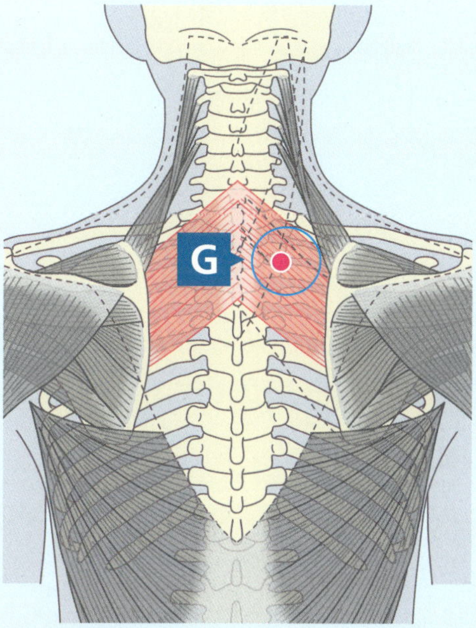

근육의 위치

견갑간부에 존재하며, 능형근의 아래에 있는 근육

T존

견갑간부

수기치료

견갑골 내측연에서 2횡지 부근을 수직으로 3초 정도 압력을 가한다.

TP침

견갑골 내측연에서 2횡지 부근을 40mm (0.16)로 5~10mm 정도 자입

기타 연관 통증 부위

상지, 손바닥 등

PAINFUL PART

26 무지 통증 (건초염)

통증 부위

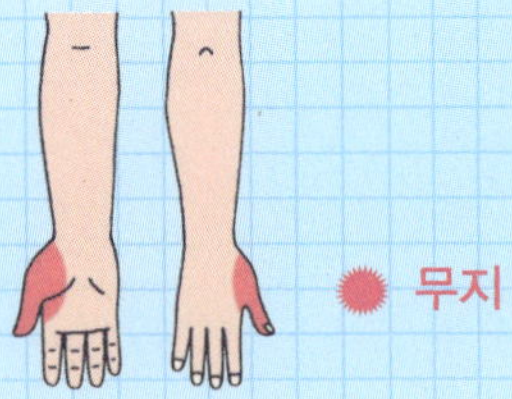

다른 증상이 있는 경우

수관절 통증 : 사각근, 상완근, 무지대립근

어깨 통증 : 사각근, 상완근

팔꿈치 통증 : 회외근, 완요골근, 상완근

- A 무지대립근 통증유발영역
- B 무지내전근 통증유발영역
- C 회외근 통증유발영역
- D 완요골근 통증유발영역
- E 상완근 통증유발영역
- F 사각근 통증유발영역

「무지 통증」은 임상에서 그림에 있는 6개의 근육 중, 어떤 근육의 손상이 원인이라고 생각할 수 있다. 증상이 무지 통증뿐이라면 A. 무지대립근, B. 무지내전근, C. 회외근, D. 완요골근, E. 상완근, F. 사각근의 순서로 각 근육의 통증유발영역에 압력을 가해 연관 통증이 재현되는 근육을 치료한다.

무지 이외에 증상이 있는 경우, 다른 증상이 있는 경우를 참조하면 원인 근육을 처음부터 2~3개 정도로 추려낼 수 있다. 표시된 순서대로 통증유발영역에 압력을 가해 연관 통증이 재현된다면 그곳이 통증의 원인 근육이라고 생각할 수 있다.

TRIGGER POINT MAP

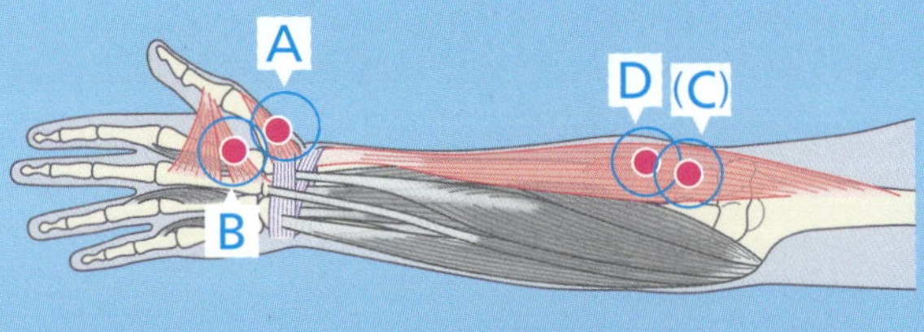

(전면)

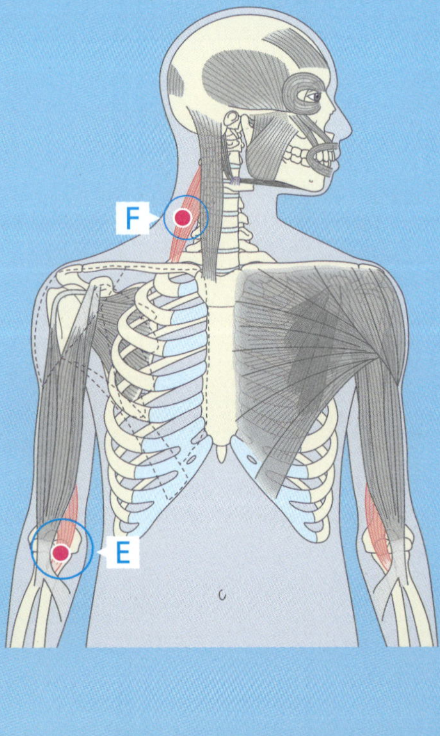

TRIGGER ZONE A

무지대립근

(opponens pollicis muscle)

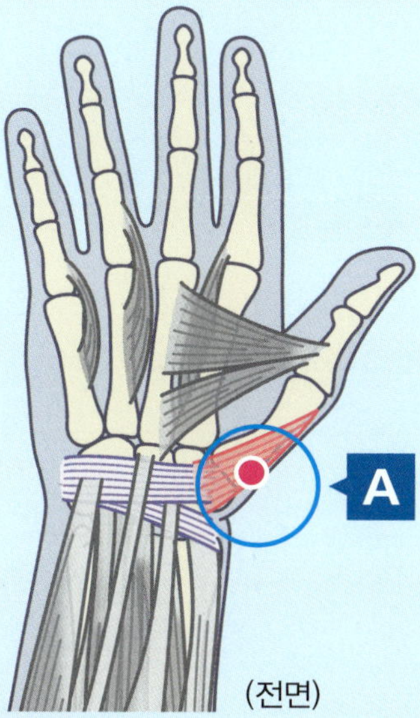

(전면)

근육의 위치

손바닥의 무지(엄지) 쪽에 존재하며, 무지와 소지(새끼손가락)가 맞닿을 때 긴장하는 근육

T존

손바닥 쪽에서 무지 부위

수기치료

무지의 손바닥 가쪽을 수직으로 3초 정도 압력을 가한다.

TP침

무지의 손바닥 가쪽을 40mm(0.16)로 5~10mm 정도 자입

기타 연관 통증 부위

수관절 등

TRIGGER ZONE B

무지내전근

(adductor pollicis muscle)

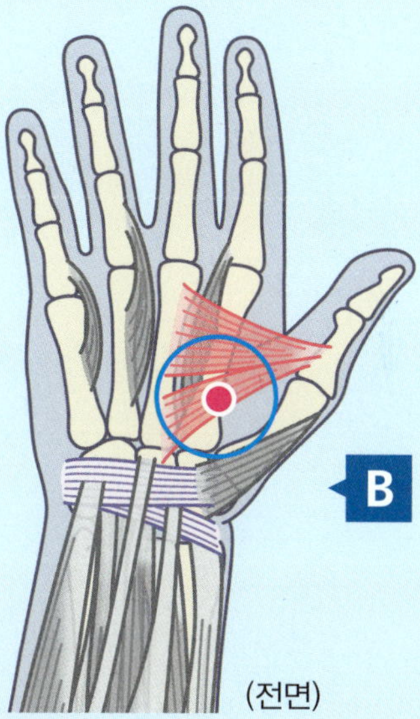

(전면)

근육의 위치

손바닥의 무지 쪽에 존재하며, 무지를 내전할 때 긴장하는 근육

T존

손바닥 중앙에서 약간 무지 쪽

수기치료

손바닥에서 무지 안쪽부터 중지 아래 부근을 수직으로 3초 정도 압력을 가한다.

TP침

손바닥에서 무지 안쪽부터 중지 아래 부근을 40mm(0.16)로 5~10mm 정도 자입

기타 연관 통증 부위

특별히 없음

TRIGGER ZONE C

회외근

(supinator muscle)

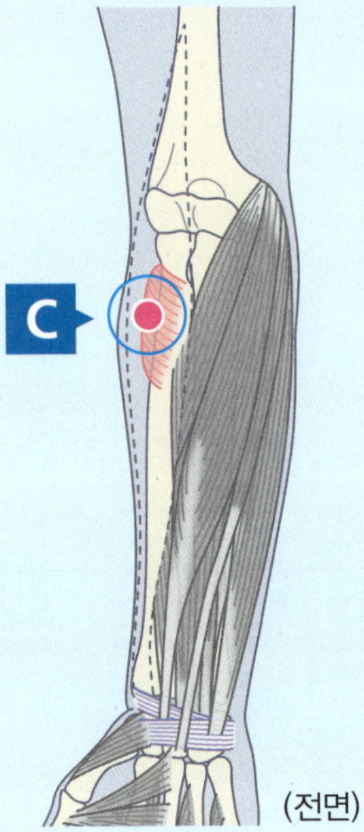

근육의 위치

전완 가쪽에 존재하며, 팔을 회외했을 때 긴장하는 근육

T존

주관절 요측 부근

수기치료

외측상과의 2횡지 아래를 수직으로 3초 정도 압력을 가한다.

TP침

외측상과의 2횡지 아래를 40mm(0.16)로 5mm 정도 자입

기타 연관 통증 부위

팔꿈치, 수관절 등

TRIGGER ZONE D

완요골근

(brachioradial muscle)

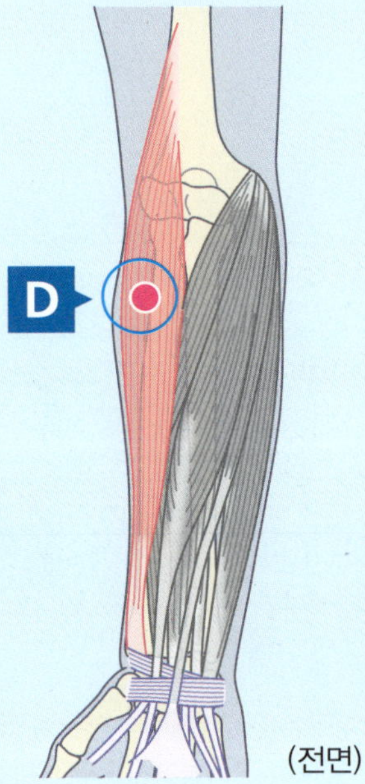

근육의 위치

전완 가쪽에 존재하며, 수관절을 요굴했을 때 긴장하는 근육

T존

외측상과의 아래쪽

수기치료

외측상과의 3횡지 아래를 수직으로 3초 정도 압력을 가한다.

TP침

외측상과의 3횡지 아래를 40mm(0.16)로 5mm 정도 자입

기타 연관 통증 부위

수관절 등

TRIGGER ZONE E

상완근

(brachialis muscle)

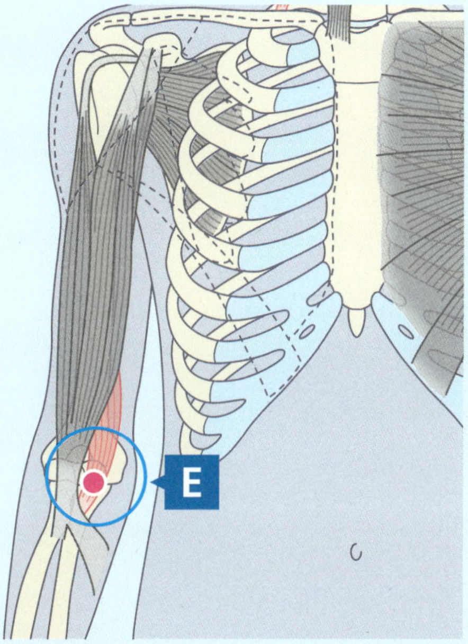

근육의 위치

팔꿈치 전면에 존재하며, 팔꿈치를 굽힐 때 긴장하는 근육

T존

주관절 주위

수기치료

주관절 횡문 중앙보다 약간 윗부분을 수직으로 3초 정도 압력을 가한다.

TP침

주관절 횡문 중앙보다 약간 윗부분을 40mm (0.16)로 5~10mm 정도 자입

기타 연관 통증 부위

어깨, 상완 등

TRIGGER ZONE F

사각근

(scalene muscle)

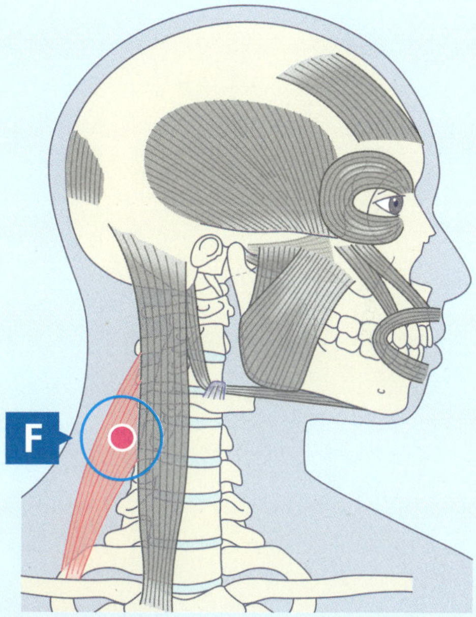

근육의 위치

경추 횡돌기의 앞쪽에 존재하는 근육

T존

측경부

수기치료

경추 극돌기 앞쪽을 경추 횡돌기로 향해 3초 정도 압력을 가한다.

TP침

경추 극돌기 앞쪽을 경추 횡돌기로 향해 40mm(0.16)로 5mm 정도 자입

기타 연관 통증 부위

어깨, 전흉부, 상지 등

PAINFUL PART

요부 · 복부 통증

27 복통 ▶p.128

28 요통 ▶p.132

29 천골부 통증 ▶p.136

30 둔부 통증 ▶p.140

31 골반부 통증 ▶p.146

PAINFUL PART **27**

복통

통증 부위

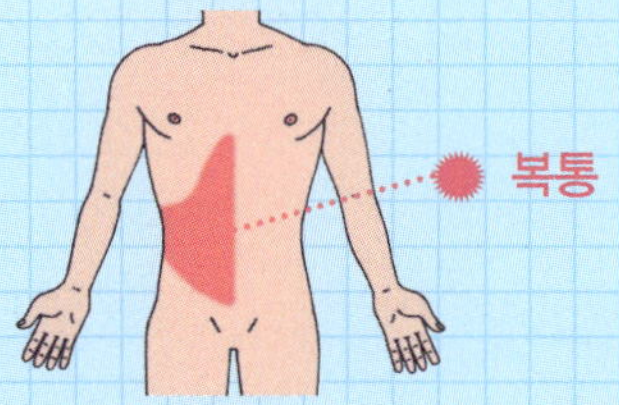

다른 증상이 있는 경우

옆구리 통증 : 복직근, 척주기립근, 복횡근, 복사근

하복부 통증 : 복직근, 복횡근, 복사근, 요방형근

배부 통증 : 척주기립근, 복직근, 요방형근

- **A** 복직근 통증유발영역
- **B** 복사근 통증유발영역
- **C** 척주기립근 통증유발영역
- **D** 요방형근 통증유발영역
- **E** 복횡근 통증유발영역

TRIGGER POINT MAP

「복통」은 임상에서 그림에 있는 5개의 근육 중, 어떤 근육의 손상이 원인이라고 생각할 수 있다. 증상이 복통뿐이라면 A. 복직근, B. 복사근, C. 척주기립근, D. 요방형근, E. 복횡근 순서로 각 근육의 통증유발점에 압력을 가해 연관 통증이 재현되는 근육을 치료한다.

복통 이외에 증상이 있는 경우, 다른 증상이 있는 경우를 참조하면 원인 근육을 처음부터 3~4개 정도로 추려낼 수 있다. 표시된 순서대로 통증유발점에 압력을 가해 연관 통증이 재현된다면 그곳이 통증의 원인 근육이라고 생각할 수 있다.

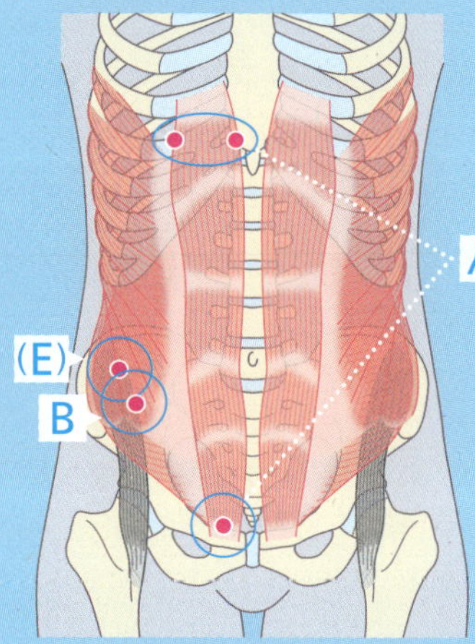

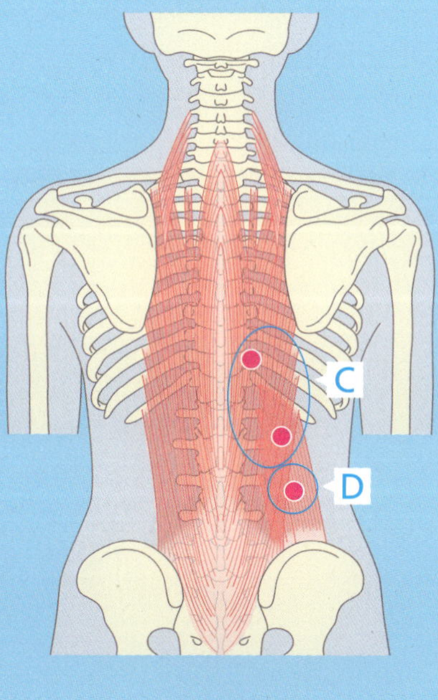

TRIGGER ZONE A

복직근
(rectus abdominis muscle)

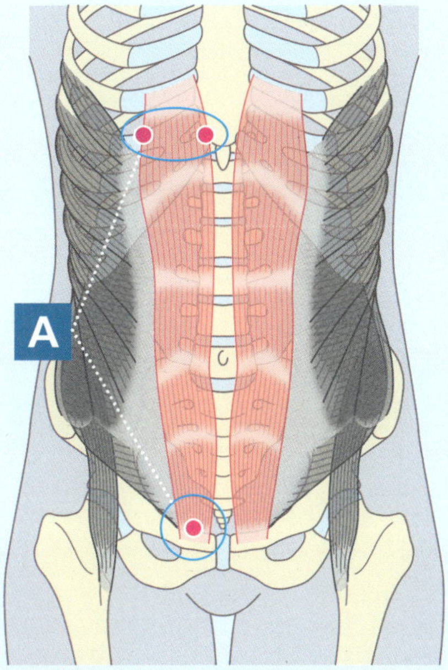

근육의 위치

복부 중앙에 존재하며, 몸을 굽힐 때 긴장하는 근육

T존

흉골병 부근과 치골결합 부근

수기치료

흉골병 또는 치골결합 부근을 수직으로 3초 정도 압력을 가한다.

TP침

흉골병 또는 치골결합 부근을 40mm(0.16)로 5mm 정도 자입

기타 연관 통증 부위

하복부, 배부, 요부 등

TRIGGER ZONE B

복사근
(oblique abdominal muscle)

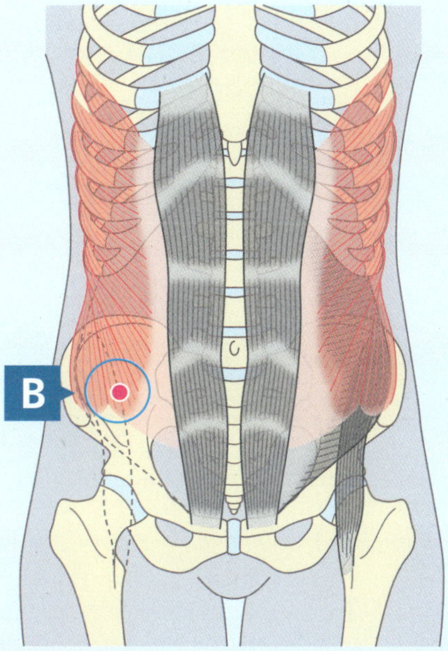

근육의 위치

측복부로 늑골 하단에서 골반에 걸쳐 존재하는 큰 근육

T존

상전장골극 위쪽

수기치료

상전장골극 위쪽을 수직으로 3초 정도 압력을 가한다.

TP침

상전장골극 위쪽을 40mm(0.16)로 5mm 정도 자입

기타 연관 통증 부위

특별히 없음

TRIGGER ZONE C

척주기립근

(erector spinae muscle)

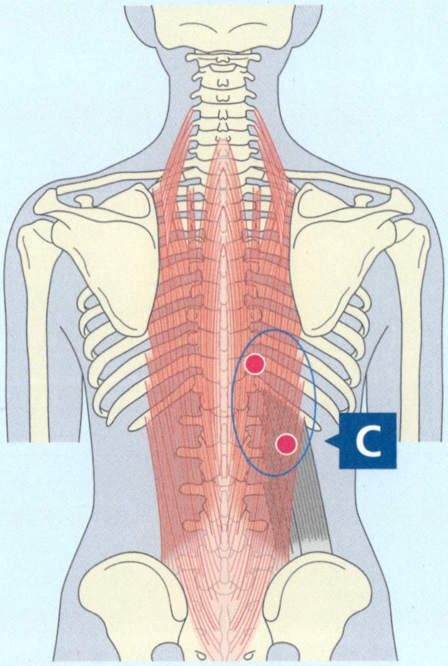

근육의 위치

경추에서 요추까지 극돌기의 가쪽 방향에 존재하며, 몸통을 신전할 때 긴장하는 근육

T존

흉추 · 요추 극돌기의 가쪽 1~3cm 정도의 영역

수기치료

흉추 · 요추 극돌기의 가쪽 1~3cm 정도의 영역을 수직으로 3초 정도 압력을 가한다.

TP침

흉추 · 요추 극돌기의 가쪽 1~3cm 정도의 영역을 40mm(0.16)로 5~10mm 정도 자입

기타 연관 통증 부위

배부, 둔부 등

TRIGGER ZONE D

요방형근

(quadratus lumborum muscle)

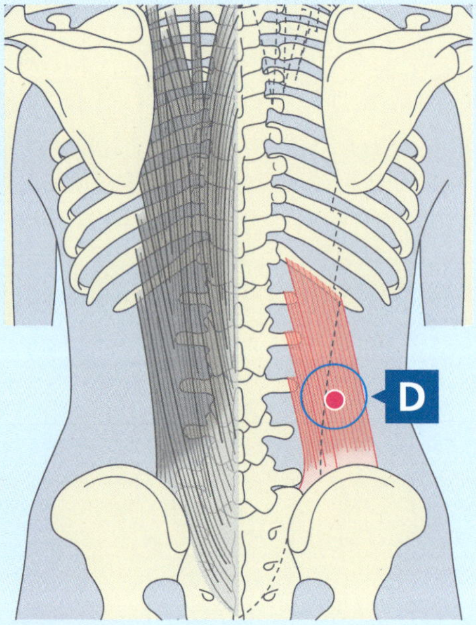

근육의 위치

늑골 하단부터 골반에 걸쳐 존재하며, 몸통을 측굴할 때 긴장하는 근육

T존

요추 극돌기의 가쪽 3~5cm 정도의 영역(척주기립근의 가쪽 가장자리)

수기치료

요추 극돌기의 가쪽 3~5cm 정도의 영역을 수직으로 3초 정도 압력을 가한다.

TP침

요추 극돌기의 가쪽 3~5cm 정도의 영역을 40mm(0.16)로 5~10mm 정도 수직으로 자입

기타 연관 통증 부위

배부, 둔부 등

TRIGGER ZONE E

복횡근

(transversus abdominis muscle)

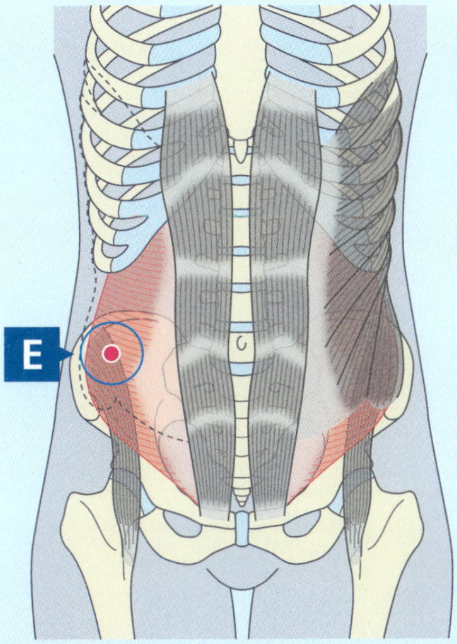

근육의 위치

복직근의 가쪽에 존재하며, 옆구리에 있는 근육

T존

배꼽 높이에서 유두선(mamillary line)보다 가쪽

수기치료

배꼽 높이에서 유두선보다 가쪽을 수직으로 3초 정도 압력을 가한다.

TP침

배꼽 높이에서 유두선보다 가쪽을 40mm (0.16)로 5~10mm 정도 수직으로 자입

기타 연관 통증 부위

특별히 없음

ADVICE

복통의 원인

복통의 원인으로 많은 것이 내장의 통증이다. 상복부에서는 소화성 궤양, 담석, 췌장염, 간염, 심질환 등이 배꼽 주위에서는 소장 질환, 췌장염, 충수염이 하복부에서는 대장염, 비뇨생식기 질환 등이 그 원인으로 생각된다.

그 때문에, 복부 주위의 근육은 내장에서 체성 반사로 근육이 긴장하고 있을 가능성도 있어, 단순히 근육 통증을 파악하는 것만이 아니라 그 원인을 생각할 필요가 있다.

PAINFUL PART

28 요통

통증 부위

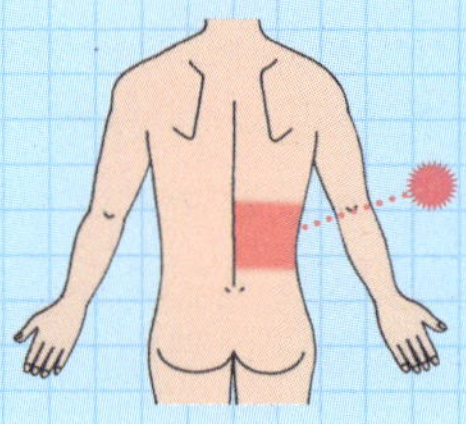

다른 증상이 있는 경우

옆구리 통증 : 복직근, 척주기립근, 광배근

대퇴 통증 : 장요근, 요방형근, 중둔근

둔부 통증 : 중둔근, 척주기립근, 복직근, 요방형근

A 척주기립근 통증유발영역
B 장요근 통증유발영역
C 요방형근 통증유발영역
D 복직근 통증유발영역
E 광배근 통증유발영역
F 중둔근 통증유발영역

「요통」은 임상에서 그림에 있는 6개의 근육 중, 어떤 근육의 손상이 원인이라고 생각할 수 있다. 증상이 요통뿐이라면 A. 척주기립근, B. 장요근, C. 요방형근, D. 복직근, E. 광배근, F. 중둔근 순으로 각 근육의 통증유발영역에 압력을 가해 연관 통증이 재현되는 근육을 치료한다.

요통 이외에 증상이 있는 경우, 다른 증상이 있는 경우를 참조하면 원인 근육을 처음부터 3~4개 정도로 추려낼 수 있다. 표시된 순서대로 통증유발영역에 압력을 가해 연관 통증이 재현되면 그곳이 통증의 원인 근육이라고 생각할 수 있다.

TRIGGER POINT MAP

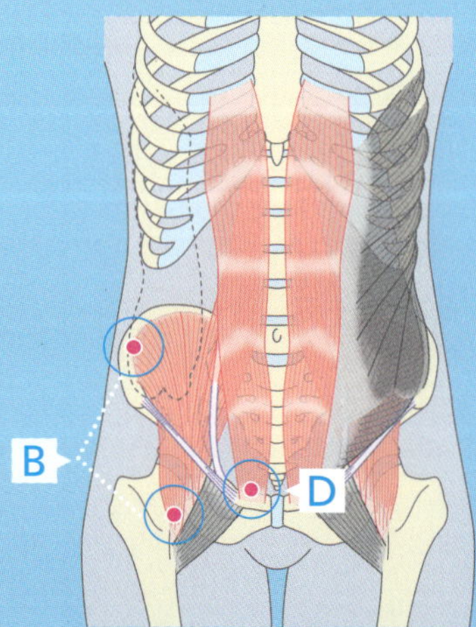

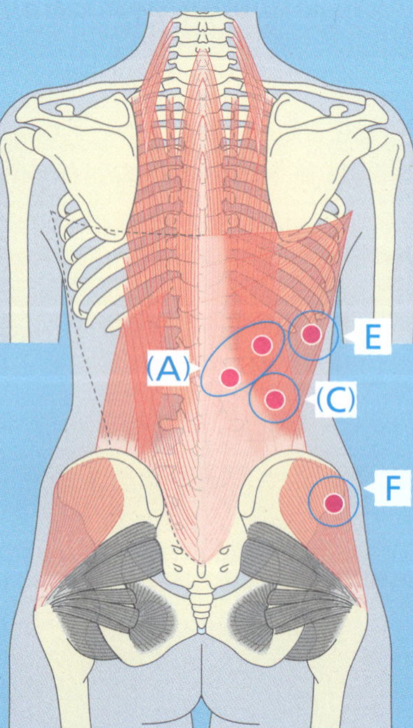

TRIGGER ZONE A

척주기립근

(erector spinae muscle)

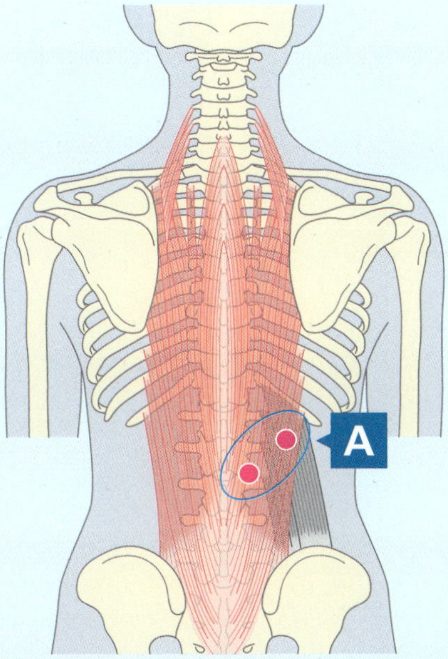

근육의 위치

경추에서 요추까지 극돌기의 가쪽에 존재하며, 몸통을 신전할 때 긴장하는 근육

T존

요추 극돌기의 가쪽 1~3cm의 영역

수기치료

요추 극돌기의 가쪽 1~3cm의 영역을 수직으로 3초 정도 압력을 가한다.

TP침

요추 극돌기의 가쪽 1~3cm 영역을 40mm(0.16)로 5~10mm 정도 수직으로 자입

기타 연관 통증 부위

배부, 둔부, 복부 등

TRIGGER ZONE B

장요근

(iliopsoas muscle)

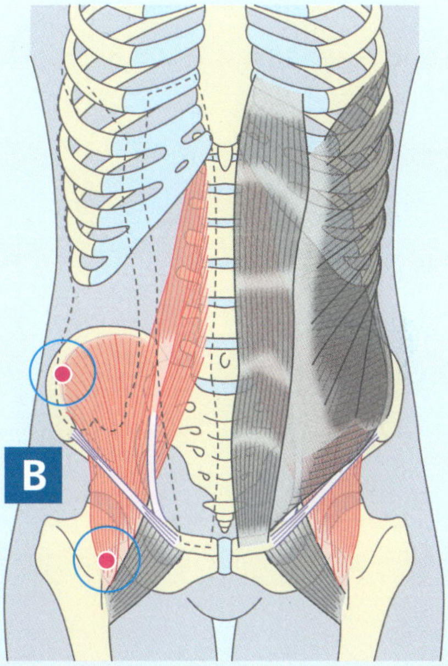

근육의 위치

요추 횡돌기에서 대퇴골에 걸쳐 존재하며, 고관절을 굴곡시킬 때 긴장하는 근육

T존

상전장골극의 아래쪽과 서혜인대의 3횡지 아래(특히 서혜부의 포인트)

수기치료

서혜인대의 주위를 수직으로 3초 정도 압력을 가한다.

TP침

서혜인대의 3횡지 아래를 40mm(0.16)로 5~10mm 정도 자입

기타 연관 통증 부위

배부, 대퇴 전면 등

TRIGGER ZONE C

요방형근

(quadratus lumborum muscle)

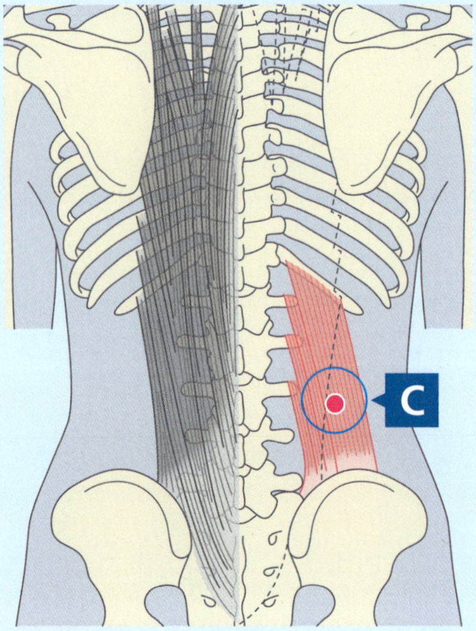

근육의 위치

늑골 하단부터 골반에 걸쳐 존재하며, 몸통을 측굴할 때 긴장하는 근육

T존

요추 극돌기의 가쪽 3~5cm 정도의 영역(척주기립근의 바깥쪽 가장자리)

수기치료

요추 극돌기의 가쪽 3~5cm 정도의 영역을 수직으로 3초 정도 압력을 가한다.

TP침

요추 극돌기의 가쪽 3~5cm 정도의 영역을 40mm(0.16)로 5~10mm 정도 수직으로 자입

기타 연관 통증 부위

배부, 둔부, 복부 등

TRIGGER ZONE D

복직근

(rectus abdominis muscle)

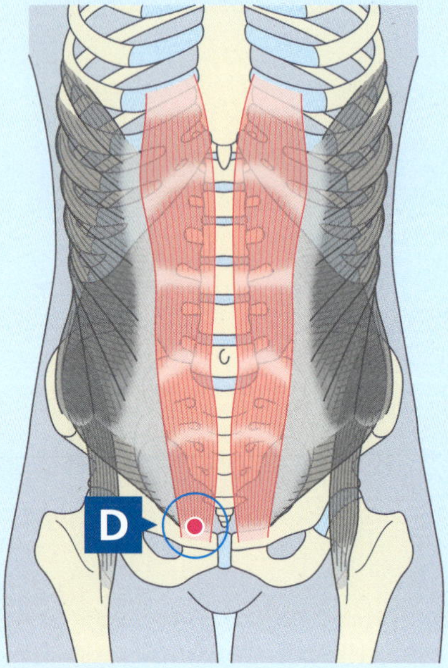

근육의 위치

복부 중앙에 존재하며, 몸을 굽힐 때 긴장하는 근육

T존

치골결합 부근

수기치료

치골결합 부근을 수직으로 3초 정도 압력을 가한다.

TP침

치골결합 부근을 40mm(0.16)로 5mm 정도 자입

기타 연관 통증 부위

하복부, 배부 등

TRIGGER ZONE E

광배근

(latissimus dorsi muscle)

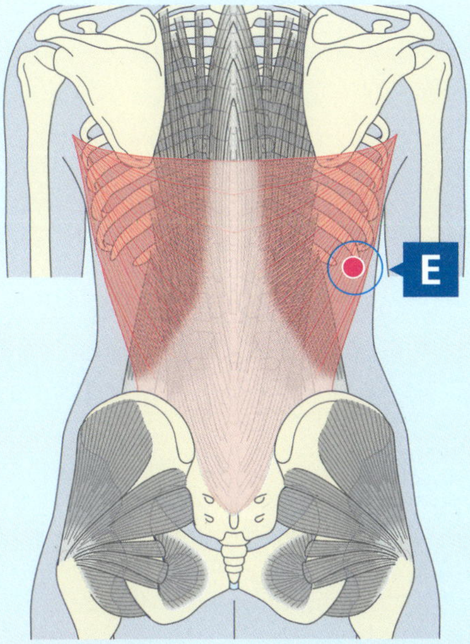

근육의 위치

요부에서 어깨에 걸쳐 존재하는 큰 근육

T존

제12 늑골의 가쪽 부근

수기치료

제12 늑골 부근을 수직으로 3초 정도 압력을 가한다.

TP침

제12 늑골 부근을 40mm(0.16)로 5mm 정도 자입

기타 연관 통증 부위

어깨, 늑간부 등

TRIGGER ZONE F

중둔근

(gluteus medius muscle)

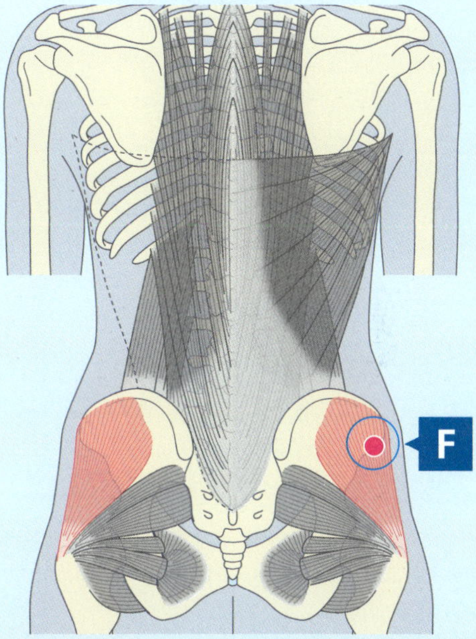

근육의 위치

둔부의 중앙보다 약간 가쪽에 존재하며, 고관절을 외전할 때 긴장하는 근육

T존

둔부 위가쪽 부근

수기치료

둔부 위가쪽 부근을 수직으로 3초 정도 압력을 가한다.

TP침

둔부 위가쪽 부근을 50mm(0.16)로 10mm 정도 자입

기타 연관 통증 부위

둔부, 대퇴 후면 등

PAINFUL PART **29**

천골부 통증

통증 부위

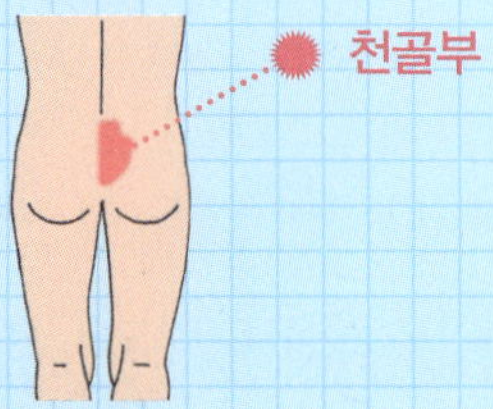

다른 증상이 있는 경우

대퇴 통증 : 요방형근, 대둔근, 중둔근

둔부 통증 : 대둔근, 중둔근, 척주기립근, 요방형근

하퇴 통증 : 가자미근

- **A** 대둔근 통증유발영역
- **B** 척주기립근 통증유발영역
- **C** 요방형근 통증유발영역
- **D** 중둔근 통증유발영역
- **E** 가자미근 통증유발영역

「천골부 통증」은 임상에서 그림에 있는 5개의 근육 중, 어떤 근육의 손상이 원인이라고 생각할 수 있다. 증상이 천골부 통증뿐이라면 A. 대둔근, B. 척주기립근, C. 요방형근, D. 중둔근, E. 가자미근 순서로 각 근육의 통증유발영역에 압력을 가해 연관 통증이 재현되는 근육을 치료한다.

천골부 이외에 증상이 있는 경우, 다른 증상이 있는 경우를 참조하면 원인 근육을 처음부터 1~4개 정도로 추려낼 수 있다. 표시된 순서대로 통증유발영역에 압력을 가해 연관 통증이 재현된다면 그곳이 통증의 원인 근육이라고 생각할 수 있다.

TRIGGER POINT MAP

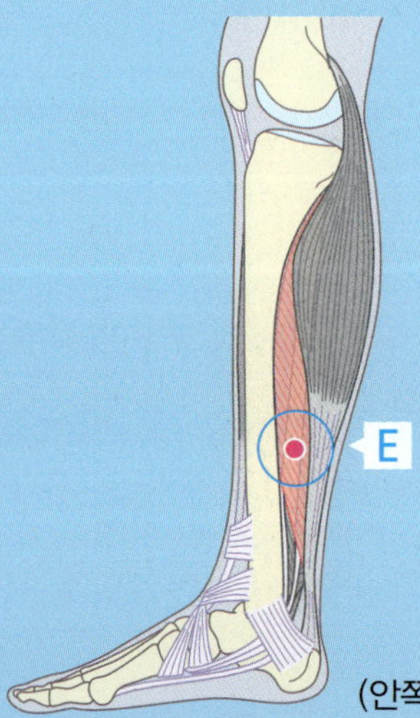

(안쪽)

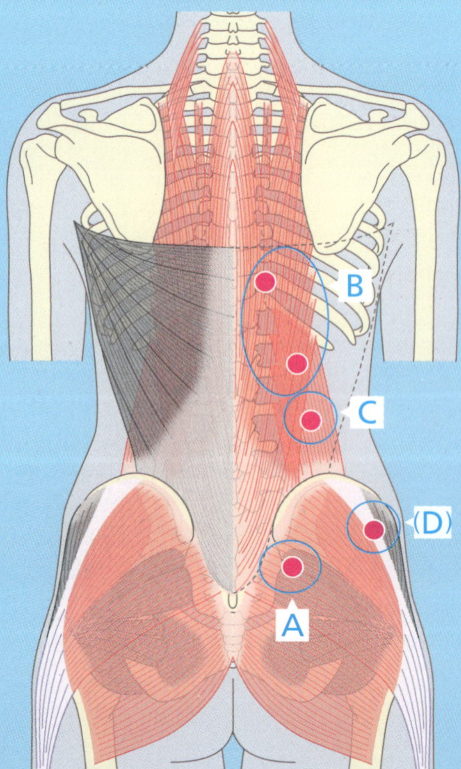

TRIGGER ZONE **A**

대둔근

(gluteus maximus muscle)

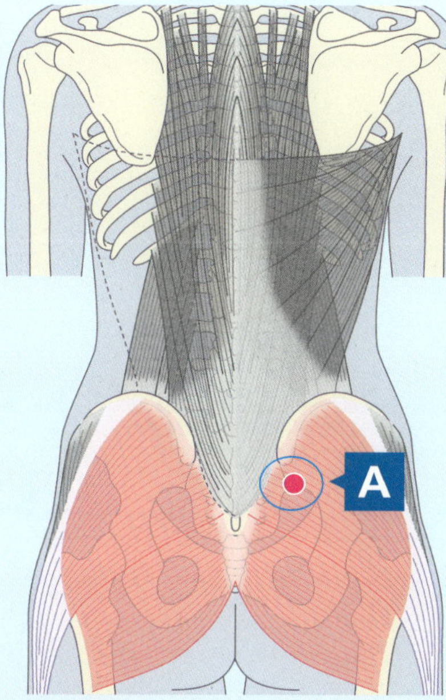

근육의 위치

둔부 전체에 존재하며, 고관절을 신전할 때 긴장하는 근육

T존

천골 옆

수기치료

천골 옆을 수직으로 3초 정도 압력을 가한다.

TP침

천골 옆을 40mm(0.16)로 5~10mm 정도 자입

기타 연관 통증 부위

요부, 둔부, 대퇴 후면 등

TRIGGER ZONE **B**

척주기립근

(erector spinae muscle)

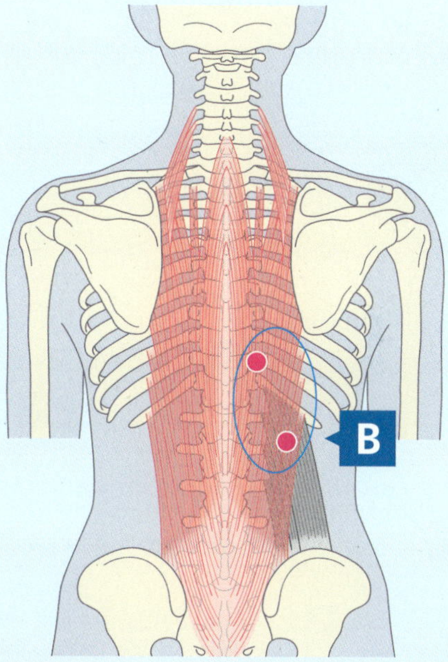

근육의 위치

경추에서 요추까지 극돌기의 가쪽에 존재하며, 몸통을 신전할 때 긴장하는 근육

T존

흉추·요추 극돌기의 가쪽 1~3cm 정도의 영역

수기치료

흉추·요추 극돌기의 가쪽 1~3cm 정도의 영역을 수직으로 3초 정도 압력을 가한다.

TP침

흉추·요추 극돌기의 가쪽 1~3cm 정도의 영역을 40mm(0.16)로 5~10mm 정도 수직으로 자입

기타 연관 통증 부위

배부, 둔부, 복부 등

TRIGGER ZONE C

요방형근

(quadratus lumborum muscle)

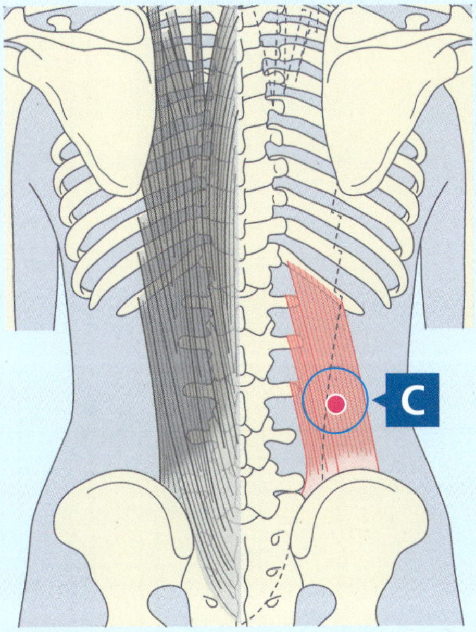

근육의 위치

늑골 하단부터 골반에 걸쳐 존재하며, 몸통을 측굴할 때 긴장하는 근육

T존

요추 극돌기의 가쪽 3~5cm 정도의 영역(척주기립근의 가쪽 가장자리)

수기치료

요추 극돌기의 가쪽 3~5cm 정도의 영역을 수직으로 3초 정도 압력을 가한다.

TP침

요추 극돌기의 가쪽 3~5cm 정도의 영역을 40mm(0.16)로 5~10mm 정도 수직으로 자입

기타 연관 통증 부위

배부, 둔부 , 복부 등

TRIGGER ZONE D

중둔근

(gluteus medius muscle)

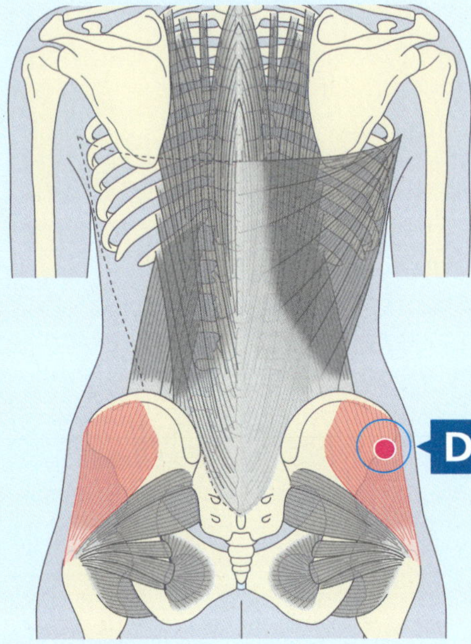

근육의 위치

둔부의 중앙보다 약간 가쪽에 존재하며, 고관절을 외전할 때 긴장하는 근육

T존

둔부 위가쪽 부근

수기치료

둔부 위가쪽 부근을 수직으로 3초 정도 압력을 가한다.

TP침

둔부 위가쪽 부근을 50mm(0.16)로 10mm 정도 자입

기타 연관 통증 부위

요부, 둔부, 대퇴 후면 등

TRIGGER ZONE
E

가자미근
(soleus muscle)

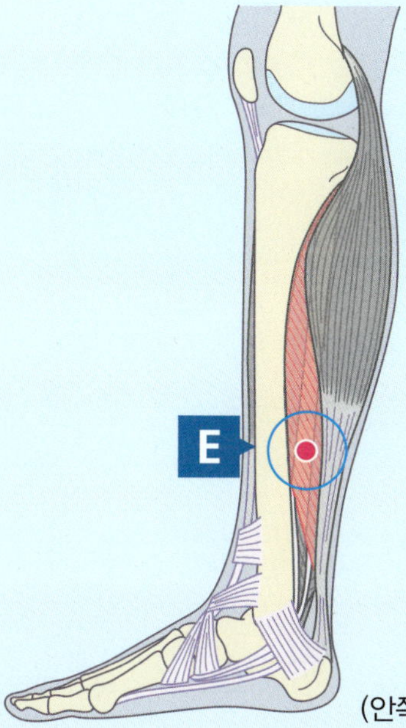

(안쪽)

근육의 위치

슬관절에서 족관절에 걸쳐 존재하며, 비복근의 심층에 있는 근육

T존

경골의 뒤쪽

수기치료

경골의 뒤쪽을 수직으로 3초 정도 압력을 가한다.

TP침

경골의 뒤쪽을 40mm(0.16)로 5~10mm 정도 자입

기타 연관 통증 부위

안면부, 요부, 하퇴 등

ADVICE

천골부의 통증에 대해서

천골부가 아픈 이유에는 여러 가지 원인이 있다. 천골관절을 비롯한 천골 자체의 문제, 요부의 신경과 추간관절, 추간판 등의 연관 통증, 나아가 자궁이나 방광 등의 골반 내 장기의 연관 통증과 같이 여러 가지 경우를 생각할 수 있다. 문진 및 소견 등을 통해 통증의 원인을 정확하게 파악하도록 한다.

PAINFUL PART

30 둔부 통증

「둔부 통증」은 임상에서 그림에 있는 9개의 근육 중, 어떤 근육의 손상이 원인이라고 생각할 수 있다. 증상이 둔부 통증뿐이라면 A. 대둔근, B. 중둔근, C. 이상근, D. 요방형근, E. 척주기립근, F. 복직근, G. 햄스트링, H. 소둔근, I. 가자미근 순서로 각 근육의 통증유발영역에 압력을 가해 연관 통증이 재현되는 근육을 치료한다.

둔부 이외에 증상이 있는 경우, 다른 증상이 있는 경우를 참조하면 원인 근육을 처음부터 2~4개 정도로 추려낼 수 있다. 표시된 순서대로 통증유발영역에 압력을 가해 연관 통증이 재현된다면 그곳이 통증의 원인 근육이라고 생각할 수 있다.

통증 부위

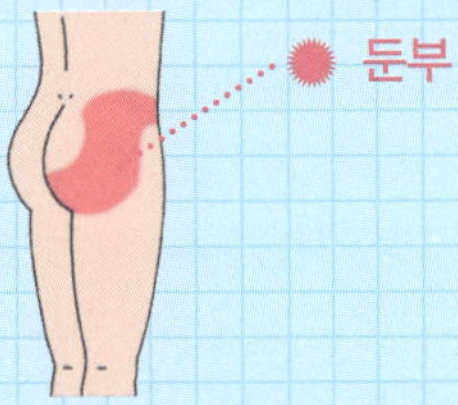

다른 증상이 있는 경우

- 대퇴 통증 : 중둔근, 소둔근, 이상근, 햄스트링
- 하퇴 통증 : 가자미근, 햄스트링
- 복통 : 요방형근, 복직근

- **A** 대둔근 통증유발영역
- **B** 중둔근 통증유발영역
- **C** 이상근 통증유발영역
- **D** 요방형근 통증유발영역
- **E** 척주기립근 통증유발영역
- **F** 복직근 통증유발영역
- **G** 햄스트링 통증유발영역
- **H** 소둔근 통증유발영역
- **I** 가자미근 통증유발영역

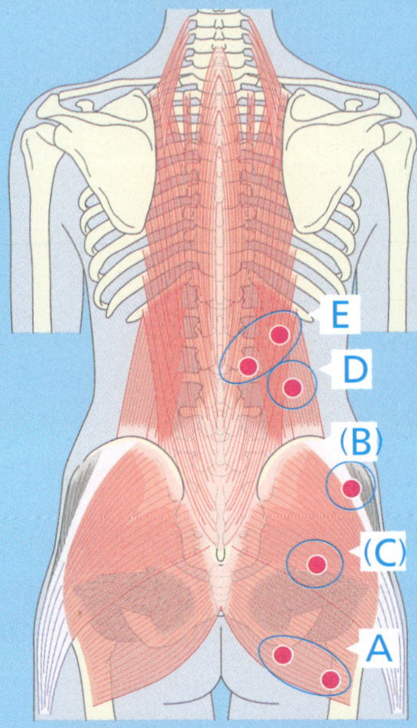

TRIGGER POINT MAP

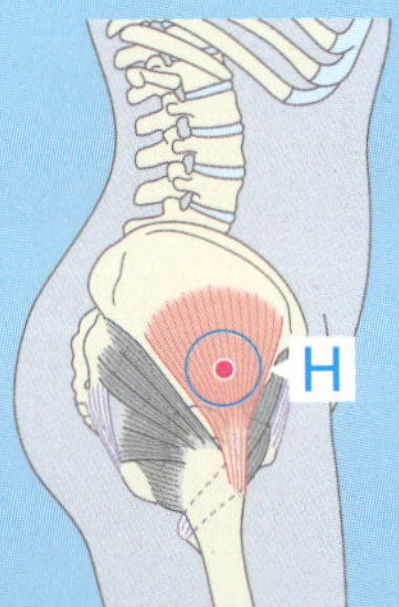

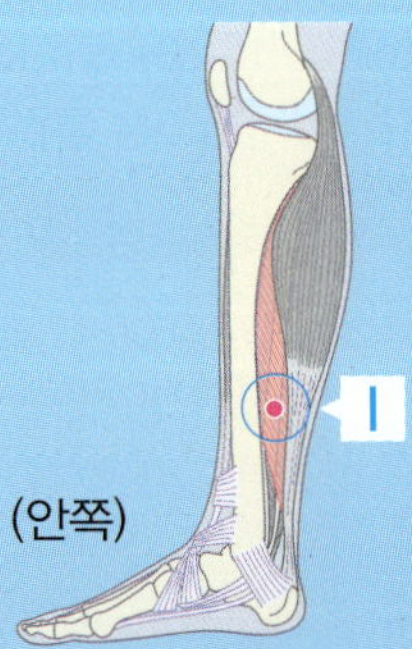

(안쪽)

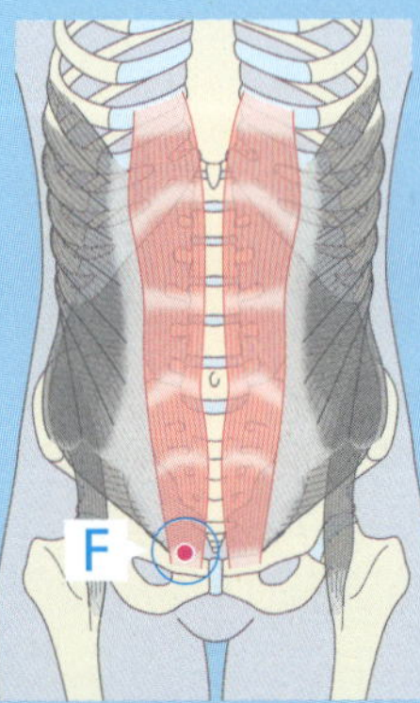

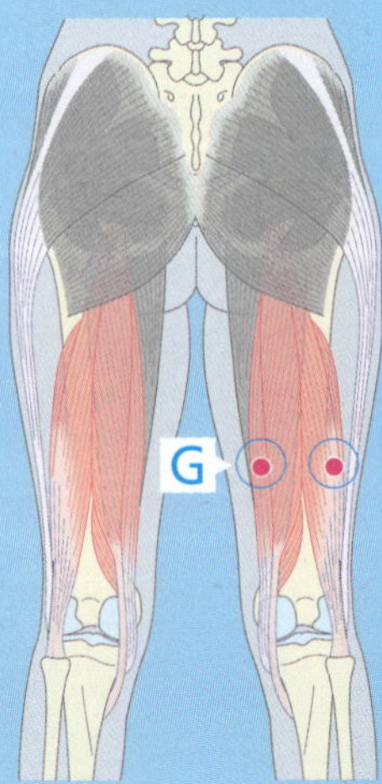

TRIGGER ZONE A

대둔근

(gluteus maximus muscle)

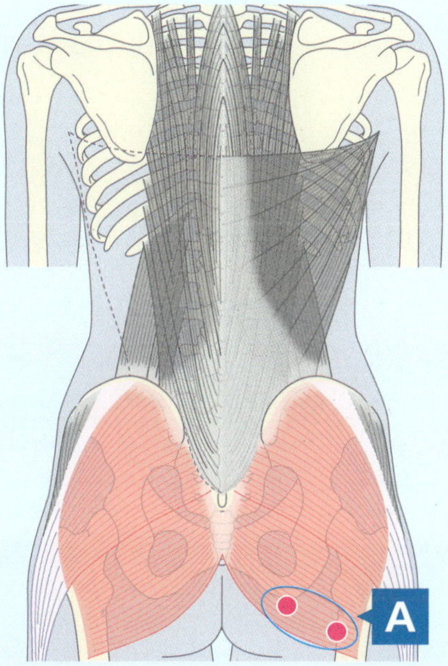

근육의 위치

둔부 전체에 존재하며, 고관절을 신전할 때 긴장하는 근육

T존

둔구(gluteal sulcus) 부근

수기치료

둔구 부근을 수직으로 3초 정도 압력을 가한다.

TP침

둔구 부근을 40mm(0.16)로 5~10mm 정도 자입

기타 연관 통증 부위

요부, 대퇴 후면 등

TRIGGER ZONE B

중둔근

(gluteus medius muscle)

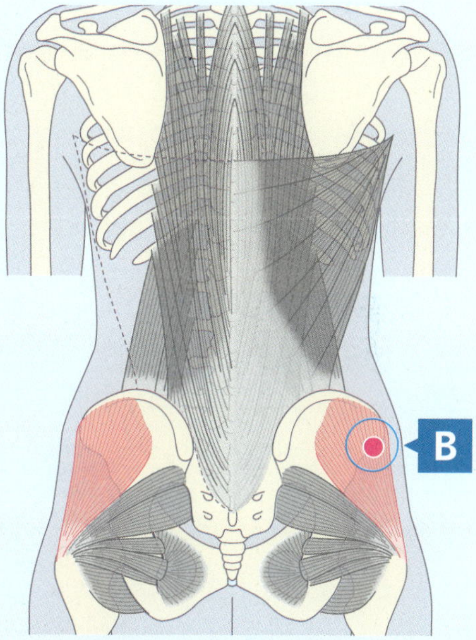

근육의 위치

둔부의 중앙보다 약간 가쪽에 존재하며, 고관절을 외전할 때 긴장하는 근육

T존

둔부 위가쪽 부근

수기치료

둔부 위가쪽 부근을 수직으로 3초 정도 압력을 가한다.

TP침

둔부 위가쪽 부근을 50mm(0.16)로 10mm 정도 자입

기타 연관 통증 부위

요부, 대퇴 후면 등

TRIGGER ZONE C

이상근

(piriform muscle)

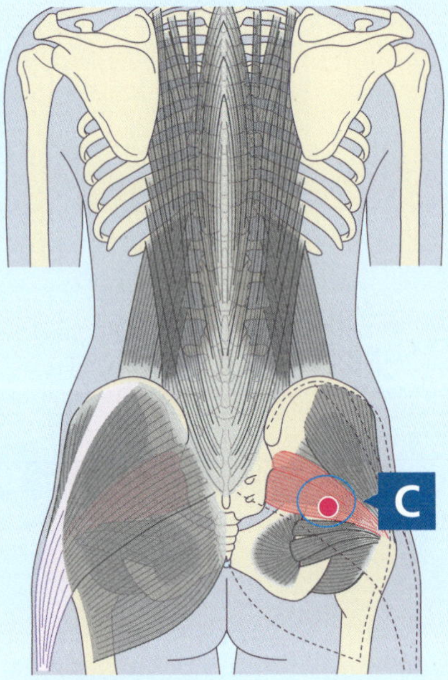

근육의 위치

천골에서 대전자를 향해 존재하며, 고관절을 외회전할 때 긴장하는 근육

T존

미골 하단과 대전자를 잇는 선의 중앙 부근

수기치료

미골 하단과 대전자를 잇는 선의 중앙 부근을 수직으로 3초 정도 압력을 가한다.

TP침

미골 하단과 대전자를 잇는 선의 중앙 부근을 40mm(0.16)로 10mm 정도 자입

기타 연관 통증 부위

대퇴 후면 등

TRIGGER ZONE D

요방형근

(quadratus lumborum muscle)

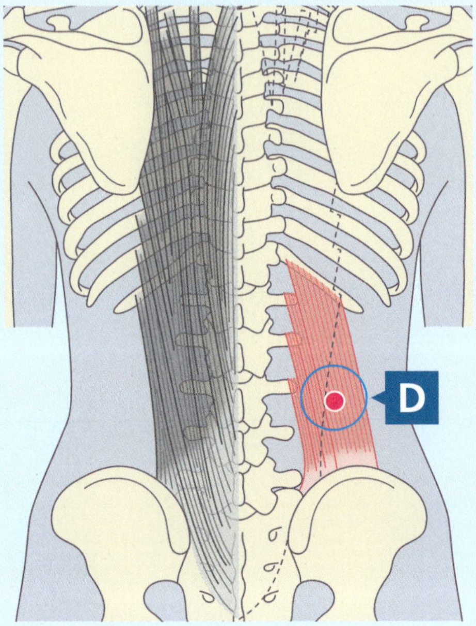

근육의 위치

늑골 하단부터 골반에 걸쳐 존재하며, 몸통을 측굴할 때 긴장하는 근육

T존

요추 극돌기의 가쪽 3~5cm 정도의 영역(척주기립근의 바깥쪽 가장자리)

수기치료

요추 극돌기의 가쪽 3~5cm 정도의 영역을 수직으로 3초 정도 압력을 가한다

TP침

요추 극돌기의 가쪽 3~5cm 정도의 영역을 40mm(0.16)로 5~10mm 정도 수직으로 자입

기타 연관 통증 부위

둔부, 복부 등

TRIGGER ZONE E

척주기립근

(erector spinae muscle)

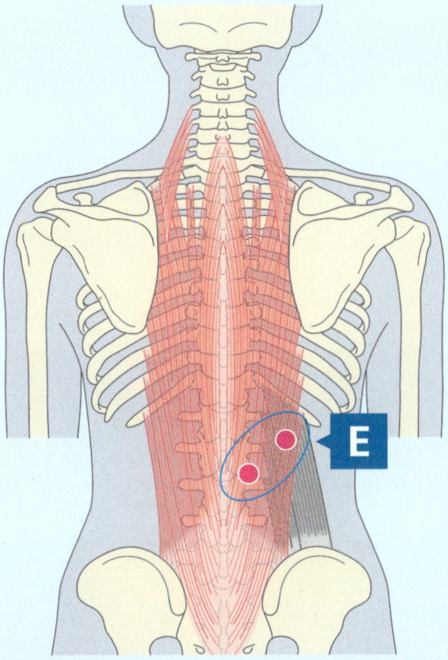

근육의 위치

경추에서 요추까지 극돌기의 가쪽에 존재하며, 몸통을 신전할 때 긴장하는 근육

T존

요추 극돌기의 가쪽 1~3cm 정도의 영역

수기치료

요추 극돌기의 가쪽 1~3cm 정도의 영역을 수직으로 3초 정도 압력을 가한다.

TP침

요추 극돌기의 가쪽 1~3cm 정도의 영역을 40mm(0.16)로 5~10mm 정도 수직으로 자입

기타 연관 통증 부위

배부, 복부 등

TRIGGER ZONE F

복직근

(rectus abdominis muscle)

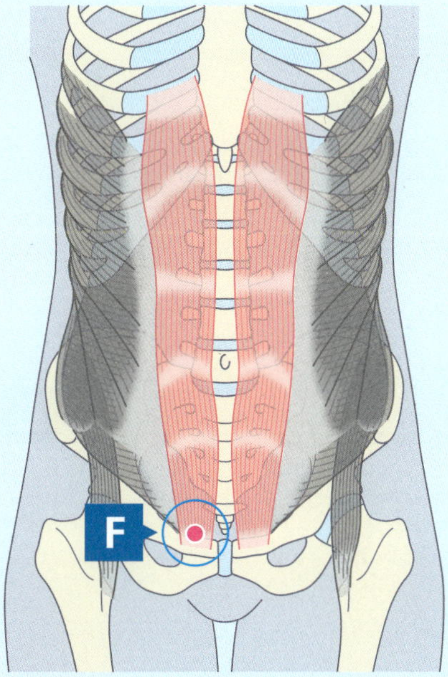

근육의 위치

복부 중앙에 존재하며, 몸을 굽힐 때 긴장하는 근육

T존

치골결합 부근

수기치료

치골결합 부근을 수직으로 3초 정도 압력을 가한다.

TP침

치골결합 부근을 40mm(0.16)로 5mm 정도 자입

기타 연관 통증 부위

하복부, 배부, 요부 등

TRIGGER ZONE G

햄스트링

(hamstring muscles)

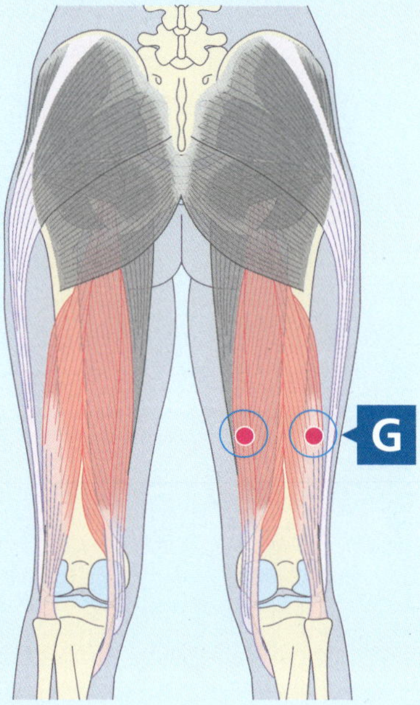

근육의 위치

대퇴 후면에 존재하며, 대퇴이두근 · 반건 · 반막양근의 3개로 이루어진 근육

T존

대퇴 후면의 중앙 내 가쪽

수기치료

대퇴 후면의 중앙 내 가쪽 부위를 수직으로 3초 정도 압력을 가한다.

TP침

대퇴 후면의 중앙 내 가쪽 부위를 40mm (0.16)로 5~10mm 정도 자입

기타 연관 통증 부위

대퇴 측면 · 후면, 하퇴 후면 · 측면 등

TRIGGER ZONE H

소둔근

(gluteus minimus muscle)

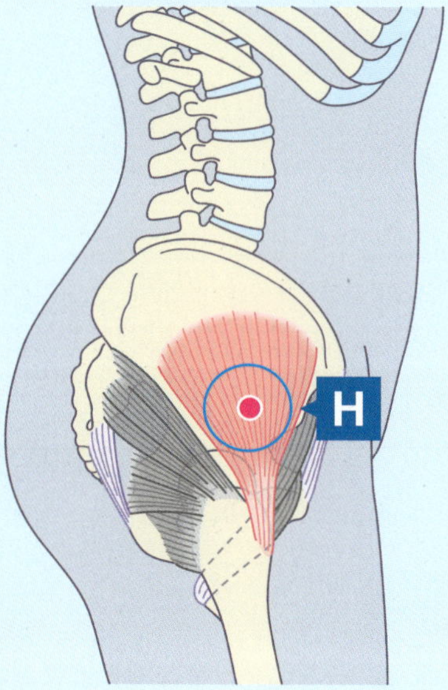

근육의 위치

둔부의 가쪽(대전자 위)에 존재하며, 고관절을 외전할 때 긴장하는 근육

T존

대전자의 위쪽

수기치료

대전자의 위쪽을 수직으로 3초 정도 압력을 가한다.

TP침

대전자의 위쪽을 50mm(0.18)로 10~30mm 정도 자입

기타 연관 통증 부위

대퇴 측면 · 후면, 하퇴 후면 · 측면 등

TRIGGER ZONE I

가자미근

(soleus muscle)

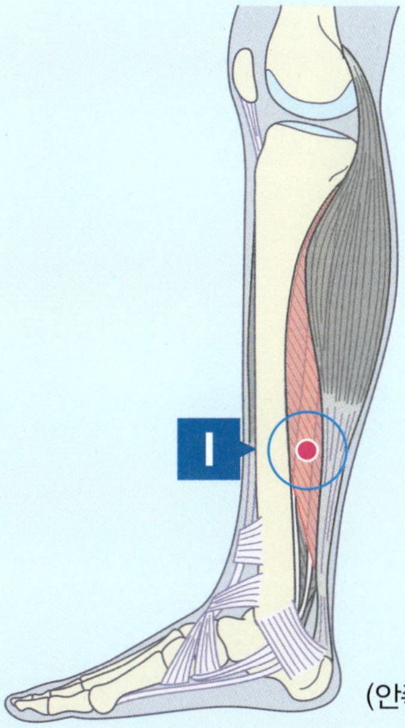

근육의 위치

슬관절에서 족관절에 걸쳐 존재하며, 비복근의 심층에 있는 근육

T존

경골의 뒤쪽

수기치료

경골의 뒤쪽을 수직으로 3초 정도 압력을 가한다.

TP침

경골의 뒤쪽을 40mm(0.16)로 5~10mm 정도 자입

기타 연관 통증 부위

안면부, 요부, 하퇴 등

ADVICE

둔부 통증에 관하여

둔부 통증은 ① 요부의 신경 · 추간판 · 추간관절에 동반되는 통증(요부추간판탈출증 · 요추추간판증 등), ② 고관절에 동반되는 통증(변형성 고관절증 등), ③ 골반 내 장기(자궁 · 난소 · 방광 등)에 동반되는 통증 등, 그 원인도 다양하다.

특히 골반 내 장기의 통증에 관해서는 놓치기 쉽기 때문에 통증의 완화를 악화시키는 인자 등을 확인하여 원인을 파악할 수 있도록 한다.

PAINFUL PART

골반부 통증 31

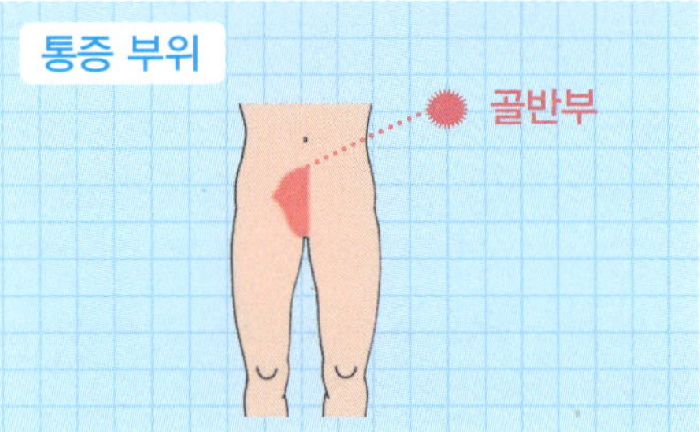

다른 증상이 있는 경우

대퇴 통증(전면) : 이상근

요통 : 복사근

대퇴 통증(전면) : 내전근군

A 내전근군 통증유발영역

B 이상근 통증유발영역

C 복사근 통증유발영역

「골반부 통증」은 임상에서 그림에 있는 3개의 근육 중, 어떤 근육의 손상이 원인이라고 생각할 수 있다. 증상이 골반부 통증뿐이라면 A. 내전근군, B. 이상근, C. 복사근 순서로 각 근육의 통증유발영역에 압력을 가해 연관 통증이 재현되는 근육을 치료한다.

골반부 이외에 증상이 있는 경우, 다른 증상이 있는 경우를 참조하면 원인 근육을 처음부터 1개 정도로 추려낼 수 있다. 표시된 순서대로 통증유발여역에 압력을 가해 연관 통증이 재현된다면 그곳이 통증의 원인 근육이라고 생각할 수 있다.

TRIGGER POINT MAP

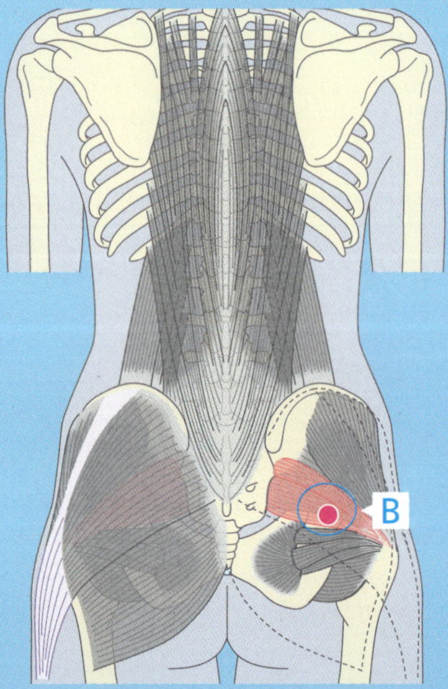

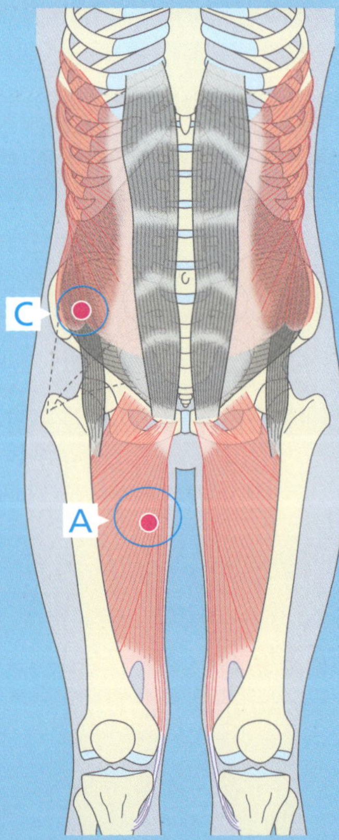

TRIGGER ZONE A

내전근군

(adductor muscles)

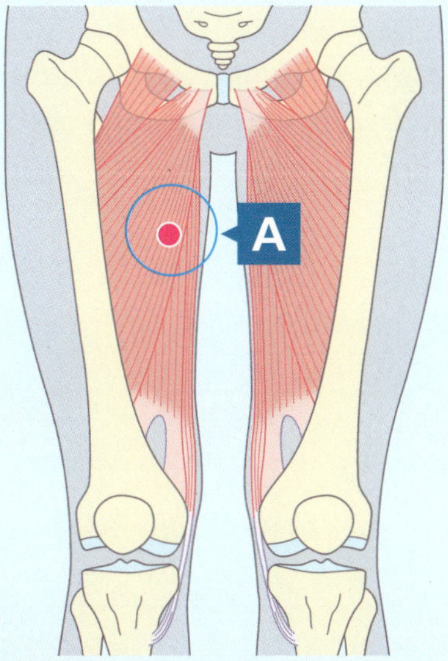

근육의 위치

대퇴 안쪽에 존재하며, 고관절을 내전할 때 긴장하는 근육

T존

대퇴 안쪽

수기치료

대퇴 안쪽을 수직으로 3초 정도 압력을 가한다.

TP침

대퇴 안쪽을 40mm(0.16)로 5~10mm 정도 자입

기타 연관 통증 부위

둔부, 대퇴 전면 등

TRIGGER ZONE B

이상근

(piriform muscle)

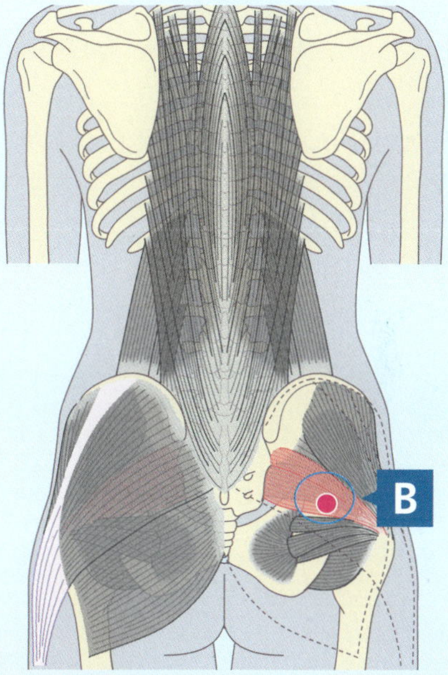

근육의 위치

천골에서 대전자를 향해 존재하며, 고관절을 외회전할 때 긴장하는 근육

T존

미골 하단과 대전자를 잇는 선의 중앙 부근

수기치료

미골 하단과 대전자를 잇는 선의 중앙 부근을 수직으로 3초 정도 압력을 가한다.

TP침

미골 하단과 대전자를 잇는 선의 중앙 부근을 40mm(0.16)로 10mm 정도 자입

기타 연관 통증 부위

둔부, 대퇴 후면 등

TRIGGER ZONE C

복사근

(oblique abdominal muscle)

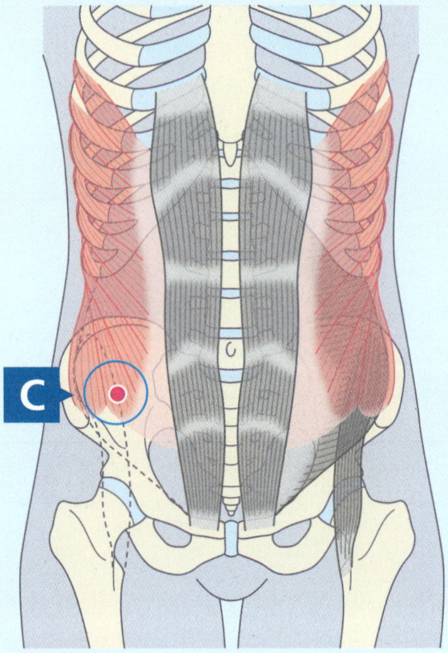

근육의 위치

측복부로 늑골 하단에서 골반에 걸쳐 존재하는 큰 근육

T존

상전장골극 위쪽

수기치료

상전장골극 위쪽을 수직으로 3초 정도 압력을 가한다.

TP침

상전장골극 위쪽을 40mm(0.16)로 5mm 정도 자입

기타 연관 통증 부위

하복부, 옆구리 등

ADVICE

만성골반통증증후군이란?

만성골반통증증후군은 회음부나 하복부 등에 반년 이상 계속되는 통증을 말한다.

골반부 통증을 일으키는 원인은 다양하지만 원인을 명확히 특정할 수 없는 것을 만성골반통증증후군이라고 부르는 경우가 많으며, 자궁내막증이나 세균감염을 증명할 수 없는 전립선염 등을 그 원인으로 생각할 수 있다.

PAINFUL PART

대퇴부 · 무릎 통증

32 대퇴 전면 통증 ▶p.150

33 대퇴 후면 통증 ▶p.153

34 대퇴 가쪽 통증 ▶p.156

35 대퇴 안쪽 통증 ▶p.160

36 무릎 전면 통증(무릎 통증 1) ▶p.163

37 무릎 후면 통증(무릎 통증 2) ▶p.167

PAINFUL PART

32 대퇴 전면 통증

「대퇴 전면 통증」은 임상에서 그림에 있는 4개의 근육 중, 어떤 근육의 손상이 원인이라고 생각할 수 있다. 증상이 대퇴 전면 통증뿐이라면 A. 내전근군, B. 장요근, C. 봉공근, D. 중간광근 순서로 각 근육의 통증유발영역에 압력을 가해 연관 통증이 재현되는 근육을 치료한다.

대퇴 전면 이외에 증상이 있는 경우, 다른 증상이 있는 경우를 참조하면 원인 근육을 처음부터 1~2개 정도로 추려낼 수 있다. 표시된 순서대로 통증유발영역에 압력을 가해 연관 통증이 재현된다면 그곳이 통증의 원인 근육이라고 생각할 수 있다.

통증 부위

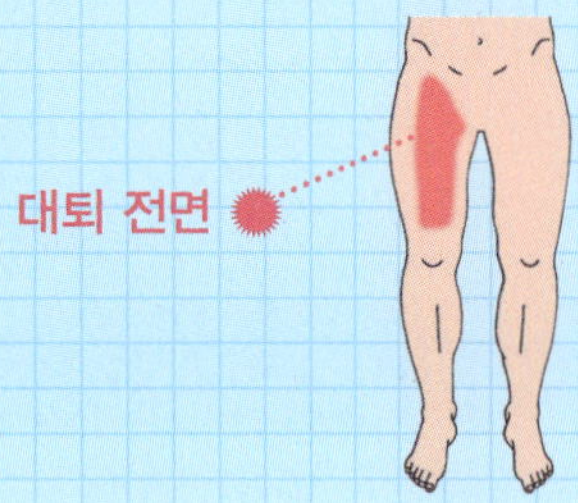

다른 증상이 있는 경우

허리 통증 : 장요근

무릎 통증 : 봉공근, 내전근

A 내전근군 통증유발영역
B 장요근 통증유발영역
C 봉공근 통증유발영역
D 중간광근 통증유발영역

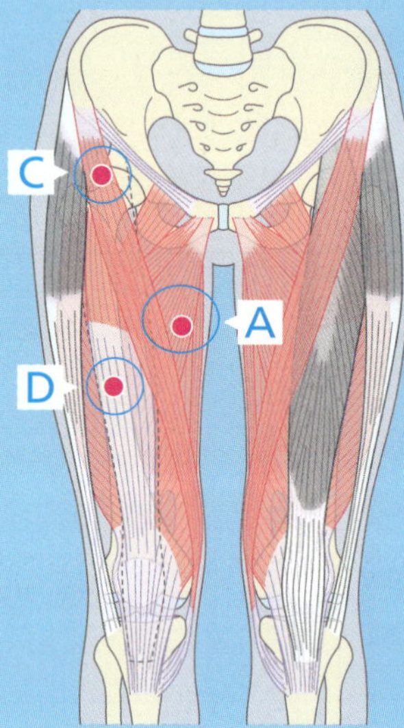

TRIGGER POINT MAP

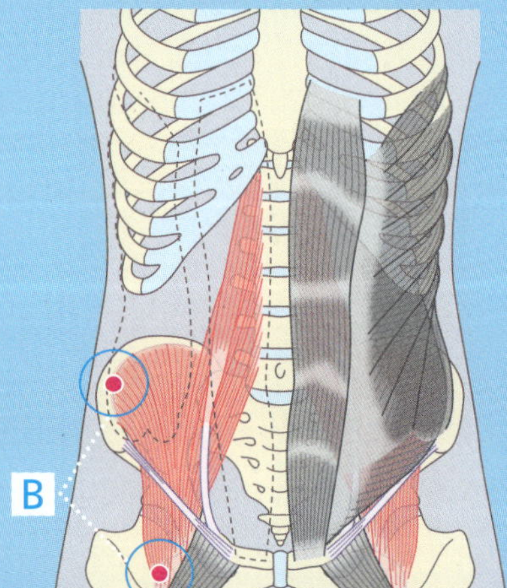

TRIGGER ZONE A

내전근군

(adductor muscles)

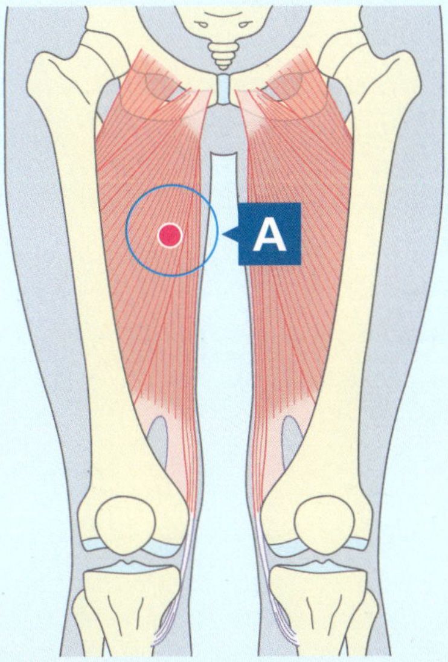

근육의 위치

대퇴 안쪽에 존재하며, 고관절을 내전할 때 긴장하는 근육

T존

대퇴 안쪽

수기치료

대퇴 안쪽을 수직으로 3초 정도 압력을 가한다.

TP침

대퇴 안쪽을 40mm(0.16)로 5~10mm 정도 자입

기타 연관 통증 부위

둔부 등

TRIGGER ZONE B

장요근

(iliopsoas muscle)

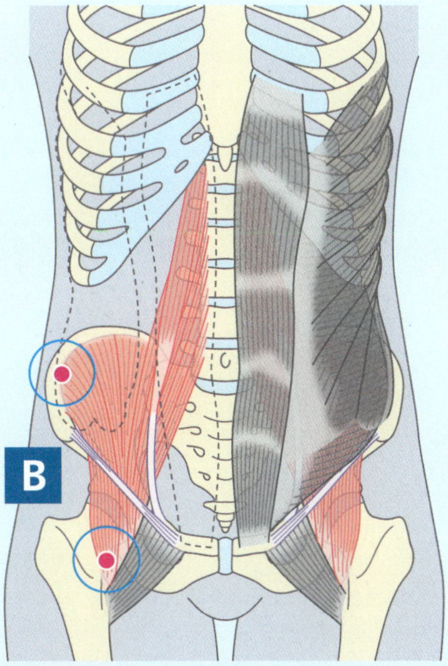

근육의 위치

요추 횡돌기에서 대퇴골에 걸쳐 존재하며, 고관절을 굴곡시킬 때 긴장하는 근육

T존

상전장골극의 아래쪽과 서혜인대의 3횡지 아래

수기치료

상전장골극의 아래쪽 또는 서혜인대의 주위를 수직으로 3초 정도 압력을 가한다.

TP침

상전장골극의 아래쪽을 골반을 향해 40mm(0.16)로 5~10mm 정도 자입

기타 연관 통증 부위

배부, 요부 등

TRIGGER ZONE C

봉공근

(sartorius muscle)

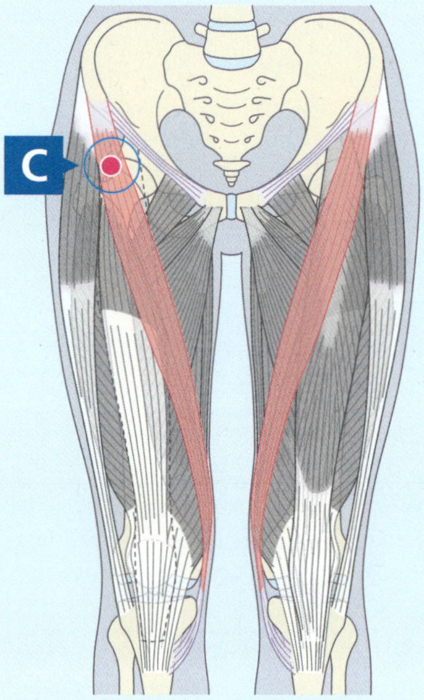

근육의 위치

대퇴 전면에 존재하며, 고관절을 굴곡 · 외회전시킬 때 긴장하는 근육

T존

상전장골극의 안쪽 아래

수기치료

상전장골극의 안쪽 아래를 수직으로 3초 정도 압력을 가한다.

TP침

상전장골극의 안쪽 아래를 40mm(0.16)로 5mm 정도 자입

기타 연관 통증 부위

슬관절 등

TRIGGER ZONE D

중간광근

(vastus intermedius muscle)

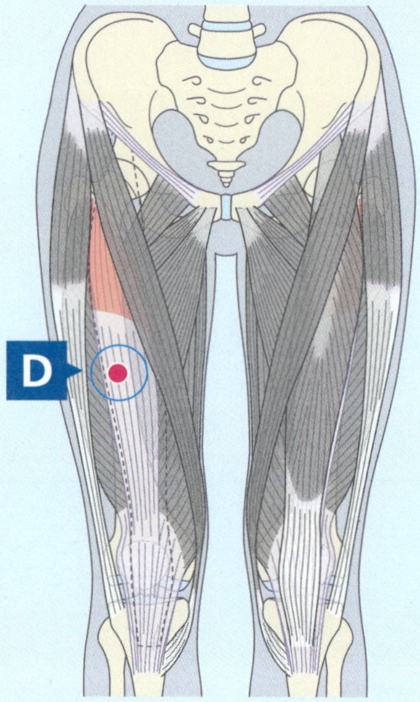

근육의 위치

대퇴 전면 중앙(심부)에 존재하며, 슬관절을 신전할 때 긴장하는 근육

T존

대퇴 중앙 부근

수기치료

대퇴 중앙 부근을 수직으로 3초 정도 압력을 가한다.

TP침

대퇴 중앙 부근을 40mm(0.16)로 10~15mm 정도 자입

기타 연관 통증 부위

특별히 없음

PAINFUL PART

33 대퇴 후면 통증

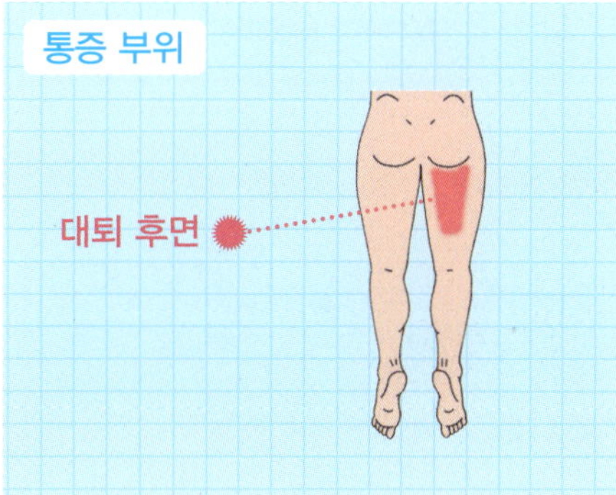

다른 증상이 있는 경우

하퇴 통증 : 소둔근, 햄스트링

A 햄스트링 통증유발영역

B 이상근 통증유발영역

C 소둔근 통증유발영역

「대퇴 후면 통증」은 임상에서 그림에 있는 3개의 근육 중, 어떤 근육의 손상이 원인이라고 생각할 수 있다. 증상이 대퇴 후면 통증뿐이라면 A. 햄스트링, B. 이상근, C. 소둔근 순서로 각 근육의 통증유발영역에 압력을 가해 연관 통증이 재현되는 근육을 치료한다.

대퇴 후면 이외에 하퇴에도 통증이 있는 경우, 다른 증상이 있는 경우를 참조하면 원인 근육을 처음부터 2개 정도로 추려낼 수 있다. 표시된 순서대로 통증유발영역에 압력을 가해 연관 통증이 재현된다면 그곳이 통증의 원인 근육이라고 생각할 수 있다.

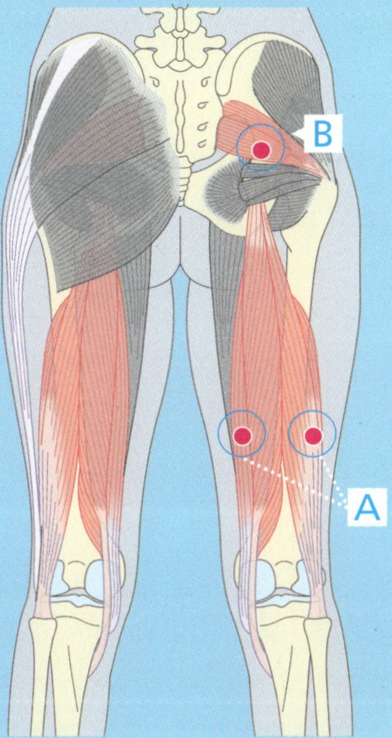

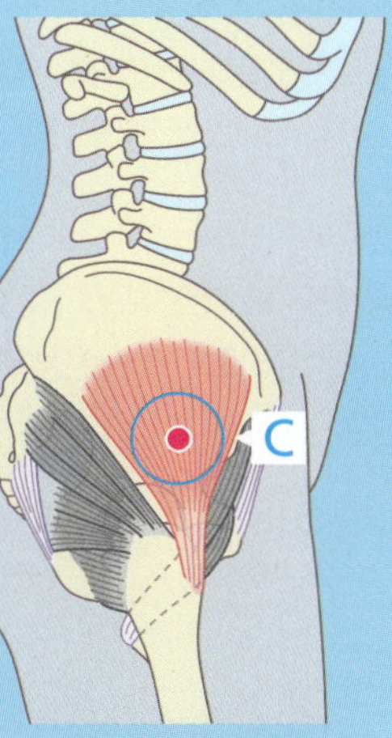

TRIGGER POINT MAP

TRIGGER ZONE A

햄스트링

(hamstring muscles)

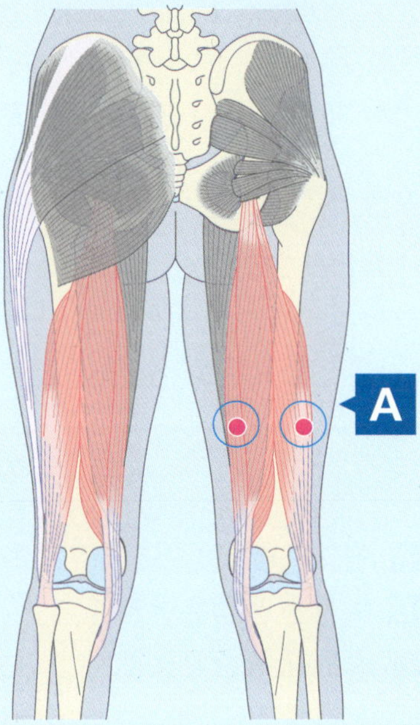

근육의 위치

대퇴 후면에 존재하며, 대퇴이두근 · 반건 · 반막양근의 3개로 이루어진 근육

T존

대퇴 후면의 중앙 내 가쪽

수기치료

대퇴 후면의 중앙 내 가쪽 부위를 수직으로 3초 정도 압력을 가한다.

TP침

대퇴 후면의 중앙 내 가쪽 부위를 40mm (0.16)로 5~10mm 정도 자입

기타 연관 통증 부위

둔부, 대퇴 측면, 하퇴 후면 · 측면 등

TRIGGER ZONE B

이상근

(piriform muscle)

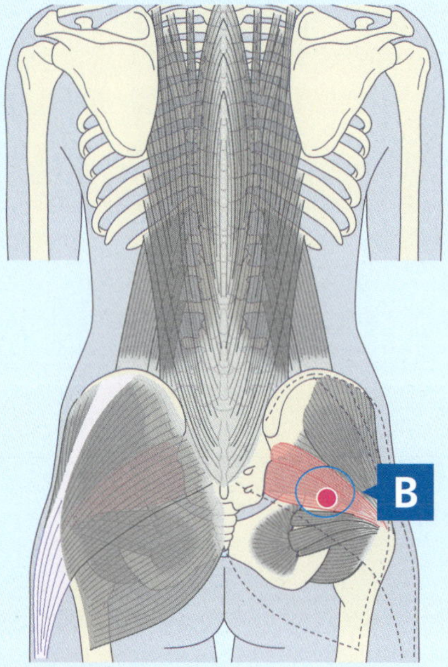

근육의 위치

천골에서 대전자를 향해 존재하며, 고관절을 외회전할 때 긴장하는 근육

T존

미골 하단과 대전자를 잇는 선의 중앙 부근

수기치료

미골 하단과 대전자를 잇는 선의 중앙 부근을 수직으로 3초 정도 압력을 가한다.

TP침

미골 하단과 대전자를 잇는 선의 중앙 부근을 40mm(0.16)로 10mm 정도 자입

기타 연관 통증 부위

둔부 등

TRIGGER ZONE C

소둔근

(gluteus minimus muscle)

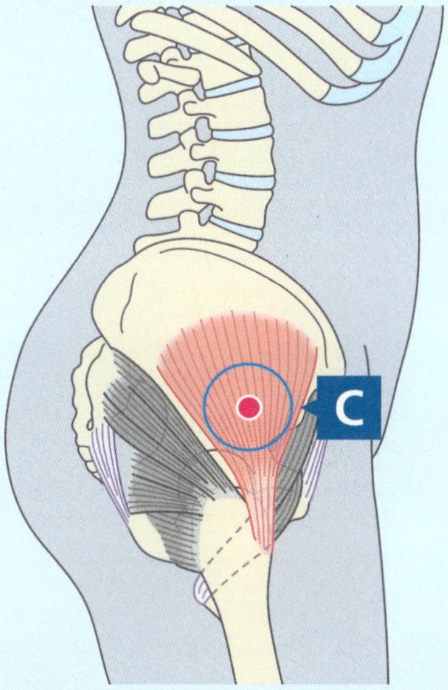

근육의 위치

둔부의 가쪽(대전자 위)에 존재하며, 고관절이 외전할 때 긴장하는 근육

T존

대전자 위쪽

수기치료

대전자 위쪽을 수직으로 3초 정도 압력을 가한다.

TP침

대전자 위쪽을 50mm(0.18)로 10~30mm 정도 자입

기타 연관 통증 부위

둔부, 대퇴 측면, 하퇴 후면 · 측면 등

ADVICE

대퇴부 통증에 대해

대퇴부 통증은 ① 상위 요추의 신경장애나 추간판과 추간관절의 연관 통증, ② 고관절 질환과 관련된 통증, ③ 슬관절 질환으로 인한 통증, ④ 방광이나 요관 등 골반 내 장기에서의 연관 통증과 같이 그 원인은 다양하다.

문진이나 소견 등으로 통증의 원인을 정확하게 확인하도록 한다.

PAINFUL PART **34**

대퇴 가쪽 통증

통증 부위

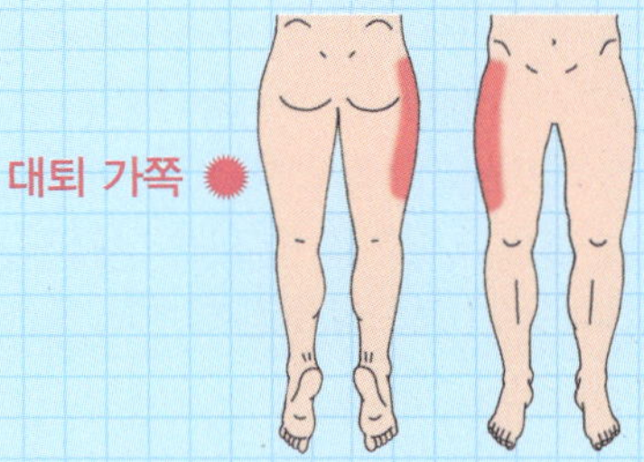

다른 증상이 있는 경우

하퇴 통증 : 소둔근, 외측광근

둔부 통증 : 대둔근, 이상근, 요방형근

대퇴 통증(전면) : 외측광근, 대퇴근막장근

A 외측광근 통증유발영역
B 대퇴근막장근 통증유발영역
C 소둔근 통증유발영역
D 요방형근 통증유발영역
E 이상근 통증유발영역
F 대둔근 통증유발영역

「대퇴 가쪽 통증」은 임상에서 그림에 있는 6개의 근육 중, 어떤 근육의 손상이 원인이라고 생각할 수 있다. 증상이 대퇴 가쪽 통증뿐이라면 A. 외측광근, B. 대퇴근막장근, C. 소둔근, D. 요방형근, E. 이상근, F. 대둔근 순서로 각 근육의 통증유발영역에 압력을 가해 연관 통증이 재현되는 근육을 치료한다.

대퇴 가쪽 이외에 증상이 있는 경우, 다른 증상이 있는 경우를 참조하면 원인 근육을 처음부터 2~3개 정도로 추려낼 수 있다. 표시된 순서대로 통증유발영역에 압력을 가해 연관 통증이 재현된다면 그곳이 통증의 원인 근육이라고 생각할 수 있다.

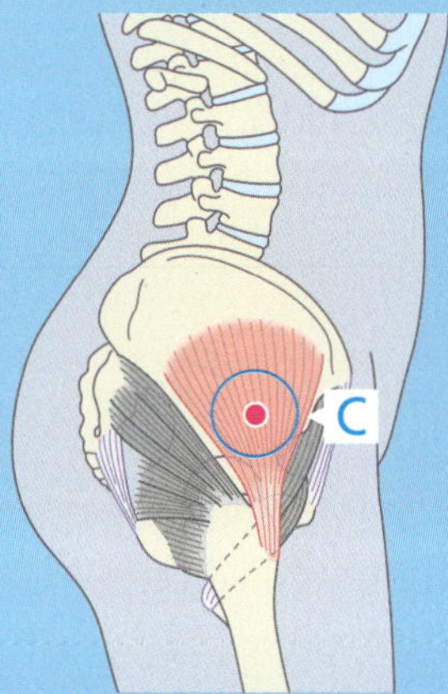

TRIGGER POINT MAP

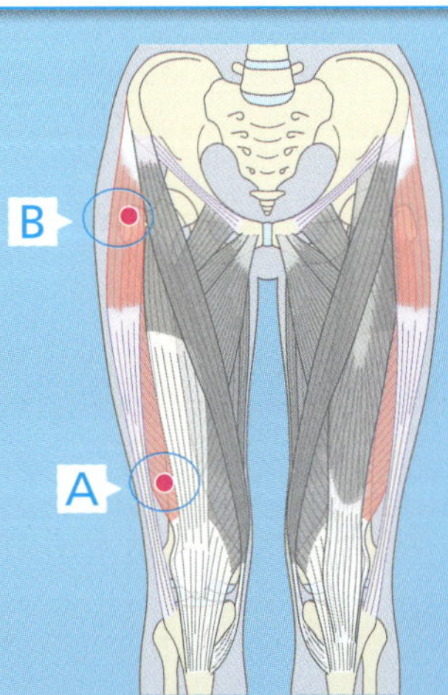

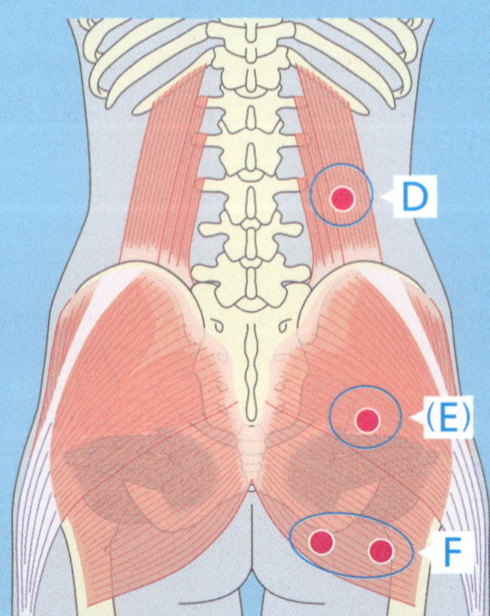

TRIGGER ZONE A

외측광근

(vastus lateralis muscle)

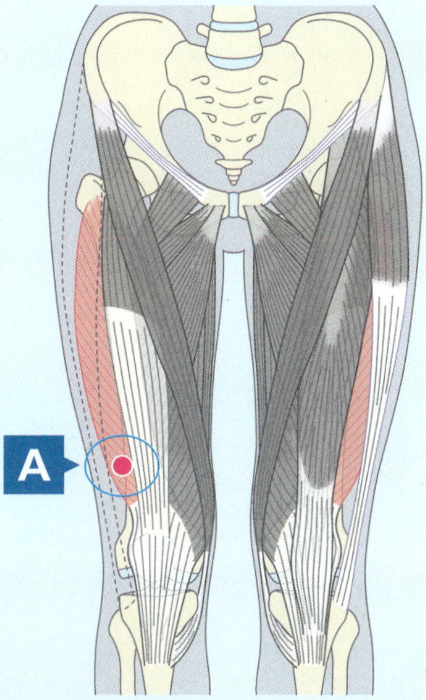

근육의 위치

대퇴 가쪽에 존재하며, 슬관절을 신전할 때 긴장하는 근육

T존

대퇴 가쪽(슬개골 가쪽 위각에서 3횡지 위) 부근

수기치료

대퇴 가쪽을 수직으로 3초 정도 압력을 가한다.

TP침

대퇴 가쪽을 40mm(0.16)로 5mm 정도 자입

기타 연관 통증 부위

대퇴 전면

TRIGGER ZONE B

대퇴근막장근

(tensor fasciae latae muscle)

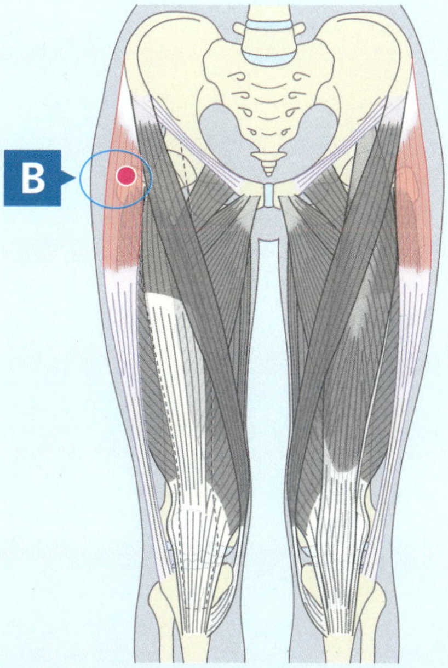

근육의 위치

대퇴 가쪽에서 장경인대에 걸쳐 존재하는 근육

T존

상전장골극의 가쪽 아래

수기치료

상전장골극의 가쪽 아래를 수직으로 3초 정도 압력을 가한다.

TP침

상전장골극의 가쪽 아래를 40mm(0.16)로 5mm 정도 자입

기타 연관 통증 부위

특별히 없음

TRIGGER ZONE C

소둔근

(gluteus minimus muscle)

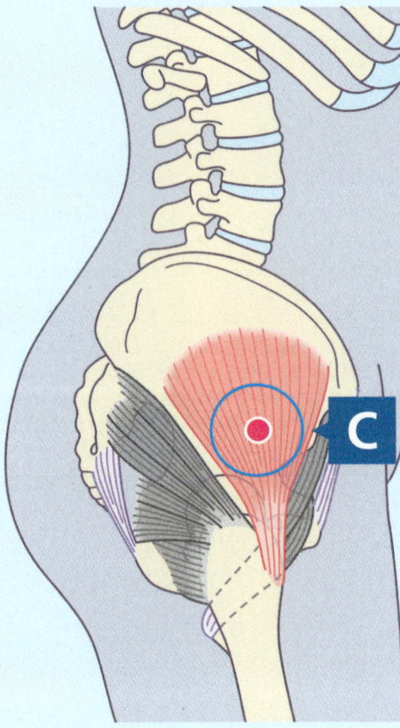

근육의 위치

둔부의 가쪽(대전자 위)에 존재하며, 고관절이 외전할 때 긴장하는 근육

T존

대전자 위쪽

수기치료

대전자 위쪽을 수직으로 3초 정도 압력을 가한다.

TP침

대전자 위쪽을 50mm(0.18)로 10~30mm 정도 자입

기타 연관 통증 부위

둔부, 대퇴 측면 · 후면, 하퇴 후면 · 측면 등

TRIGGER ZONE D

요방형근

(quadratus lumborum muscle)

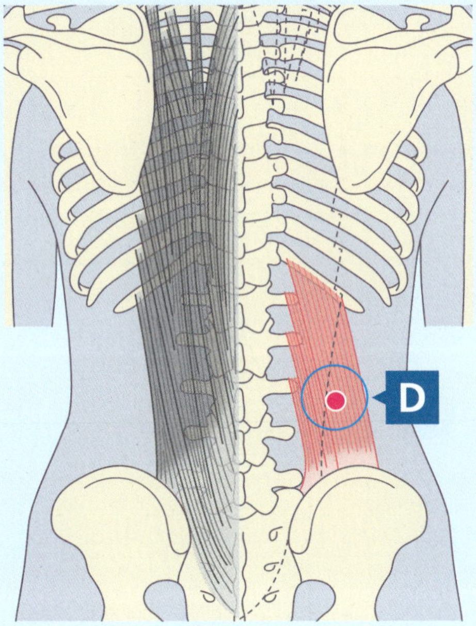

근육의 위치

늑골 하단부터 골반에 걸쳐 존재하며, 몸통을 측굴할 때 긴장하는 근육

T존

요추 극돌기의 가쪽 3~5cm 정도의 영역(척주기립근의 바깥쪽 가장자리)

수기치료

요추 극돌기의 가쪽 3~5cm 정도의 영역을 수직으로 3초 정도 압력을 가한다.

TP침

요추 극돌기의 가쪽 3~5cm 정도의 영역을 40mm(0.16)로 5~10mm 정도 수직으로 자입

기타 연관 통증 부위

배부, 둔부, 복부 등

TRIGGER ZONE E

이상근
(piriform muscle)

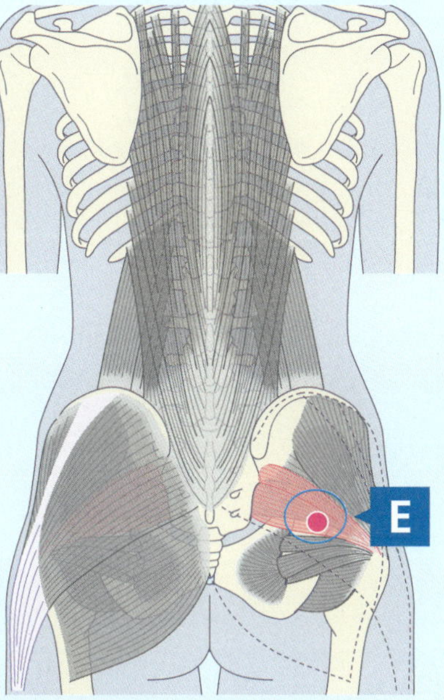

근육의 위치

천골에서 대전자를 향해 존재하며, 고관절을 외회전할 때 긴장하는 근육

T존

미골 하단과 대전자를 잇는 선의 중앙 부근

수기치료

미골 하단과 대전자를 잇는 선의 중앙 부근을 수직으로 3초 정도 압력을 가한다.

TP침

미골 하단과 대전자를 잇는 선의 중앙 부근을 40mm(0.16)로 10mm 정도 자입

기타 연관 통증 부위

둔부, 대퇴 후면 등

TRIGGER ZONE F

대둔근
(gluteus maximus muscle)

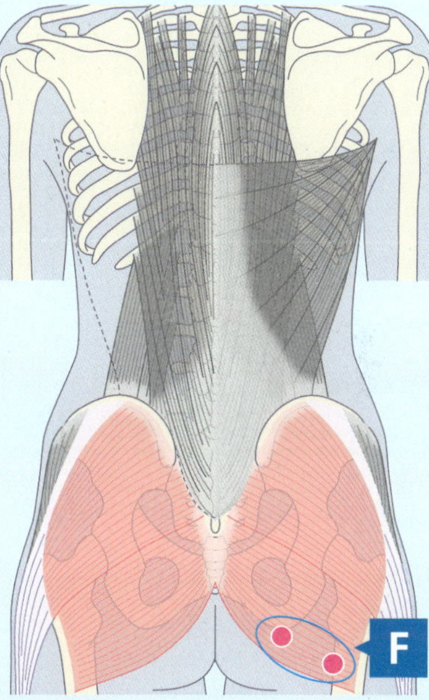

근육의 위치

둔부 전체에 존재하며, 고관절을 신전시킬 때 긴장하는 근육

T존

둔구(gluteal sulcus) 부근

수기치료

둔구 부근을 수직으로 3초 정도 압력을 가한다.

TP침

둔구 부근을 40mm(0.16)로 5~10mm 정도 자입

기타 연관 통증 부위

요부, 둔부, 대퇴 후면 등

PAINFUL PART **35**

대퇴 안쪽 통증

「대퇴 안쪽 통증」은 임상에서 그림에 있는 3가지의 근육 중, 어떤 근육의 손상이 원인이라고 생각할 수 있다. A. 내전근군, B. 내측광근, C. 봉공근의 순서로 각 근육의 통증유발영역에 압력을 가해 연관 통증이 재현되는 근육을 치료한다.

통증 부위

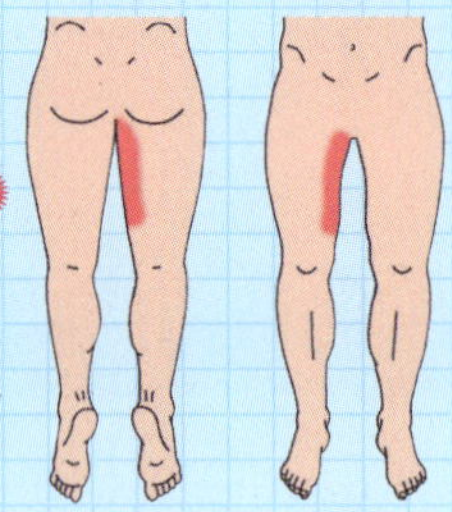

다른 증상이 있는 경우

특별히 없음

A 내전근군 통증유발영역

B 내측광근 통증유발영역

C 봉공근 통증유발영역

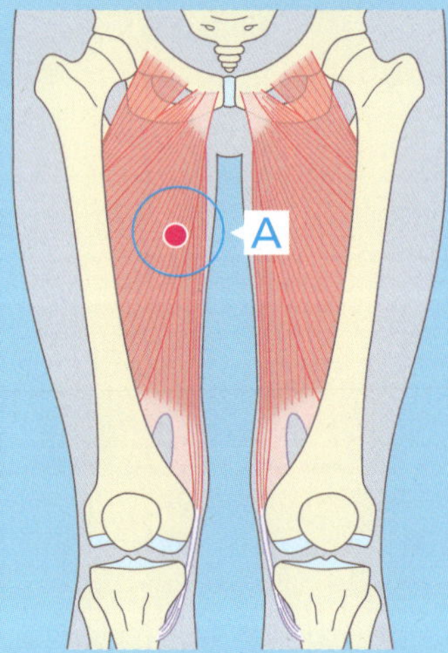

TRIGGER POINT MAP

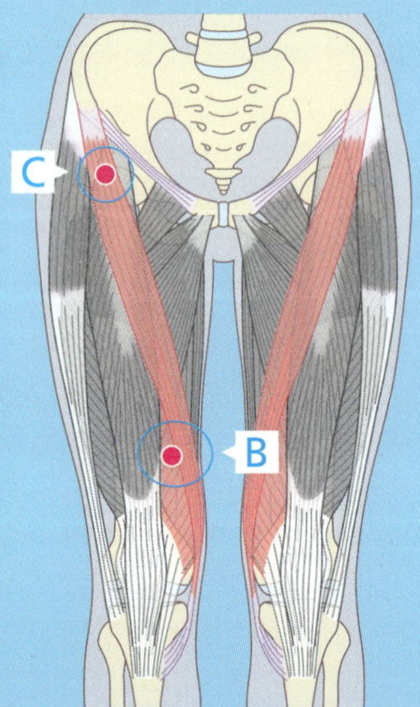

TRIGGER ZONE A

내전근군

(adductor muscles)

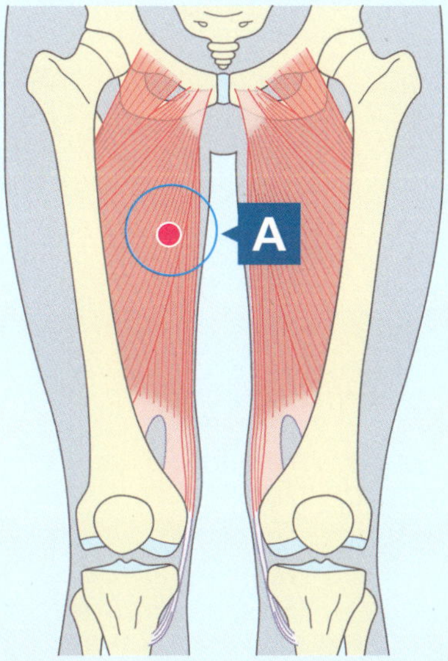

근육의 위치

대퇴 안쪽에 존재하며, 고관절을 내전할 때 긴장하는 근육

T존

대퇴 안쪽

수기치료

대퇴 안쪽을 수직으로 3초 정도 압력을 가한다.

TP침

대퇴 안쪽을 40mm(0.16)로 5~10mm 정도 자입

기타 연관 통증 부위

둔부, 대퇴 전면 등

TRIGGER ZONE B

내측광근

(vastus medialis muscle)

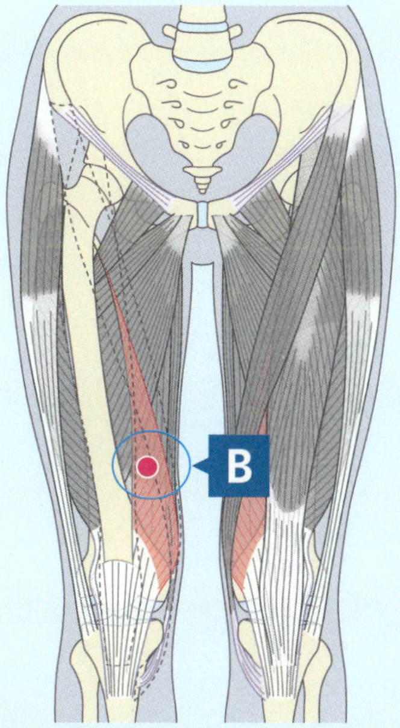

근육의 위치

대퇴 전면 안쪽에 존재하며, 슬관절을 신전할 때 긴장하는 근육

T존

대퇴 안쪽(슬개골 안쪽 위각에서 3횡지 위) 부근

수기치료

대퇴 안쪽을 수직으로 3초 정도 압력을 가한다.

TP침

대퇴 안쪽을 40mm(0.16)로 5mm 정도 자입

기타 연관 통증 부위

대퇴 전면 등

TRIGGER ZONE C

봉공근

(sartorius muscle)

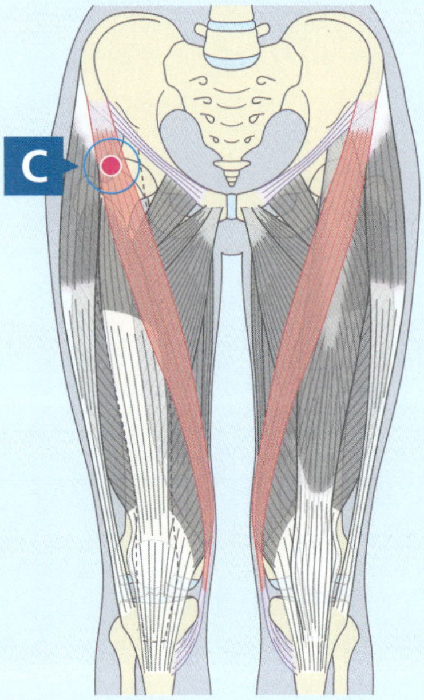

근육의 위치

대퇴 전면에 존재하며, 고관절을 굴곡 · 외회전시킬 때 긴장하는 근육

T존

상전장골극의 안쪽 아래

수기치료

상전장골극의 안쪽 아래를 수직으로 3초 정도 압력을 가한다.

TP침

상전장골극의 안쪽 아래를 40mm(0.16)로 5mm 정도 자입

기타 연관 통증 부위

슬관절, 대퇴 전면 등

PAINFUL PART

36 무릎 전면 통증 (무릎 통증 1)

「무릎 전면 통증」은 임상에서 그림에 있는 5개의 근육 중, 어떤 근육의 손상이 원인이라고 생각할 수 있다. 증상이 무릎 전면 통증뿐이라면 A. 대퇴직근, B. 내측광근, C. 내전근군, D. 봉공근, E. 외측광근 순서로 각 근육의 통증유발영역에 압력을 가해 연관 통증이 재현되는 근육을 치료한다.

무릎 전면 이외에 증상이 있는 경우, 다른 증상이 있는 경우를 참조하면 원인 근육을 처음부터 1~3개 정도로 추려낼 수 있다. 표시된 순서대로 통증유발영역에 압력을 가해 연관 통증이 재현된다면 그곳이 통증의 원인 근육이라고 생각할 수 있다.

통증 부위

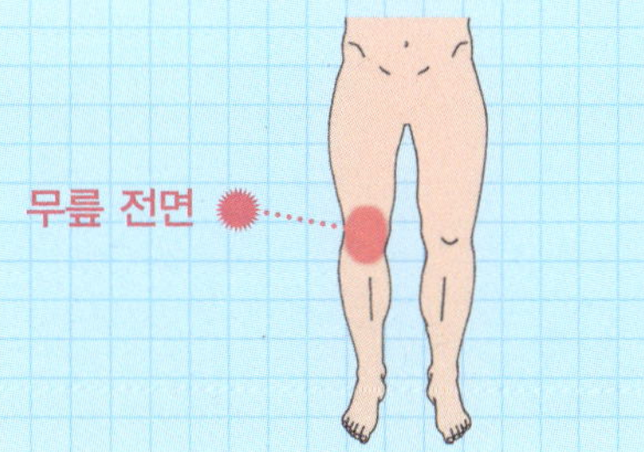

다른 증상이 있는 경우

무릎 통증(안쪽) : 내측광근, 봉공근, 내전근군

무릎 통증(가쪽) : 외측광근

무릎 통증(전체) : 대퇴직근

A 대퇴직근 통증유발영역

B 내측광근 통증유발영역

C 내전근군 통증유발영역

D 봉공근 통증유발영역

E 외측광근 통증유발영역

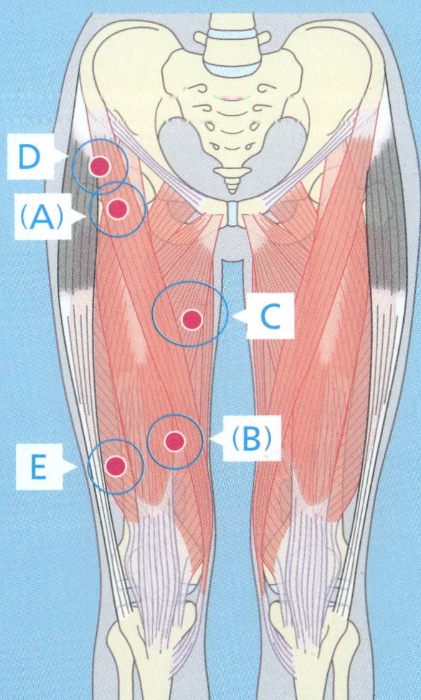

TRIGGER POINT MAP

TRIGGER ZONE A

대퇴직근

(rectus femoris muscle)

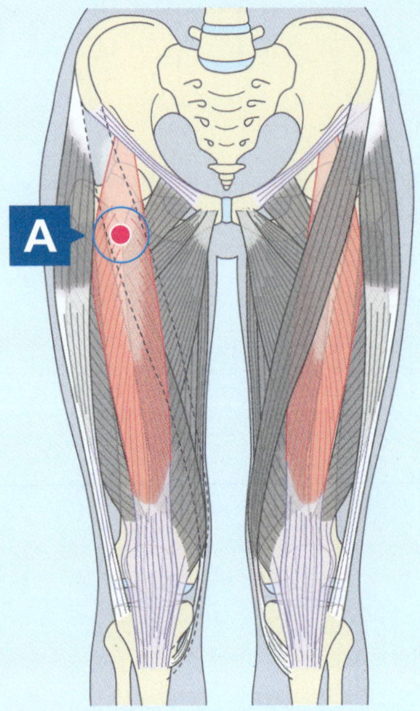

근육의 위치

대퇴 전면 중앙에 존재하며, 슬관절을 신전할 때 긴장하는 근육

T존

상전장골극의 5횡지 아래

수기치료

상전장골극의 5횡지 아래를 수직으로 3초 정도 압력을 가한다.

TP침

상전장골극의 5횡지 아래를 40mm(0.16)로 5~10mm 정도 자입

기타 연관 통증 부위

무릎 주위

TRIGGER ZONE B

내측광근

(vastus medialis muscle)

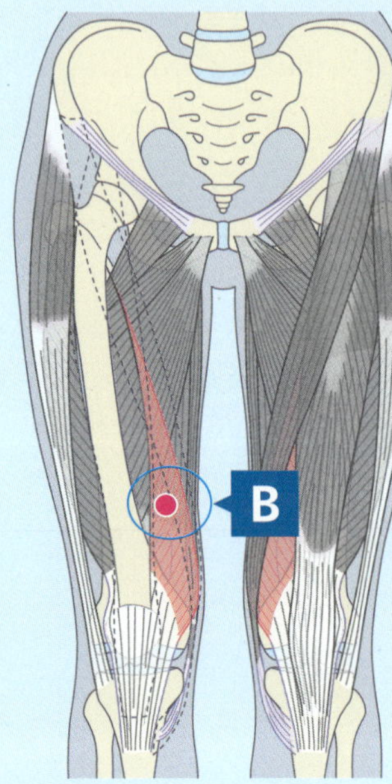

근육의 위치

대퇴 전면 안쪽에 존재하며, 슬관절을 신전할 때 긴장하는 근육

T존

대퇴 안쪽(슬개골 안쪽 위각에서 3횡지 위) 부근

수기치료

대퇴 안쪽을 수직으로 3초 정도 압력을 가한다.

TP침

대퇴 안쪽을 40mm(0.16)로 5mm 정도 자입

기타 연관 통증 부위

대퇴 전면 등

TRIGGER ZONE C

내전근군

(adductor muscles)

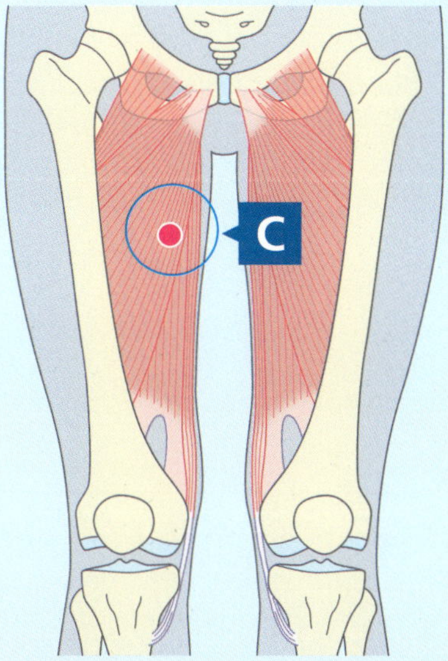

근육의 위치

대퇴 안쪽에 존재하며, 고관절을 내전할 때 긴장하는 근육

T존

대퇴 안쪽

수기치료

대퇴 안쪽을 수직으로 3초 정도 압력을 가한다.

TP침

대퇴 안쪽을 40mm(0.16)로 5~10mm 정도 자입

기타 연관 통증 부위

둔부, 대퇴 전면 등

TRIGGER ZONE D

봉공근

(sartorius muscle)

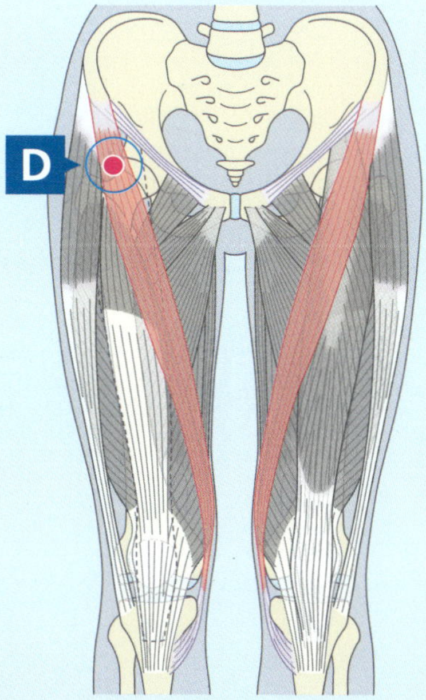

근육의 위치

대퇴 전면에 존재하며, 고관절을 굴곡·외회전시킬 때 긴장하는 근육

T존

상전장골극의 안쪽 아래

수기치료

상전장골극의 안쪽 아래를 수직으로 3초 정도 압력을 가한다.

TP침

상전장골극의 안쪽 아래를 40mm(0.16)로 5mm 정도 자입

기타 연관 통증 부위

슬관절, 대퇴 전면 등

TRIGGER ZONE

E

외측광근

(vastus lateralis muscle)

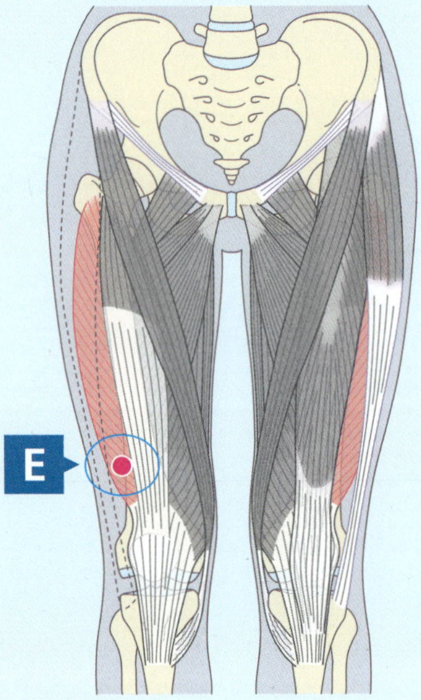

근육의 위치

대퇴 가쪽에 존재하며, 슬관절을 신전할 때 긴장하는 근육

T존

대퇴 가쪽(슬개골 가쪽 위각에서 3횡지 위) 부근

수기치료

대퇴 가쪽을 수직으로 3초 정도 압력을 가한다.

TP침

대퇴 가쪽을 40mm(0.16)로 5mm 정도 자입

기타 연관 통증 부위

대퇴 전면

PAINFUL PART **37**

무릎 후면 통증 (무릎 통증 2)

통증 부위

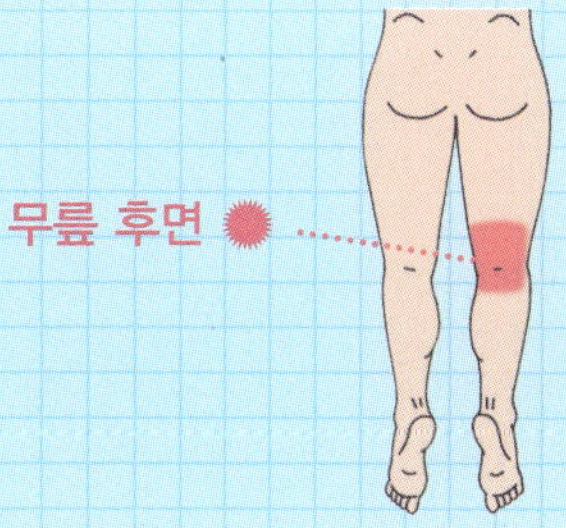

다른 증상이 있는 경우

대퇴 통증(후면) : 햄스트링

둔부 통증 : 햄스트링, 가자미근

발바닥 통증 : 가자미근, 비복근

A 슬와근 통증유발영역

B 비복근 통증유발영역

C 족저근 통증유발영역

D 햄스트링 통증유발영역

E 가자미근 통증유발영역

「무릎 후면 통증」은 임상에서 그림에 있는 5개의 근육 중, 어떤 근육의 손상이 원인이라고 생각할 수 있다. 증상이 무릎 후면 통증뿐이라면 A. 슬와근, B. 비복근, C. 족저근, D. 햄스트링, E. 가자미근의 순서로 각 근육의 통증유발점에 압력을 가해 연관 통증이 재현되는 근육을 치료한다.

무릎 후면 이외에 증상이 있는 경우, 다른 증상이 있는 경우를 참조하면 원인 근육을 처음부터 1~2개 정도로 추려낼 수 있다. 표시된 순서대로 통증유발영역에 압력을 가해 연관 통증이 재현된다면 그곳이 통증의 원인 근육이라고 생각할 수 있다.

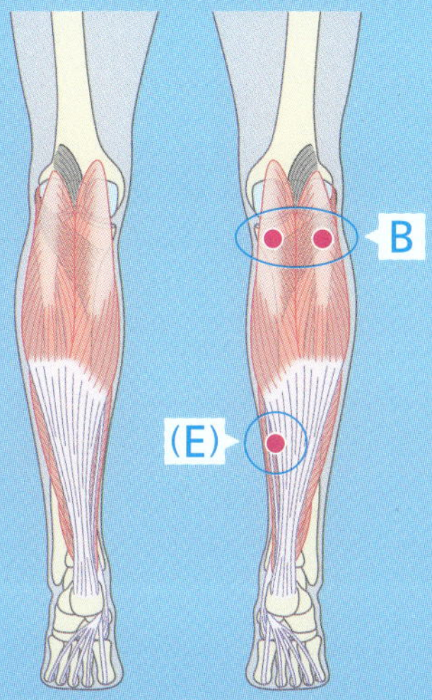

TRIGGER POINT MAP

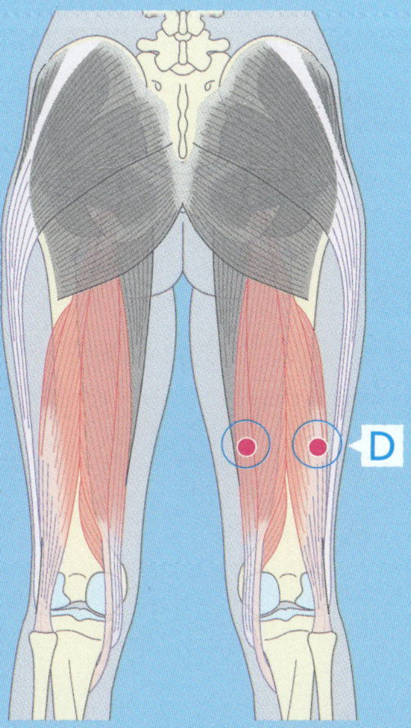

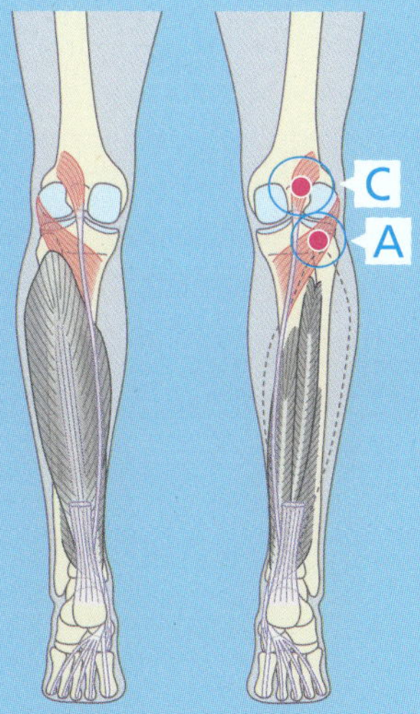

TRIGGER ZONE A

슬와근

(popliteus muscle)

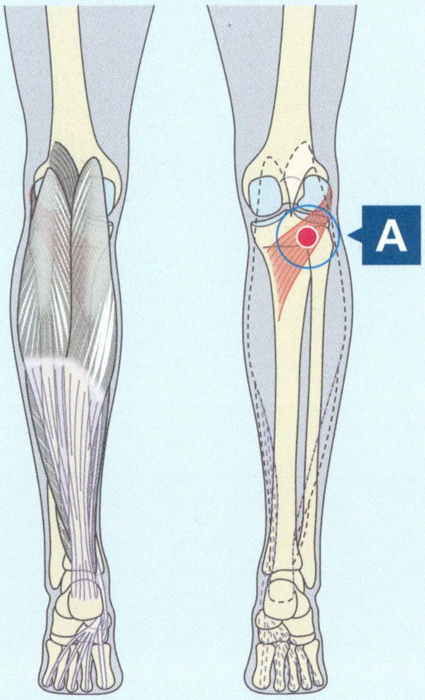

근육의 위치

무릎 후면에 존재하는 근육

T존

슬와 가쪽

수기치료

슬와 가쪽을 수직으로 깊게 3초 정도 압력을 가한다.

TP침

슬와 가쪽을 40mm(0.16)로 5~10mm 정도 자입

기타 연관 통증 부위

특별히 없음

TRIGGER ZONE B

비복근

(gastrocnemius muscle)

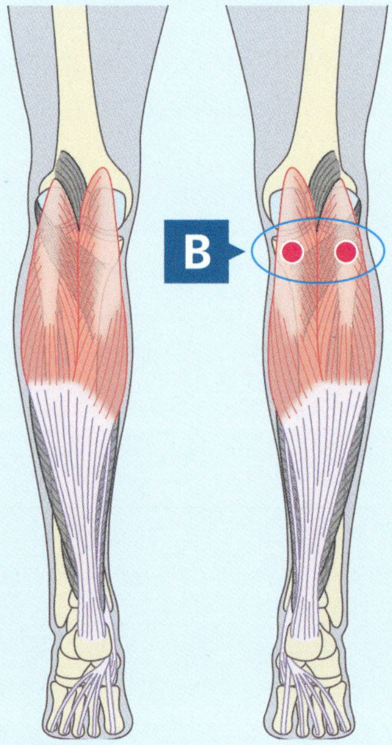

근육의 위치

대퇴 후면에 존재하며, 족관절을 족저 굴곡할 때 긴장하는 근육

T존

슬와 횡문(안쪽 · 가쪽)보다 3횡지 아래

수기치료

슬와 횡문보다 3횡지 아래를 수직으로 3초 정도 압력을 가한다.

TP침

슬와 횡문보다 3횡지 아래를 40mm(0.16)로 5mm 정도 자입

기타 연관 통증 부위

하퇴, 발바닥 등

TRIGGER ZONE C

족저근

(plantaris muscle)

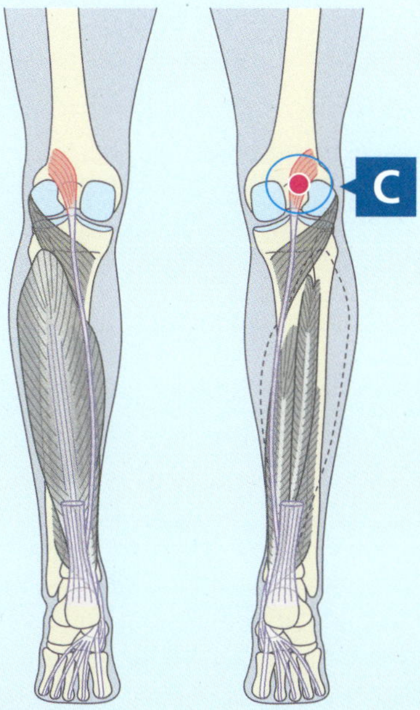

근육의 위치

무릎 후면에 존재하는 근육

T존

슬와 중앙 위쪽

수기치료

슬와 중앙 위쪽을 수직으로 깊게 3초 정도 압력을 가한다.

TP침

슬와 중앙 위쪽을 40mm(0.16)로 5~10mm 정도 자입

기타 연관 통증 부위

하퇴 후면, 엄지발가락 뒷면

TRIGGER ZONE D

햄스트링

(hamstring muscles)

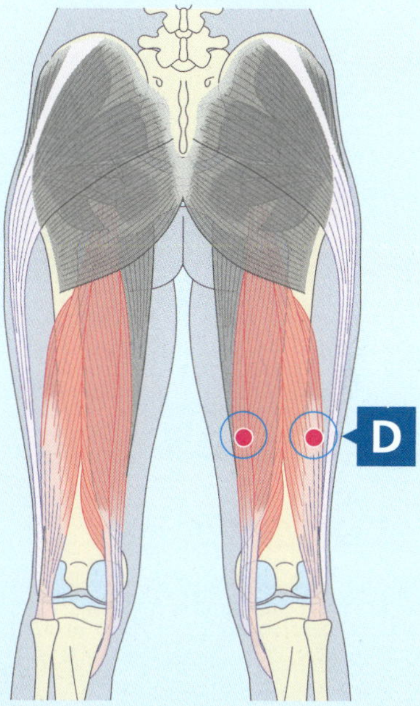

근육의 위치

대퇴 후면에 존재하며, 대퇴이두근 · 반건 · 반막양근의 3개로 이루어진 근육

T존

대퇴 후면의 중앙 내 가쪽

수기치료

대퇴 후면의 중앙 내 가쪽 부위를 수직으로 3초 정도 압력을 가한다.

TP침

대퇴 후면의 중앙 내 가쪽 부위를 40mm (0.16)로 5~10mm 정도 자입

기타 연관 통증 부위

둔부, 대퇴 측면 · 후면, 하퇴 후면 · 측면 등

TRIGGER ZONE E

가자미근

(soleus muscle)

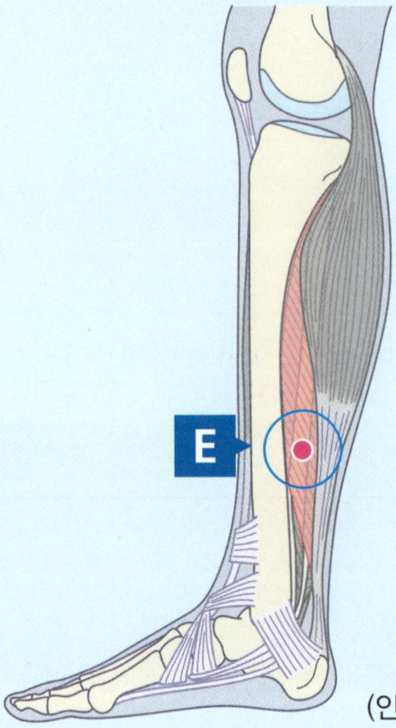

(안쪽)

근육의 위치

슬관절에서 족관절에 걸쳐 존재하며, 비복근의 심층에 있는 근육

T존

경골의 뒤쪽

수기치료

경골의 뒤쪽을 수직으로 3초 정도 압력을 가한다.

TP침

경골의 뒤쪽을 40mm(0.16)로 5~10mm 정도 자입

기타 연관 통증 부위

안면부, 요부, 하퇴 등

PAINFUL PART

하퇴 · 발 통증

38 하퇴 전면 통증 ▶p.172

39 하퇴 후면 통증 ▶p.174

40 하퇴 가쪽 통증 ▶p.179

41 족관절 통증 ▶p.182

42 발등 통증 ▶p.186

43 발바닥 통증 ▶p.190

44 발꿈치 통증 ▶p.195

PAINFUL PART

38 하퇴 전면 통증

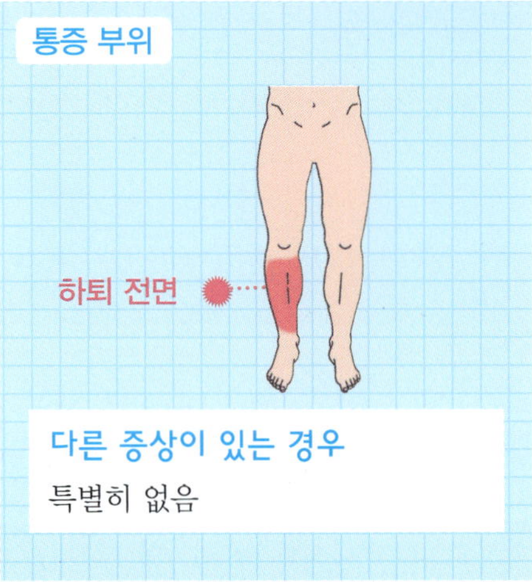

A 전경골근 통증유발영역

B 내전근군 통증유발영역

「하퇴 전면 통증」은 임상에서 그림에 있는 2가지의 근육 중, 어떤 근육의 손상이 원인이라고 생각할 수 있다. A. 전경골근, B. 내전근군 순서로 각 근육의 통증유발영역에 압력을 가해 연관 통증이 재현되는 근육을 치료한다.

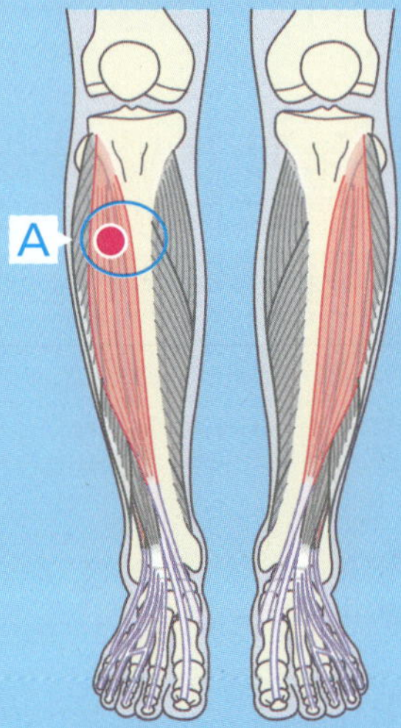

TRIGGER POINT MAP

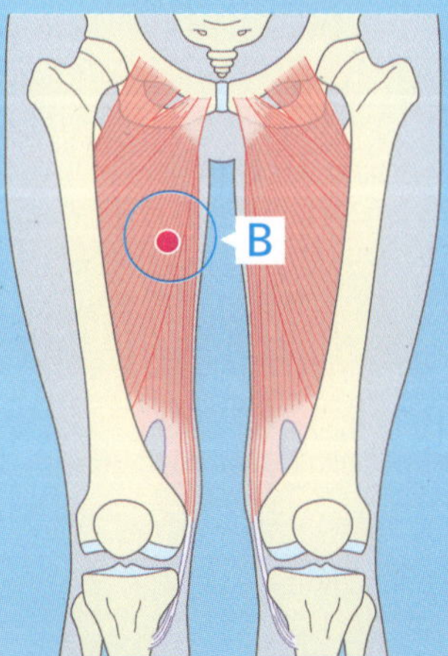

TRIGGER ZONE A

전경골근

(tibialis anterior muscle)

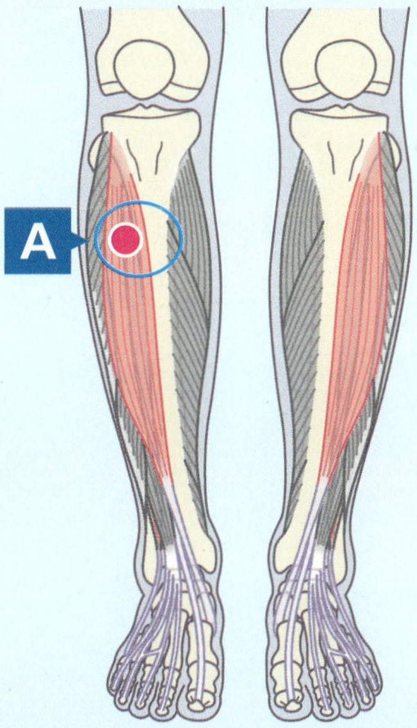

근육의 위치

하퇴 전면에 존재하며, 족관절을 배굴할 때 긴장하는 근육

T존

경골조면보다 4횡지 아래(족삼리, ST36) 부근

수기치료

경골조면보다 4횡지 아래를 수직으로 3초 정도 압력을 가한다.

TP침

경골조면보다 4횡지 아래를 40mm(0.16)로 5~10mm 정도 자입

기타 연관 통증 부위

발등, 엄지발가락 등

TRIGGER ZONE B

내전근군

(adductor muscles)

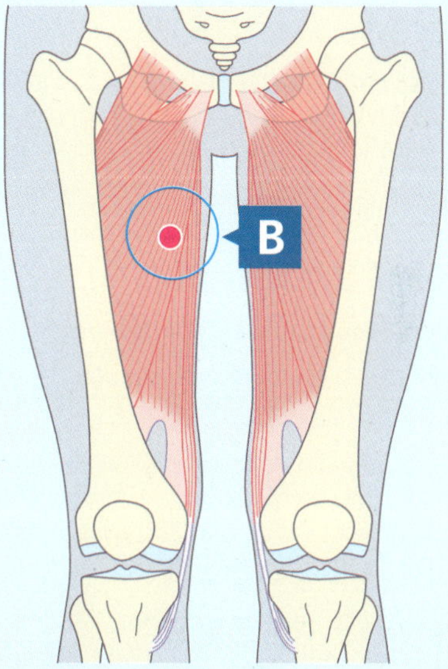

근육의 위치

대퇴 안쪽에 존재하며, 고관절을 내전할 때 긴장하는 근육

T존

대퇴 안쪽

수기치료

대퇴 안쪽을 수직으로 3초 정도 압력을 가한다.

TP침

대퇴 안쪽을 40mm(0.16)로 5~10mm 정도 자입

기타 연관 통증 부위

둔부, 대퇴 전면 등

PAINFUL PART

39 하퇴 후면 통증

통증 부위

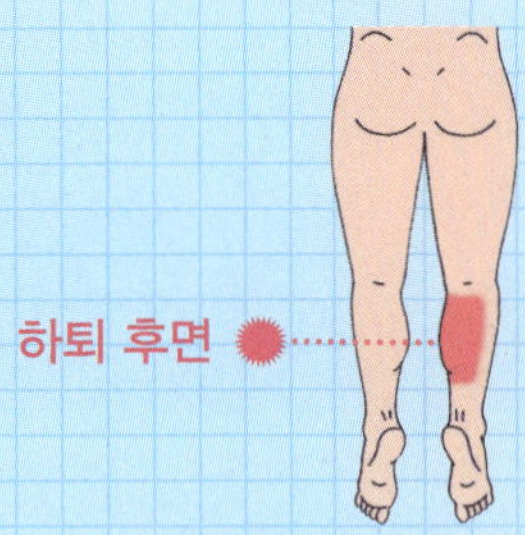

다른 증상이 있는 경우

대퇴 통증(후면) : 햄스트링

발바닥 통증 : 가자미근, 비복근, 후경골근, 장지굴근

- **A** 비복근 통증유발영역
- **B** 후경골근 통증유발영역
- **C** 가자미근 통증유발영역
- **D** 소둔근 통증유발영역
- **E** 햄스트링 통증유발영역
- **F** 족저근 통증유발영역
- **G** 장지굴근 통증유발영역

「하퇴 후면 통증」은 임상에서 그림에 있는 7개의 근육 중, 어떤 근육의 손상이 원인이라고 생각할 수 있다. 증상이 하퇴 후면 통증뿐이라면 A. 비복근, B. 후경골근, C. 가자미근, D. 소둔근, E. 햄스트링, F. 족저근, G. 장지굴근 순서로 각 근육의 통증유발영역에 압력을 가해 연관 통증이 재현되는 근육을 치료한다.

하퇴 후면 이외에 증상이 있는 경우, 다른 증상이 있는 경우를 참조하면 원인 근육을 처음부터 1~4개 정도로 추려낼 수 있다. 표시된 순서대로 통증유발영역에 압력을 가해 연관 통증이 재현된다면 그곳이 통증의 원인 근육이라고 생각할 수 있다.

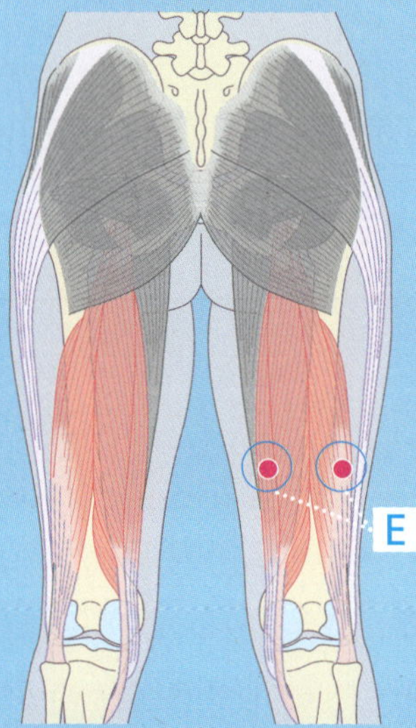

TRIGGER POINT MAP

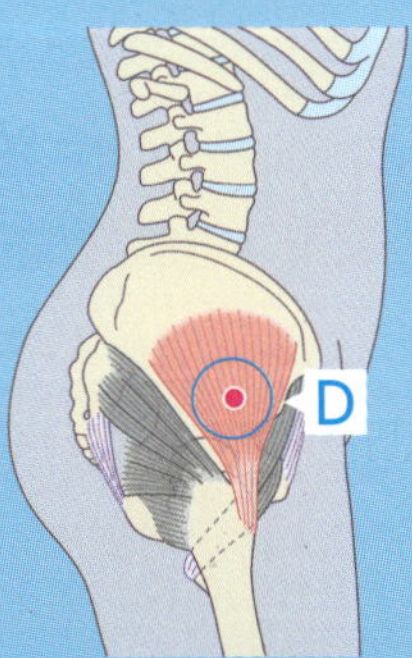

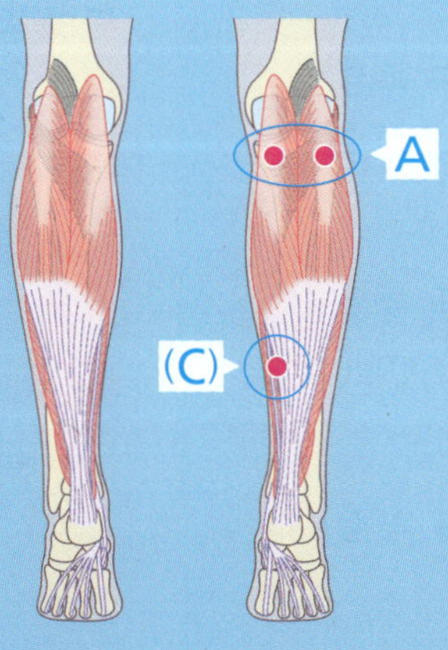

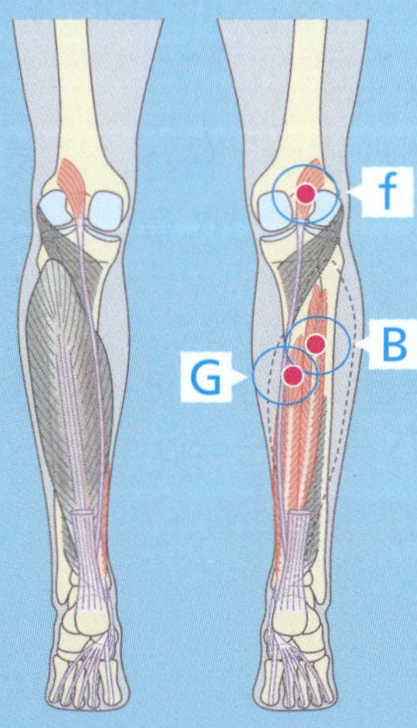

TRIGGER ZONE A

비복근

(gastrocnemius muscle)

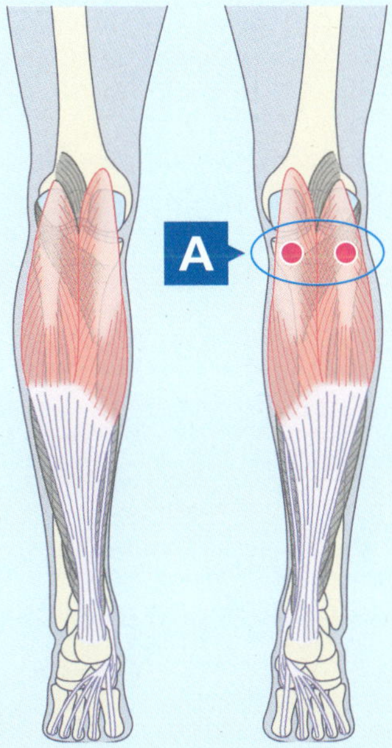

근육의 위치

하퇴 후면에 존재하며, 족관절을 족저 굴곡할 때 긴장하는 근육

T존

슬와 횡문(안쪽 · 가쪽)보다 3횡지 아래

수기치료

슬와 횡문보다 3횡지 아래를 수직으로 3초 정도 압력을 가한다.

TP침

슬와 횡문보다 3횡지 아래를 40mm(0.16)로 5mm 정도 자입

기타 연관 통증 부위

무릎 뒤, 발바닥 등

TRIGGER ZONE B

후경골근

(posterior tibial muscle)

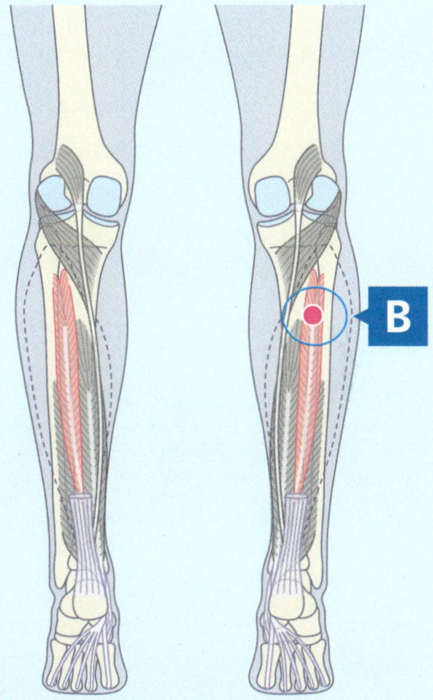

근육의 위치

하퇴 후면에 존재하며, 족관절을 되돌릴 때 긴장하는 근육

T존

경골 후면(슬와 횡문보다 5횡지 아래)

수기치료

경골 후면을 수직으로 깊게 3초 정도 압력을 가한다.

TP침

경골 후면을 40mm(0.16)로 10~20mm 정도 자입

기타 연관 통증 부위

무릎 뒤

TRIGGER ZONE C

가자미근

(soleus muscle)

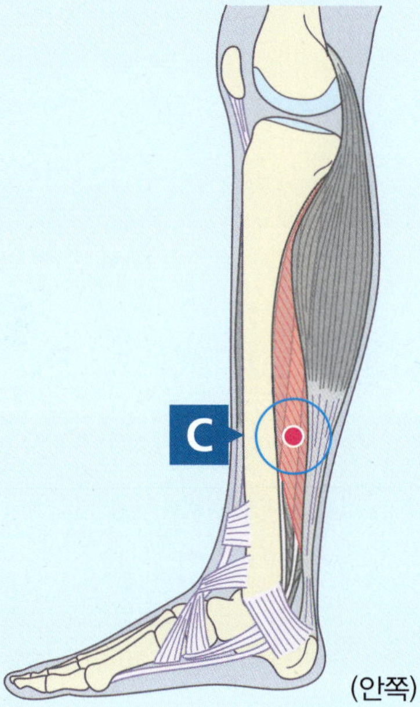

근육의 위치

슬관절에서 족관절에 걸쳐 존재하며, 비복근의 심층에 있는 근육

T존

경골의 뒤쪽

수기치료

경골의 뒤쪽을 수직으로 3초 정도 압력을 가한다.

TP침

경골의 뒤쪽을 40mm(0.16)로 5~10mm 정도 자입

기타 연관 통증 부위

안면부, 요부, 발꿈치 등

TRIGGER ZONE D

소둔근

(gluteus minimus muscle)

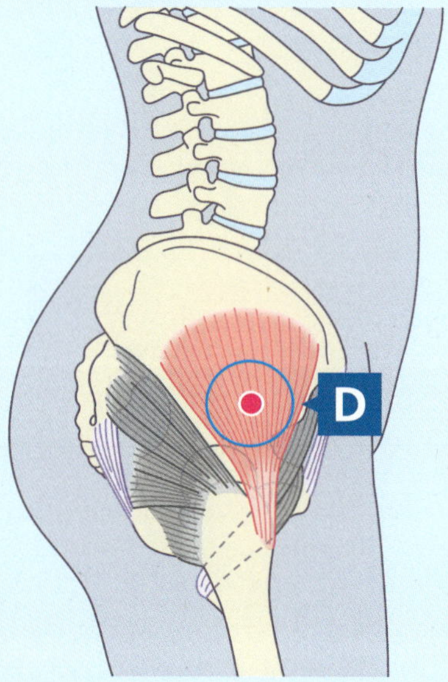

근육의 위치

둔부의 가쪽(대전자 위)에 존재하며, 고관절을 외전할 때 긴장하는 근육

T존

대전자의 위쪽

수기치료

대전자의 위쪽을 수직으로 3초 정도 압력을 가한다.

TP침

대전자의 위쪽을 50mm(0.18)로 10~30mm 정도 자입

기타 연관 통증 부위

둔부, 대퇴 측면 · 후면, 하퇴 측면 등

TRIGGER ZONE E

햄스트링

(hamstring muscles)

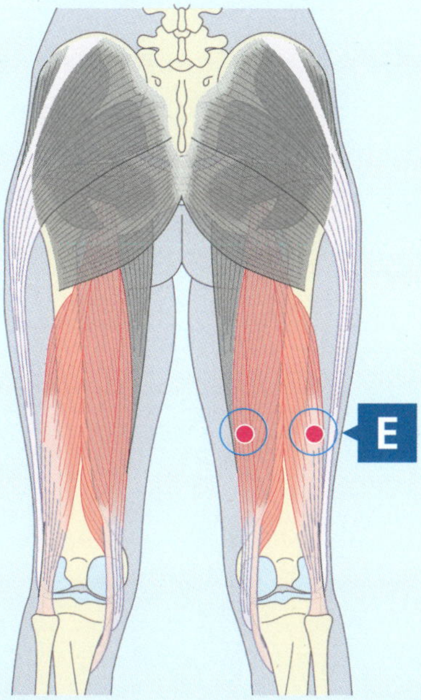

근육의 위치

대퇴 후면에 존재하며, 대퇴이두근 · 반건 · 반막양근의 3개로 이루어진 근육

T존

대퇴 후면의 중앙 내 가쪽

수기치료

대퇴 후면의 중앙 내 가쪽 부위를 수직으로 3초 정도 압력을 가한다.

TP침

대퇴 후면의 중앙 내 가쪽 부위를 40mm (0.16)로 5~10mm 정도 자입

기타 연관 통증 부위

둔부, 대퇴 측면 · 후면, 하퇴 측면 등

TRIGGER ZONE F

족저근

(plantaris muscle)

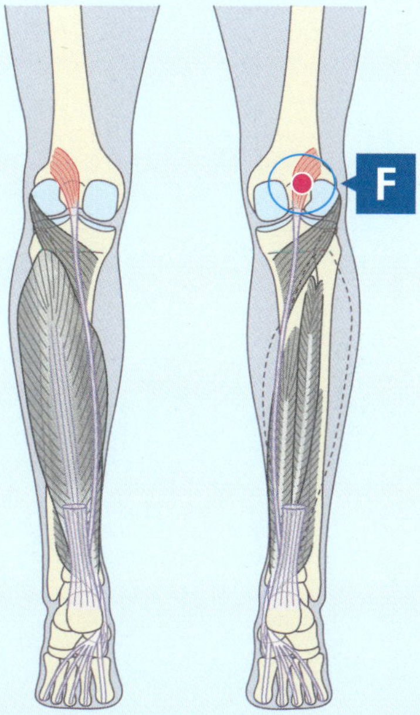

근육의 위치

무릎 후면에 존재하는 근육

T존

슬와 중앙 위쪽

수기치료

슬와 중앙 위쪽을 수직으로 깊게 3초 정도 압력을 가한다.

TP침

슬와 중앙 위쪽을 40mm(0.16)로 5~10mm 정도 자입

기타 연관 통증 부위

무릎 뒤, 엄지발가락 뒷면

하퇴 · 발 통증

TRIGGER ZONE

G

장지굴근

(flexor digitorum longus muscle)

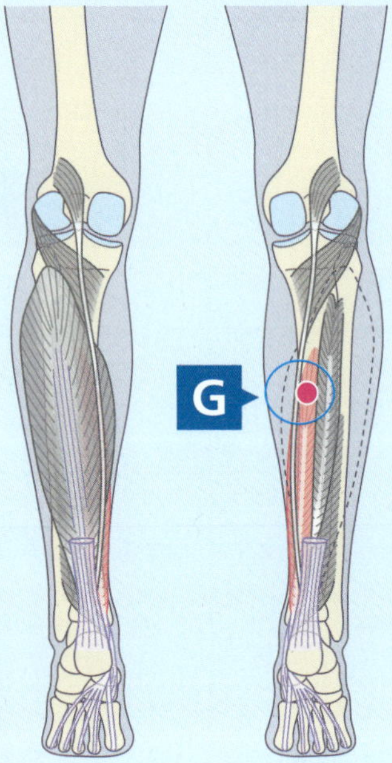

근육의 위치

하퇴 후면에 존재하며, 제2~5지 또는 족관절을 족저 굴곡할 때 긴장하는 근육

T존

경골 후면 중앙 부근

수기치료

경골 후면 중앙을 수직으로 깊게 3초 정도 압력을 가한다.

TP침

경골 후면 중앙을 40mm(0.16)로 10~20mm 정도 자입

기타 연관 통증 부위

하퇴 가쪽, 발바닥 등

ADVICE

하퇴 통증에 대해서

하퇴에 통증을 일으키는 질환은 실제로 그렇게 많지 않다. 원인으로는 ① 근육성과 ② 신경성이 있으며, ① 근육성 질환으로 구획증후군(compartment syndrome)이나 근육에서의 연관 통증이, 또 ② 신경성 질환으로는 총비골신경의 압박 등을 들 수 있다.

PAINFUL PART **40**

하퇴 가쪽 통증

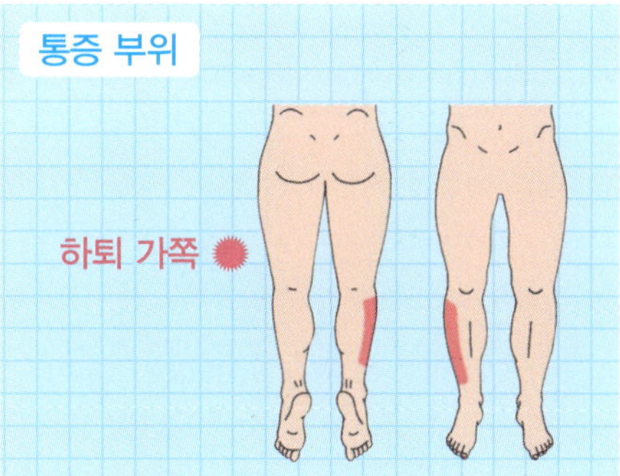

다른 증상이 있는 경우

하퇴 통증 : 소둔근, 외측광근

발바닥 통증 : 비복근

가쪽 복사 통증 : 비골근군

A 비골근군 통증유발영역

B 외측광근 통증유발영역

C 소둔근 통증유발영역

D 비복근 통증유발영역

「하퇴 가쪽 통증」은 임상에서 그림에 있는 4개의 근육 중, 어떤 근육의 손상이 원인이라고 생각할 수 있다. 증상이 하퇴 가쪽 통증뿐이라면 A. 비골근군, B. 외측광근, C. 소둔근, D. 비복근 순서로 각 근육의 통증유발영역에 압력을 가해 연관 통증이 재현되는 근육을 치료한다.

하퇴 가쪽 이외에 증상이 있는 경우, 다른 증상이 있는 경우를 참조하면 원인 근육을 처음부터 1~2개 정도로 추려낼 수 있다. 표시된 순서대로 통증유발영역에 압력을 가해 연관 통증이 재현된다면 그곳이 통증의 원인 근육이라고 생각할 수 있다.

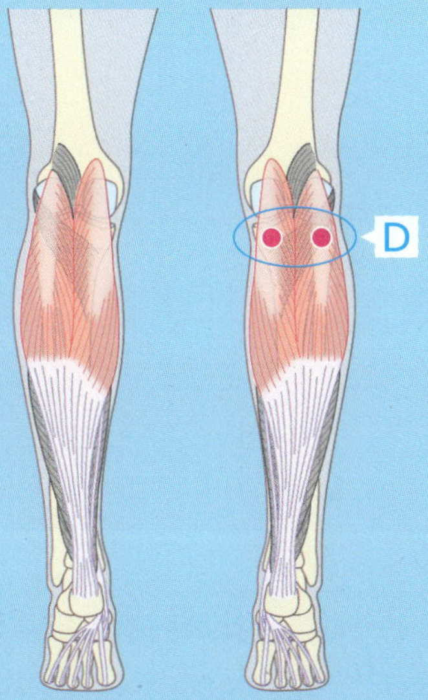

TRIGGER POINT MAP

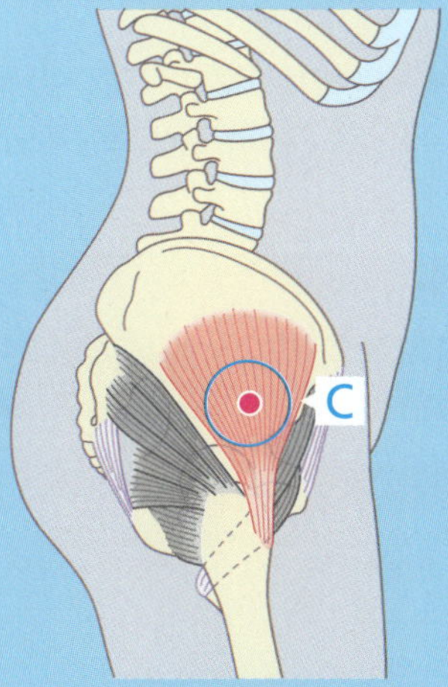

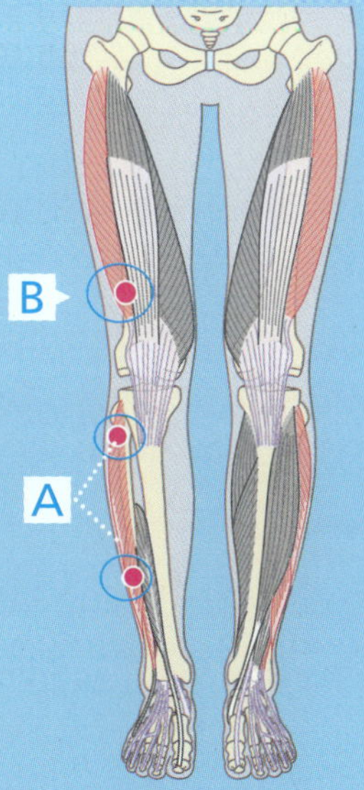

TRIGGER ZONE A

비골근군

(peroneal muscles)

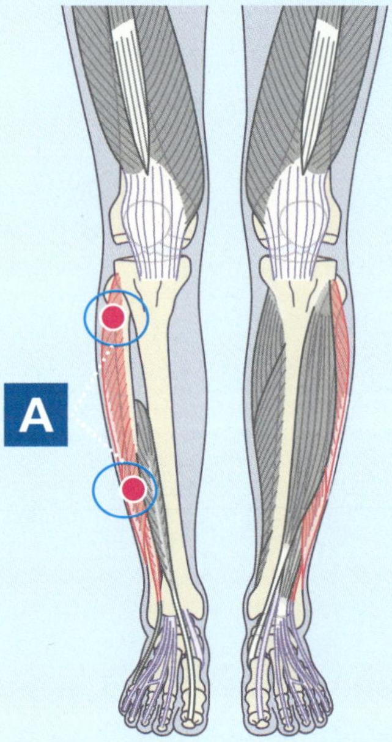

근육의 위치

하퇴 가쪽에 존재하는 근육

T존

하퇴 가쪽(비골두의 바로 아래와 가쪽 복사의 5횡지 위)

수기치료

하퇴 가쪽을 수직으로 3초 정도 압력을 가한다.

TP침

하퇴 가쪽을 40mm(0.16)로 5mm 정도 자입

기타 연관 통증 부위

발등, 가쪽 복사, 발바닥 등

TRIGGER ZONE B

외측광근

(vastus lateralis muscle)

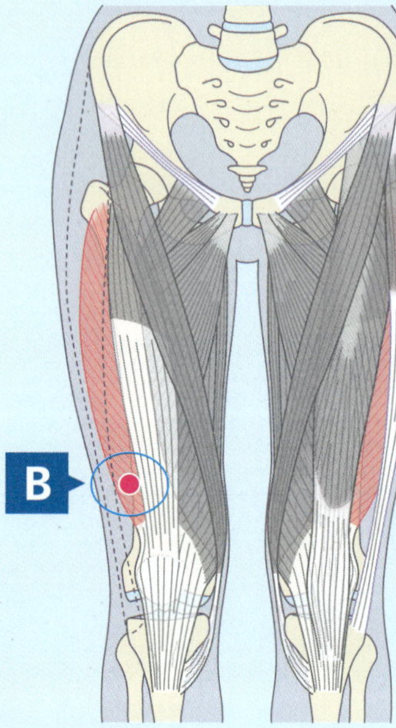

근육의 위치

대퇴 가쪽에 존재하며, 슬관절을 신전할 때 긴장하는 근육

T존

대퇴 가쪽(슬개골 가쪽 위각에서 3횡지 위) 부근

수기치료

대퇴 가쪽을 수직으로 3초 정도 압력을 가한다.

TP침

대퇴 가쪽을 40mm(0.16)로 5mm 정도 자입

기타 연관 통증 부위

대퇴 전면

TRIGGER ZONE C

소둔근

(gluteus minimus muscle)

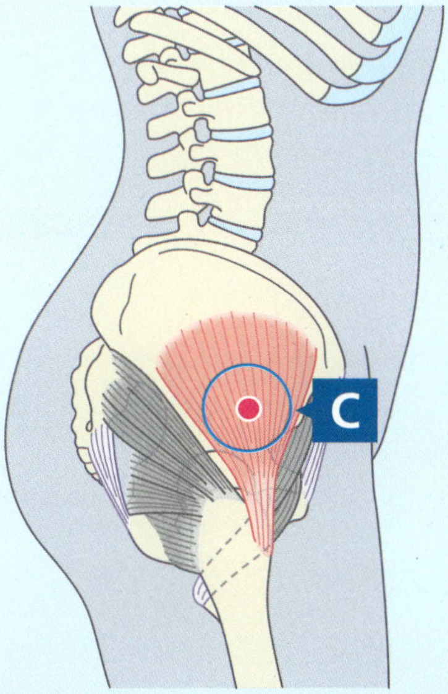

근육의 위치

둔부의 가쪽(대전자 위)에 존재하며, 고관절을 외전했을 때 긴장하는 근육

T존

대전자의 위쪽

수기치료

대전자의 위쪽을 수직으로 3초 정도 압력을 가한다.

TP침

대전자의 위쪽을 50mm(0.18)로 10~30mm 정도 자입

기타 연관 통증 부위

둔부, 대퇴 측면·후면, 하퇴 후면 등

TRIGGER ZONE D

비복근

(gastrocnemius muscle)

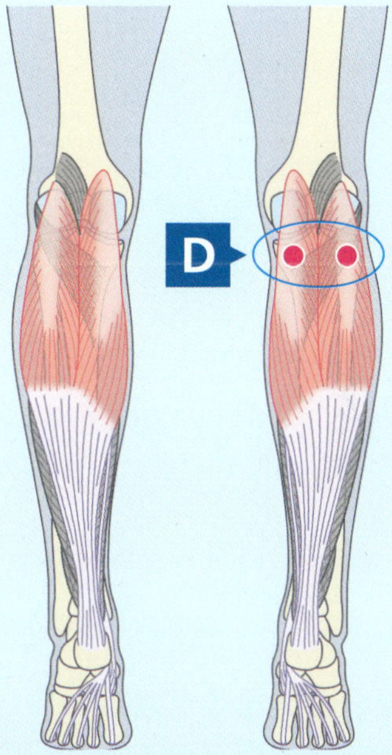

근육의 위치

하퇴 후면에 존재하며, 족관절을 족저 굴곡할 때 긴장하는 근육

T존

슬와 횡문(안쪽·가쪽)보다 3횡지 아래

수기치료

슬와 횡문보다 3횡지 아래를 수직으로 3초 정도 압력을 가한다.

TP침

슬와 횡문보다 3횡지 아래를 40mm(0.16)로 5mm 정도 자입

기타 연관 통증 부위

무릎 뒤, 발바닥 등

PAINFUL PART

족관절 통증 41

통증 부위

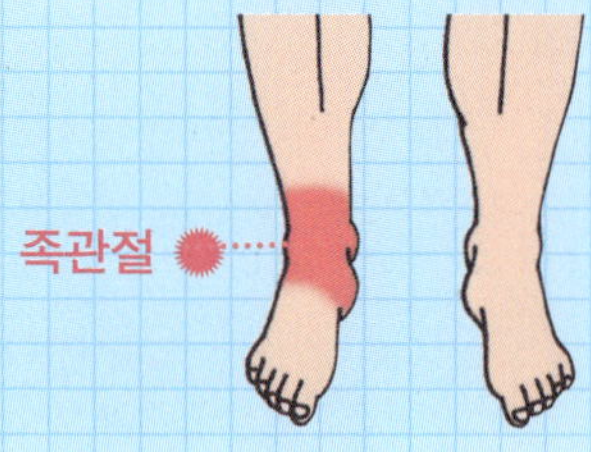

다른 증상이 있는 경우

하퇴 통증 : 비골근군, 가자미근, 장지굴근, 전경골근

무지 통증 : 장무지굴근, 무지외전근

발바닥 통증 : 가자미근, 장지굴근

- **A** 비골근군 통증유발영역
- **B** 가자미근 통증유발영역
- **C** 장지굴근 통증유발영역
- **D** 전경골근 통증유발영역
- **E** 장무지굴근 통증유발영역
- **F** 무지외전근 통증유발영역

「족관절 통증」은 임상에서 그림에 있는 6개의 근육 중, 어떤 근육의 손상이 원인이라고 생각할 수 있다. 증상이 족관절 통증뿐이라면 A. 비골근군, B. 가자미근, C. 장지굴근, D. 전경골근, E. 장무지굴근, F. 무지외전근 순서로 각 근육의 통증유발영역에 압력을 가해 연관 통증이 재현되는 근육을 치료한다.

족관절 이외에 증상이 있는 경우, 다른 증상이 있는 경우를 참조하면 원인 근육을 처음부터 2~4개 정도로 추려낼 수 있다. 표시된 순서대로 통증유발영역에 압력을 가해 연관 통증이 재현된다면 그곳이 통증의 원인 근육이라고 생각할 수 있다.

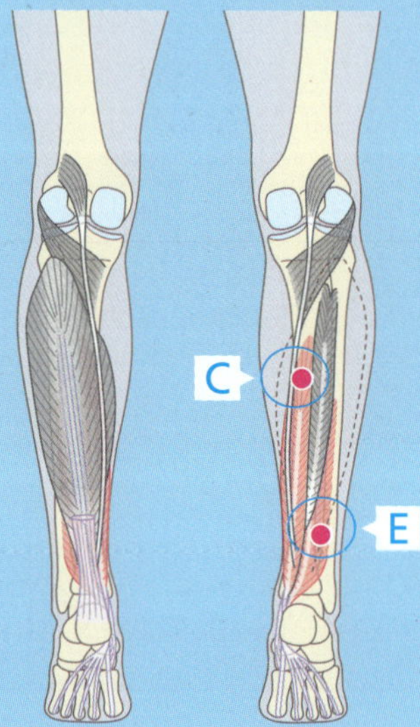

TRIGGER POINT MAP

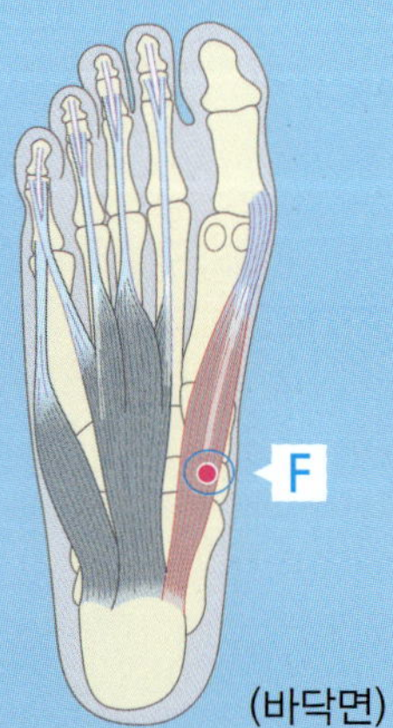

(바닥면)

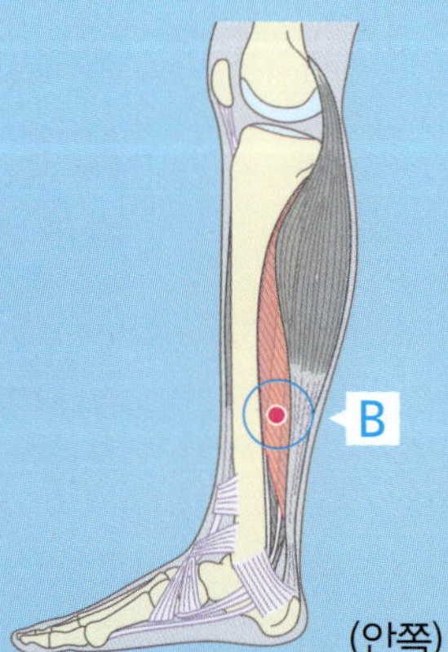

(안쪽)

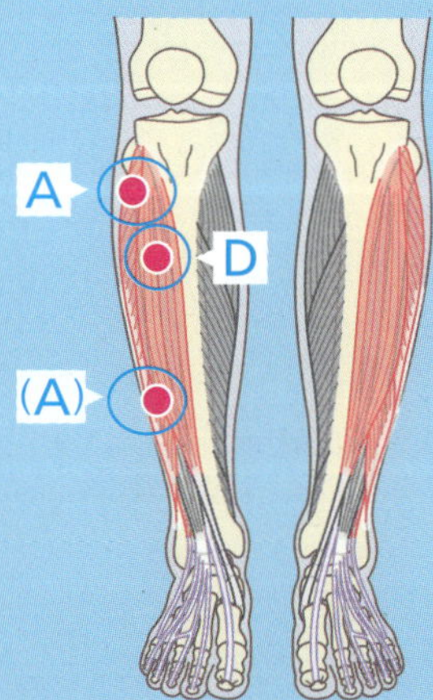

TRIGGER ZONE A

비골근군

(peroneal muscles)

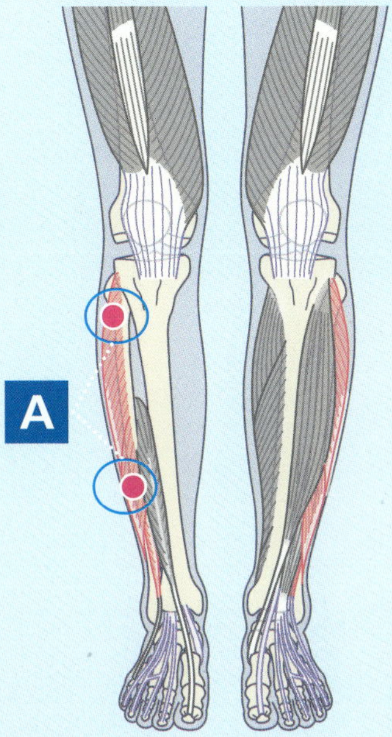

근육의 위치

하퇴 가쪽에 존재하는 근육

T존

하퇴 가쪽(비골두의 바로 아래와 가쪽 복사의 5횡지 위)

수기치료

하퇴 가쪽을 수직으로 3초 정도 압력을 가한다.

TP침

하퇴 가쪽을 40mm(0.16)로 5mm 정도 자입

기타 연관 통증 부위

하퇴, 발등, 가쪽 복사, 발바닥 등

TRIGGER ZONE B

가자미근

(soleus muscle)

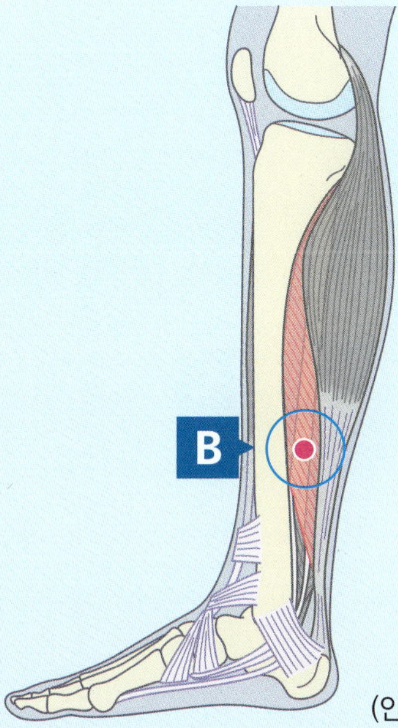

근육의 위치

슬관절에서 족관절에 걸쳐 존재하며, 비복근의 심층에 있는 근육

T존

경골의 뒤쪽

수기치료

경골의 뒤쪽을 수직으로 3초 정도 압력을 가한다.

TP침

경골의 뒤쪽을 40mm(0.16)로 5~10mm 정도 자입

기타 연관 통증 부위

안면부, 요부, 하퇴 등

TRIGGER ZONE C

장지굴근

(flexor digitorum longus muscle)

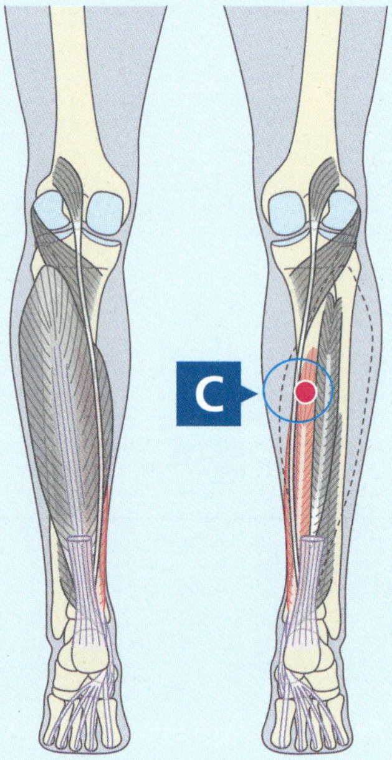

근육의 위치

하퇴 후면에 존재하며, 제2~5지 또는 족관절을 족저 굴곡할 때 긴장하는 근육

T존

경골 후면 중앙 부근

수기치료

경골 후면 중앙을 수직으로 깊게 3초 정도 압력을 가한다.

TP침

경골 후면 중앙을 40mm(0.16)로 10~20mm 정도 자입

기타 연관 통증 부위

하퇴 가쪽, 발바닥 등

TRIGGER ZONE D

전경골근

(tibialis anterior muscle)

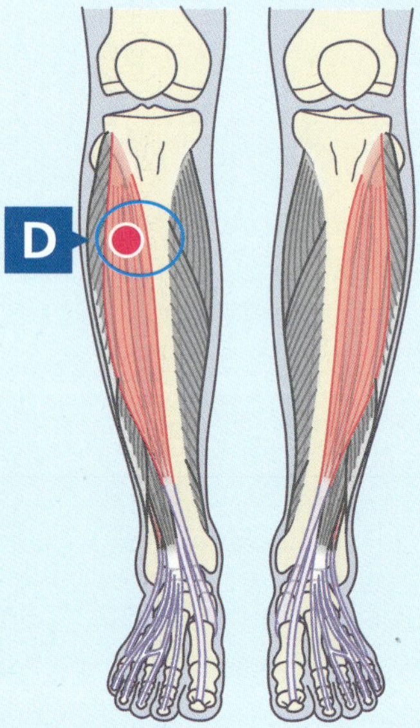

근육의 위치

하퇴 전면에 존재하며, 족관절을 배굴할 때 긴장하는 근육

T존

경골조면보다 4횡지 아래(족삼리) 부근

수기치료

경골조면보다 4횡지 아래를 수직으로 3초 정도 압력을 가한다.

TP침

경골조면보다 4횡지 아래를 40mm(0.16)로 5~10mm 정도 자입

기타 연관 통증 부위

발등, 엄지발가락 뒷면

TRIGGER ZONE E

장무지굴근

(flexor hallucis longus muscle)

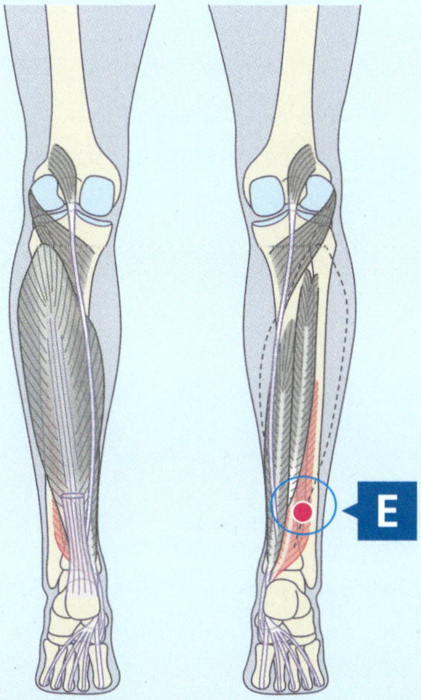

근육의 위치

비골 중앙보다 말초 쪽에 존재하며, 무지를 굴곡할 때 긴장하는 근육

T존

비골 후면 아래 2/3 부근

수기치료

비골 후면 아래 2/3 부근을 수직으로 깊게 3초 정도 압력을 가한다.

TP침

비골 후면 아래 2/3 부근을 40mm(0.16)로 5~10mm 정도 자입

기타 연관 통증 부위

엄지발가락 뒷면

TRIGGER ZONE F

무지외전근

(abductor hallucis muscle)

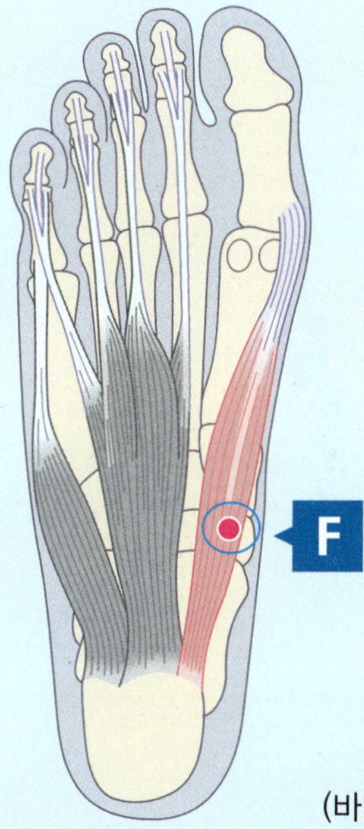

(바닥면)

근육의 위치

발바닥에 있으며 발꿈치에서 3횡지 정도 앞에 존재하고, 무지를 외전시킬 때 긴장하는 근육

T존

종골 내측돌기에서 3횡지 정도 앞

수기치료

종골 내측돌기에서 3횡지 정도 앞을 수직으로 3초 정도 압력을 가한다.

TP침

종골 내측돌기에서 3횡지 정도 앞을 40mm (0.16)로 5mm 정도 자입

기타 연관 통증 부위

발바닥, 발꿈치

PAINFUL PART

42

발등 통증

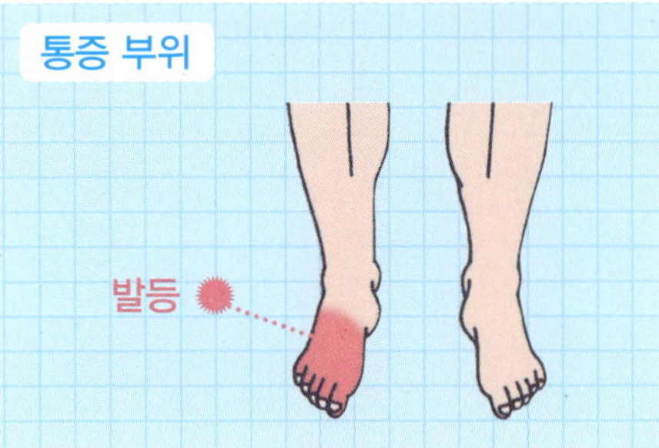

다른 증상이 있는 경우

무지 통증 : 단무지신근, 장무지신근

하퇴 통증 : 장무지신근, 장지신근, 전경골근

A 장지신근 통증유발영역
B 전경골근 통증유발영역
C 장무지신근 통증유발영역
D 단지신근 통증유발영역
E 단무지신근 통증유발영역
F 배측골간근 통증유발영역

「발등 통증」은 임상에서 그림에 있는 6개의 근육 중, 어떤 근육의 손상이 원인이라고 생각할 수 있다. 증상이 발등 통증뿐이라면 A. 장지신근, B. 전경골근, C. 장무지신근, D. 단지신근, E. 단무지신근, F. 배측골간근 순서로 각 근육의 통증유발영역에 압력을 가해 연관 통증이 재현되는 근육을 치료한다.

발등 이외에 증상이 있는 경우, 다른 증상이 있는 경우를 참조하면 원인 근육을 처음부터 2~3개 정도로 추려낼 수 있다. 표시된 순서대로 통증유발영역에 압력을 가해 연관 통증이 재현된다면 그곳이 통증의 원인 근육이라고 생각할 수 있다.

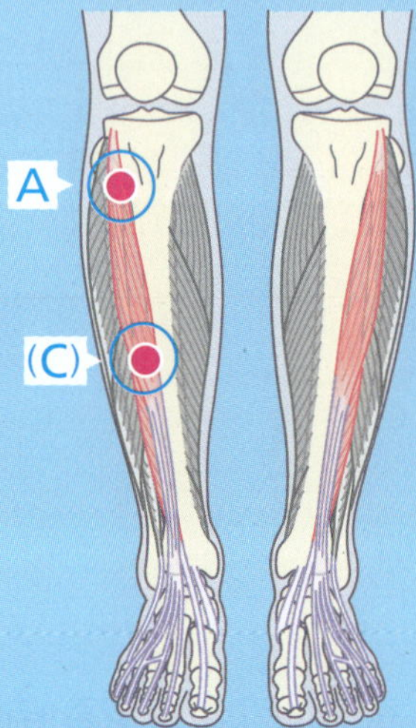

TRIGGER POINT MAP

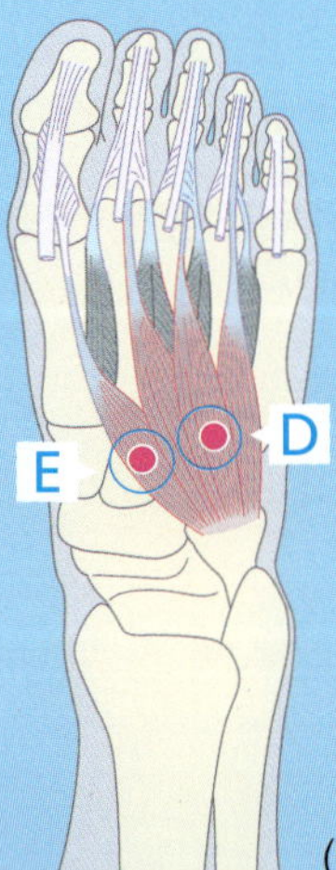

(발등면)

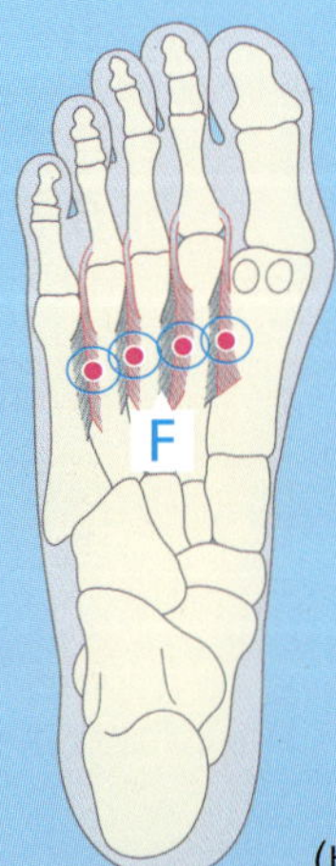

(바닥면)

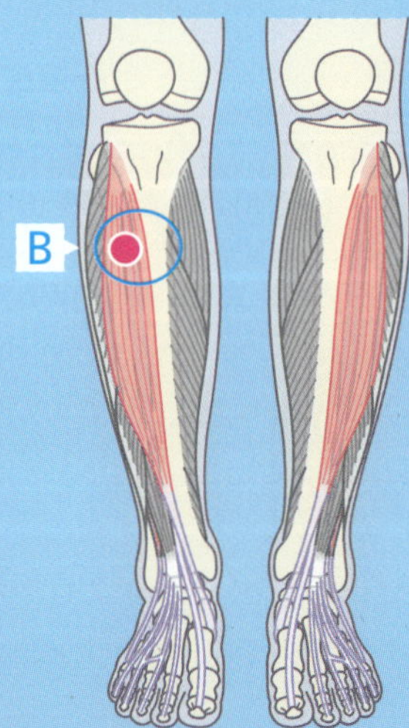

TRIGGER ZONE A

장지신근

(extensor digitorum longus muscle)

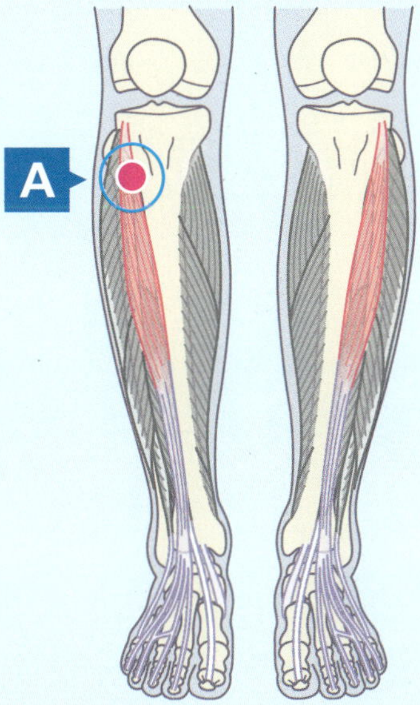

근육의 위치

하퇴 전면 중앙에서 경골과 비골 사이에 존재하며, 발가락을 신전할 때 긴장하는 근육

T존

경골과 비골 사이에 경골 가쪽 복사보다 3횡지 아래

수기치료

가쪽 복사보다 3횡지 아래를 3초 정도 압력을 가한다.

TP침

가쪽 복사보다 3횡지 아래를 40mm(0.16)로 5mm 정도 자입

기타 연관 통증 부위

하퇴 전면

TRIGGER ZONE B

전경골근

(tibialis anterior muscle)

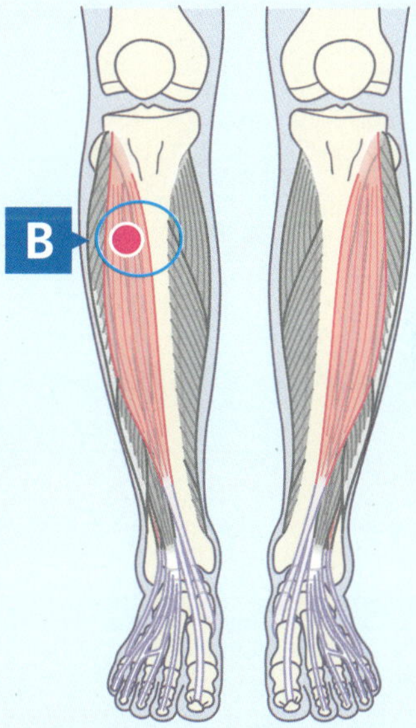

근육의 위치

하퇴 전면에 존재하며, 족관절을 배굴할 때 긴장하는 근육

T존

경골조면보다 4횡지 아래(족삼리, ST36) 부근

수기치료

경골조면보다 4횡지 아래를 수직으로 3초 정도 압력을 가한다.

TP침

경골조면보다 4횡지 아래를 40mm(0.16)로 5~10mm 정도 자입

기타 연관 통증 부위

하퇴, 엄지발가락 등

TRIGGER ZONE C

장무지신근

(extensor hallucis longus muscle)

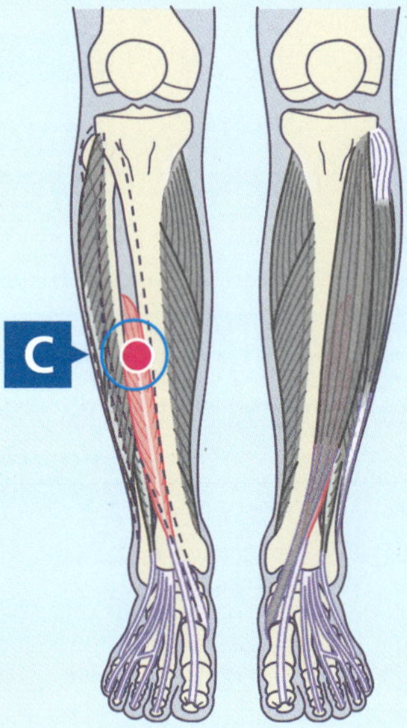

근육의 위치

하퇴 전면 중앙에서 경골과 비골 사이에 존재하며, 무지를 신전할 때 긴장하는 근육

T존

하퇴 전면 중앙에서 경골과 비골 사이

수기치료

경골과 비골 사이를 3초 정도 깊게 압력을 가한다.

TP침

경골과 비골 사이를 40mm(0.16)로 5~10mm 정도 자입

기타 연관 통증 부위

엄지발가락 등

TRIGGER ZONE D

단지신근

(extensor digitorum brevis muscle)

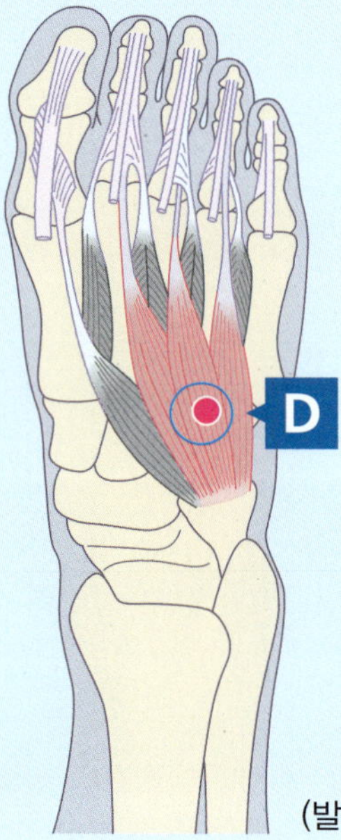

(발등면)

근육의 위치

발등에 존재하며, 발가락을 신전할 때 긴장하는 근육

T존

거골보다 3횡지 아래 부근

수기치료

거골보다 3횡지 아래를 3초 정도 깊게 압력을 가한다.

TP침

거골보다 3횡지 아래를 40mm(0.16)로 5~10mm 정도 자입

기타 연관 통증 부위

특별히 없음

TRIGGER ZONE E

단무지신근

(extensor hallucis brevis muscle)

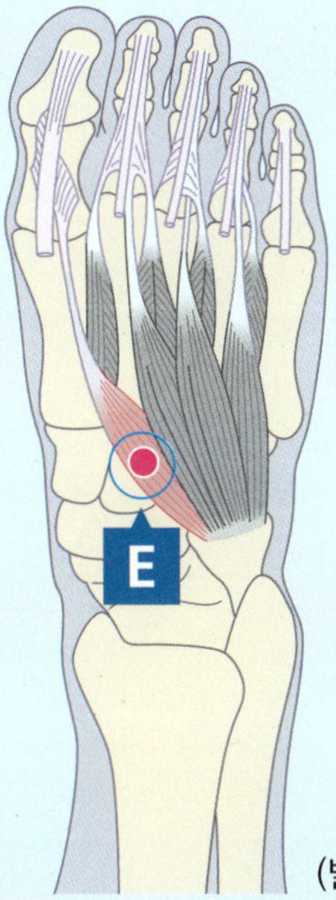

(발등면)

근육의 위치

발등에 존재하며, 무지를 신전할 때 긴장하는 근육

T존

발등의 제2-3지 연결 부위보다 4횡지 정도 위

수기치료

제2-3지의 연결 부위보다 4횡지 정도 위를 3초 정도 깊게 압력을 가한다.

TP침

제2-3지의 연결 부위보다 4횡지 정도 위를 40mm(0.16)로 5~10mm 정도 자입

기타 연관 통증 부위

엄지발가락 등

TRIGGER ZONE F

배측골간근

(dorsal interosseous muscle)

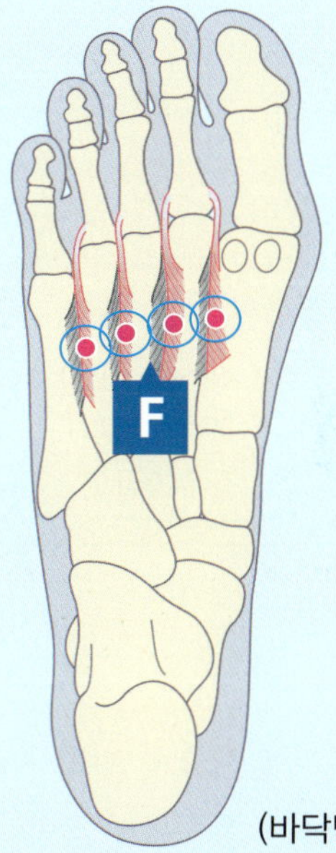

(바닥면)

근육의 위치

중족골 사이에 존재하는 근육

T존

중족골 사이

수기치료

각 중족골 사이를 3초 정도 깊게 압력을 가한다.

TP침

각 중족골 사이를 40mm(0.16)로 5~10mm 정도 자입

기타 연관 통증 부위

발가락 등

PAINFUL PART

발바닥 통증 43

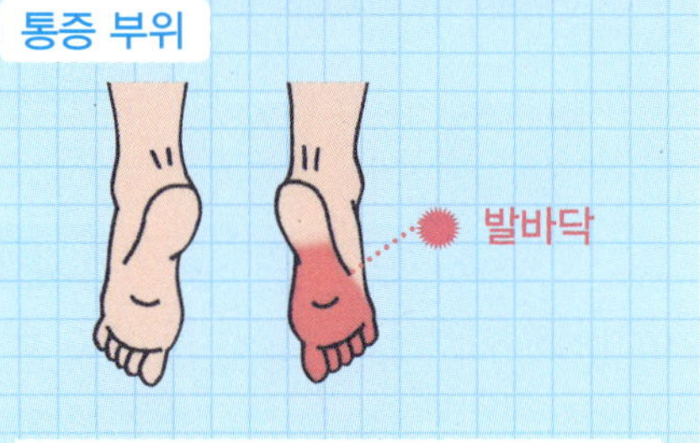

다른 증상이 있는 경우

하퇴 통증 : 비복근, 장지굴근, 장무지굴근

무지 통증 : 장무지굴근, 단무지굴근

소지 통증 : 소지외전근

A 비복근 통증유발영역
B 장지굴근 통증유발영역
C 단지굴근 통증유발영역
D 장무지굴근 통증유발영역
E 무지내전근 통증유발영역
F 단무지굴근 통증유발영역
G 소지외전근 통증유발영역

「발바닥 통증」은 임상에서 그림에 있는 7개의 근육 중, 어떤 근육의 손상이 원인이라고 생각할 수 있다. 증상이 발바닥 통증뿐이라면 A. 비복근, B. 장지굴근, C. 단지굴근, D. 장무지굴근, E. 무지내전근, F. 단무지굴근, G. 소지외전근의 순서로 각 근육의 통증유발영역에 압력을 가해 연관 통증이 재현되는 근육을 치료한다.

발바닥 이외에 증상이 있는 경우, 다른 증상이 있는 경우를 참조하면 원인 근육을 처음부터 1~3개 정도로 추려낼 수 있다. 표시된 순서대로 통증유발영역에 압력을 가해 연관 통증이 재현된다면 그곳이 통증의 원인 근육이라고 생각할 수 있다.

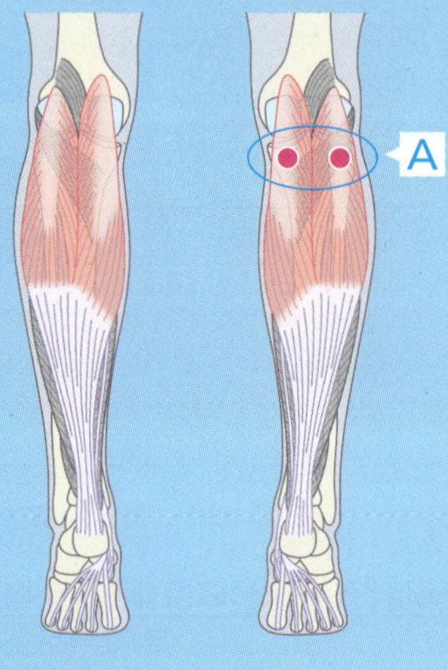

TRIGGER POINT MAP

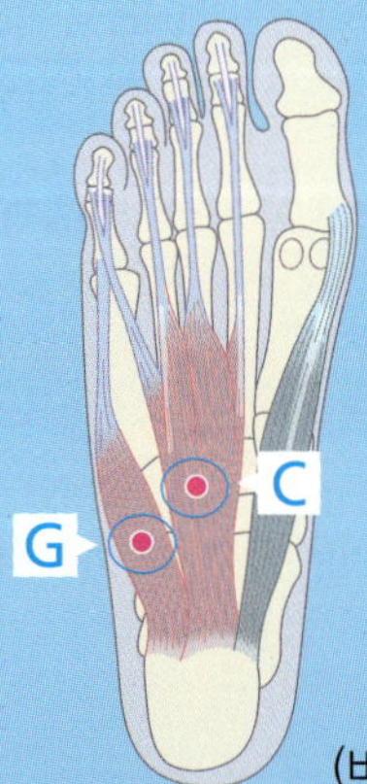

(바닥면)

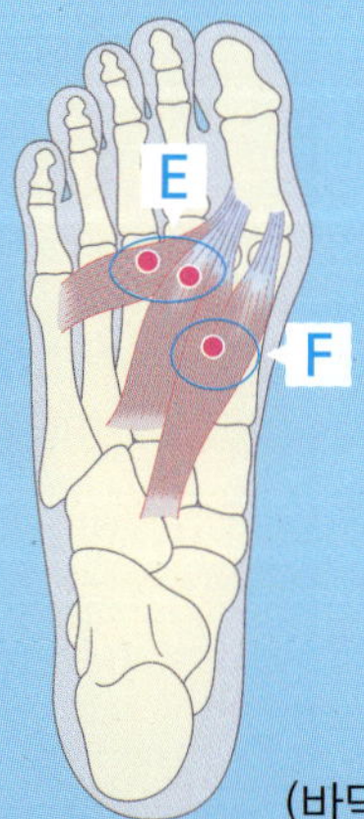

(바닥면)

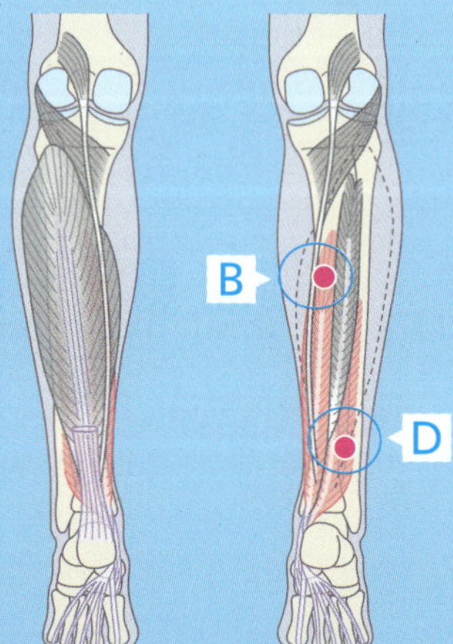

TRIGGER ZONE A

비복근

(gastrocnemius muscle)

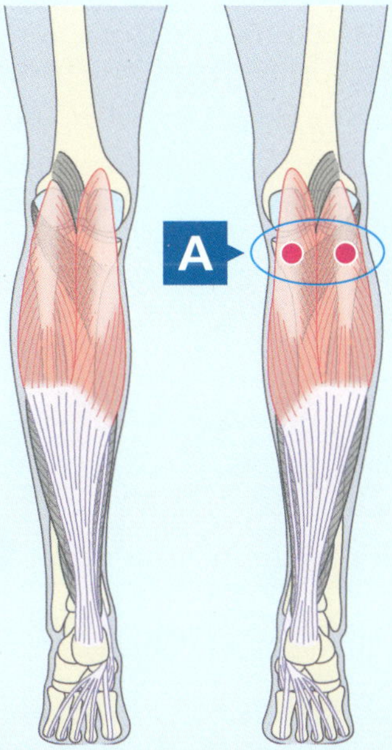

근육의 위치

하퇴 후면에 존재하며, 족관절을 족저 굴곡할 때 긴장하는 근육

T존

슬와 횡문(안쪽 · 가쪽)보다 3횡지 아래

수기치료

슬와 횡문보다 3횡지 아래를 수직으로 3초 정도 압력을 가한다.

TP침

슬와 횡문보다 3횡지 아래를 40mm(0.16)로 5mm 정도 자입

기타 연관 통증 부위

하퇴 등

TRIGGER ZONE B

장지굴근

(flexor digitorum longus muscle)

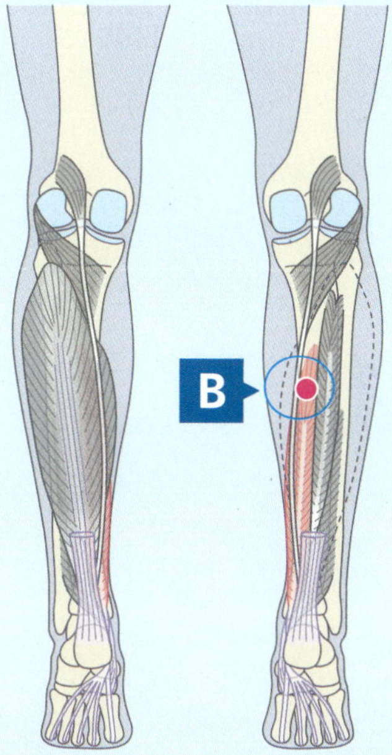

근육의 위치

하퇴 후면에 존재하며, 제2~5지 또는 족관절을 족저 굴곡할 때 긴장하는 근육

T존

경골 후면 중앙 부근

수기치료

경골 후면 중앙을 수직으로 깊게 3초 정도 압력을 가한다.

TP침

경골 후면 중앙을 40mm(0.16)로 10~20mm 정도 자입

기타 연관 통증 부위

하퇴 가쪽 등

TRIGGER ZONE C

단지굴근

(flexor digitorum brevis muscle)

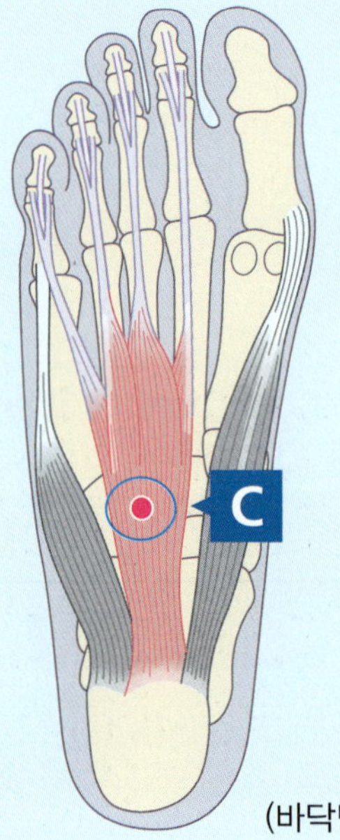

(바닥면)

근육의 위치

발바닥(족저) 중앙에 존재하며, 발가락을 굴곡할 때 긴장하는 근육

T존

발바닥 중앙

수기치료

발바닥 중앙을 수직으로 3초 정도 압력을 가한다.

TP침

발바닥 중앙을 40mm(0.18)로 5mm 정도 자입

기타 연관 통증 부위

각 발가락의 연결 부위

TRIGGER ZONE D

장무지굴근

(flexor hallucis longus muscle)

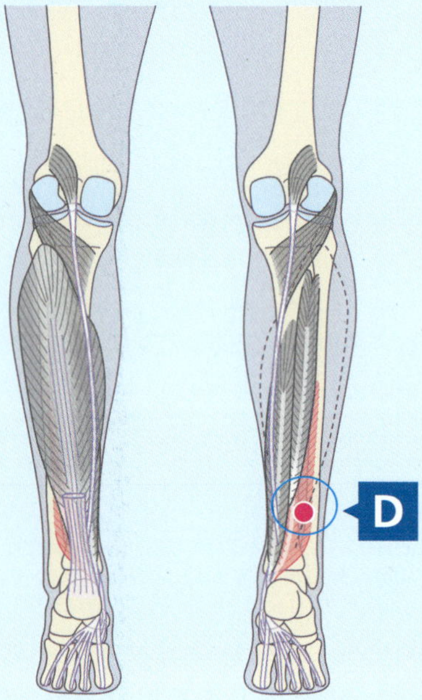

근육의 위치

비골 중앙에서 말초 쪽에 존재하며, 무지를 굴곡할 때 긴장하는 근육

T존

비골 후면 아래 2/3 부근

수기치료

비골 후면 아래 2/3 부근을 수직으로 깊게 3초 정도 압력을 가한다.

TP침

비골 후면 아래 2/3 부근을 40mm(0.16)로 5~10mm 정도 자입

기타 연관 통증 부위

엄지발가락 뒷면

TRIGGER ZONE E

무지내전근

(adductor hallucis muscle)

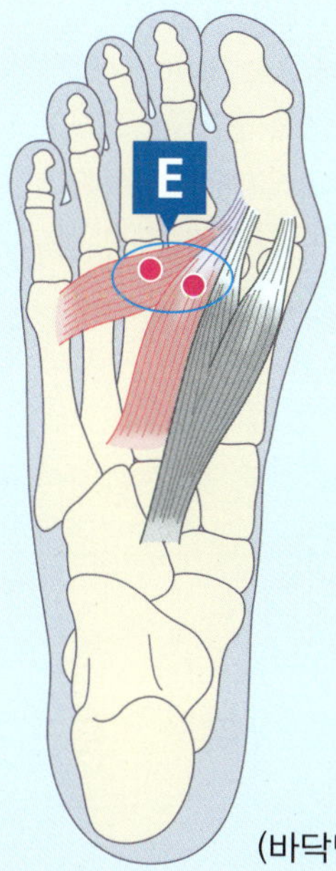

(바닥면)

근육의 위치

발바닥에 있는 제2~3지 연결 부위에서 2횡지 정도 발꿈치 쪽에 존재하며, 무지를 내전할 때 긴장하는 근육

T존

제 2~3지의 연결 부위에서 2횡지 정도 발꿈치 쪽

수기치료

제 2~3지의 연결 부위에서 2횡지 정도 발꿈치 쪽을 수직으로 깊게 3초 정도 압력을 가한다.

TP침

제 2~3지의 연결 부위에서 2횡지 정도 발꿈치 쪽을 40mm(0.18)로 5~10mm 정도 자입

기타 연관 통증 부위

엄지발가락

TRIGGER ZONE F

단무지굴근

(flexor hallucis brevis muscle)

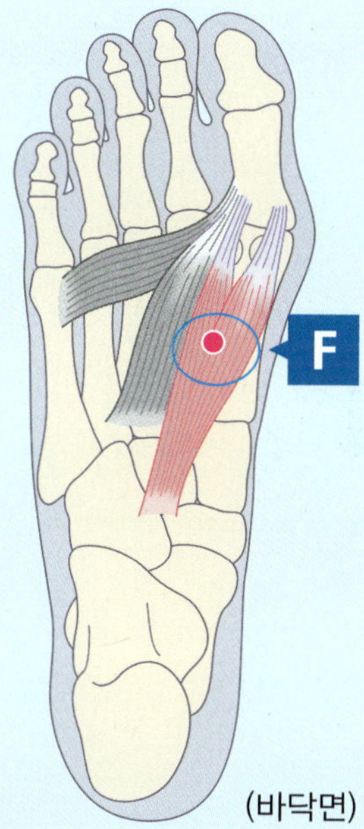

(바닥면)

근육의 위치

발바닥에 있는 무지 연결 부위에서 3횡지 정도 발꿈치 쪽에 존재하며, 무지가 굴곡할 때 긴장하는 근육

T존

무지의 연결 부위에서 3횡지 정도 발꿈치 쪽

수기치료

무지의 연결 부위에서 3횡지 정도 발꿈치 쪽을 수직으로 깊게 3초 정도 압력을 가한다.

TP침

무지의 연결 부위에서 3횡지 정도 발꿈치 쪽을 40mm(0.16)로 5~10mm 정도 자입

기타 연관 통증 부위

엄지발가락 뒷면

하퇴 · 발 통증

TRIGGER ZONE

G

소지외전근

(abductor digiti minimi muscle)

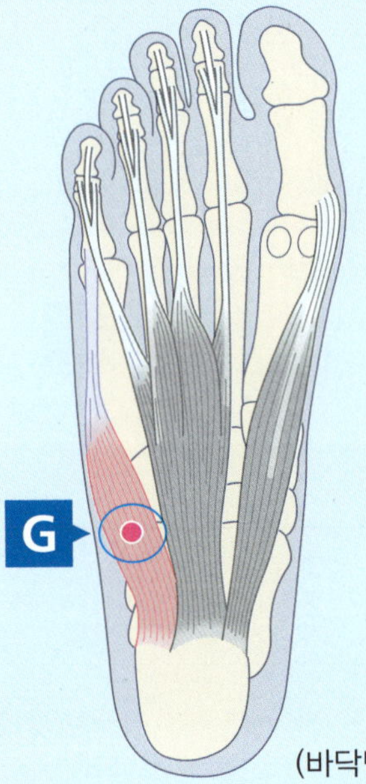

(바닥면)

근육의 위치

발바닥 소지 쪽에 있으며 발꿈치에서 3횡지 정도 앞에 존재하고, 소지를 외전시킬 때 긴장하는 근육

T존

소지 쪽에서 발꿈치부터 3횡지 정도 앞

수기치료

소지 쪽에서 발꿈치부터 3횡지 정도 앞을 수직으로 3초 정도 압력을 가한다.

TP침

소지 쪽에서 발꿈치부터 3횡지 정도 앞을 40mm(0.18)로 5mm 정도 자입

기타 연관 통증 부위

소지

ADVICE

발 통증에 대하여

발 통증은 족근관증후군이나 모튼(Morton) 신경종처럼 다리나 발 자체에 통증의 원인이 있는 경우도 있지만, 허리나 고관절, 슬관절에 원인이 있거나 당뇨병의 말초신경장애와 같이 대사질환에 의한 경우도 있다. 또한 심부정맥 혈전 등의 순환장애에 따른 것 등, 그 원인은 다양하다.

문진이나 병력 청취 등으로 통증 원인을 바르게 확인한다.

PAINFUL PART

44

발꿈치 통증

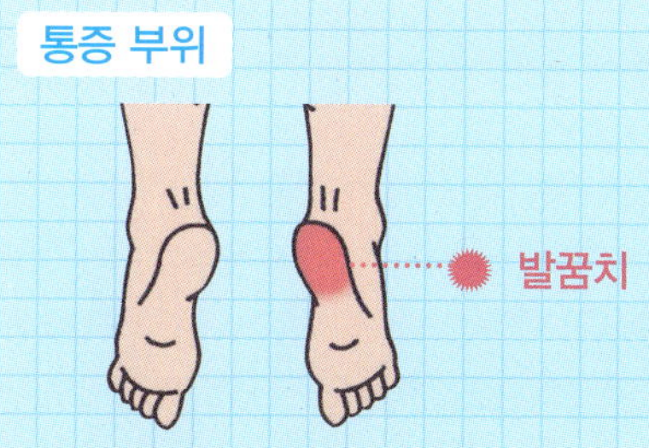

다른 증상이 있는 경우

하퇴 통증 : 가자미근

A 가자미근 통증유발영역

B 족저방형근 통증유발영역

C 무지외전근 통증유발영역

「발꿈치 통증」은 임상에서 그림에 있는 3개의 근육 중, 어떤 근육의 손상이 원인이라고 생각할 수 있다. 증상이 발꿈치 통증뿐이라면 A. 가자미근, B. 족저방형근, C. 무지외전근 순서로 각 근육의 통증유발영역에 압력을 가해 연관 통증이 재현되는 근육을 치료한다.

발꿈치 이외에 하퇴 통증도 있다면 원인 근육은 가자미근일 가능성이 크기 때문에 가자미근의 통증유발영역에 압력을 가해보면 좋을 것이다.

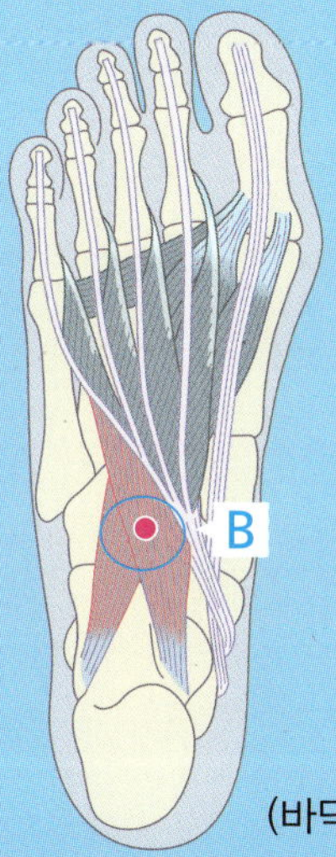

(바닥면)

TRIGGER POINT MAP

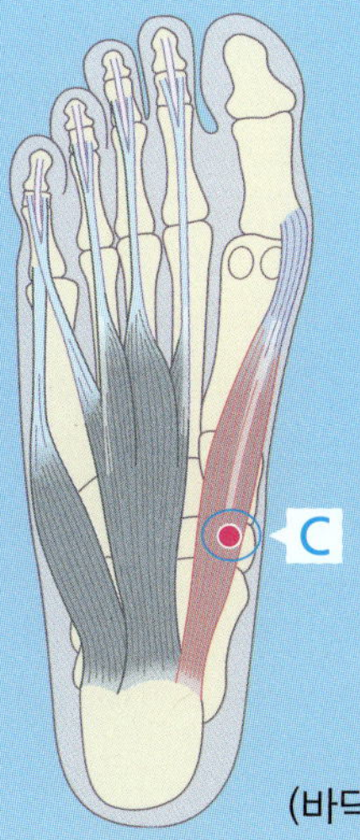

(바닥면)

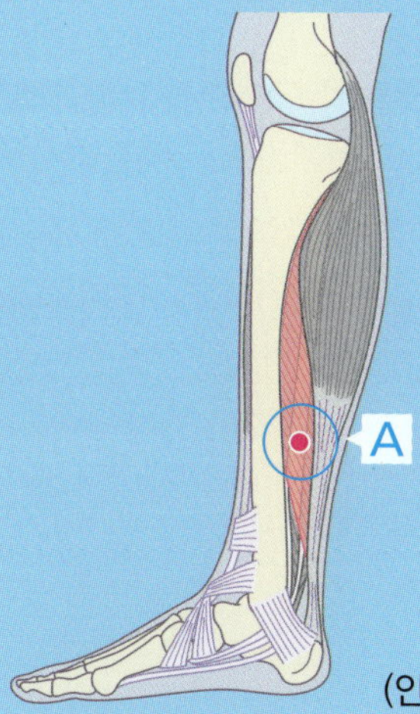

(안쪽)

TRIGGER ZONE A

가자미근

(soleus muscle)

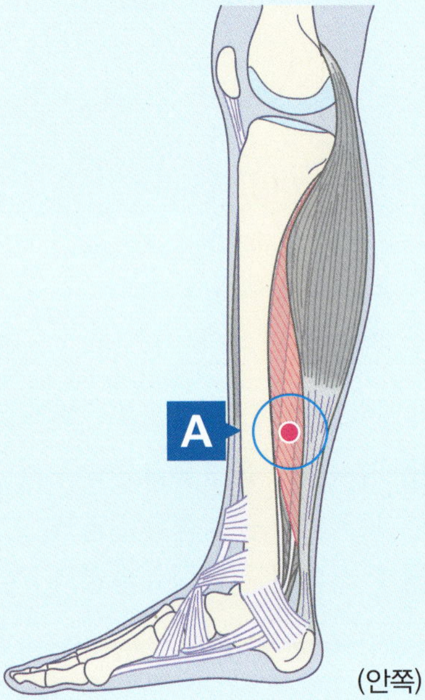

(안쪽)

근육의 위치

슬관절에서 족관절에 걸쳐 존재하며, 비복근의 심층에 있는 근육

T존

경골의 뒤쪽

수기치료

경골의 뒤쪽을 수직으로 3초 정도 압력을 가한다.

TP침

경골의 뒤쪽을 40mm(0.16)로 5~10mm 정도 자입

기타 연관 통증 부위

안면부, 요부, 하퇴 등

TRIGGER ZONE B

족저방형근

(quadratus plantae muscle)

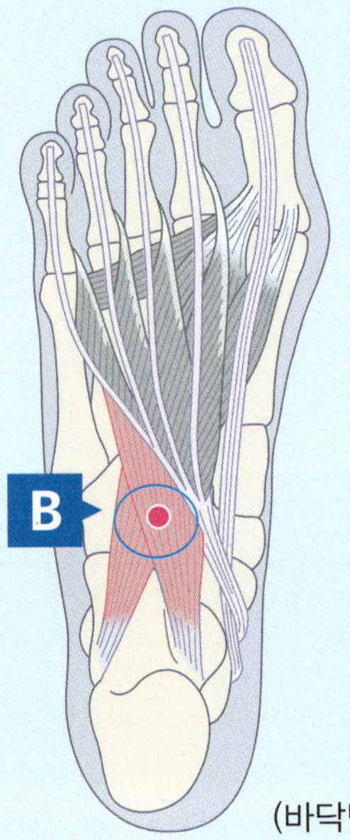

(바닥면)

근육의 위치

발바닥 중앙 심부에 존재하는 근육

T존

발바닥 중앙 심부

수기치료

발바닥 중앙을 수직으로 깊게 3초 정도 압력을 가한다.

TP침

발바닥 중앙을 40mm(0.18)로 10mm 정도 자입

기타 연관 통증 부위

특별히 없음

TRIGGER ZONE C

무지외전근

(abductor hallucis muscle)

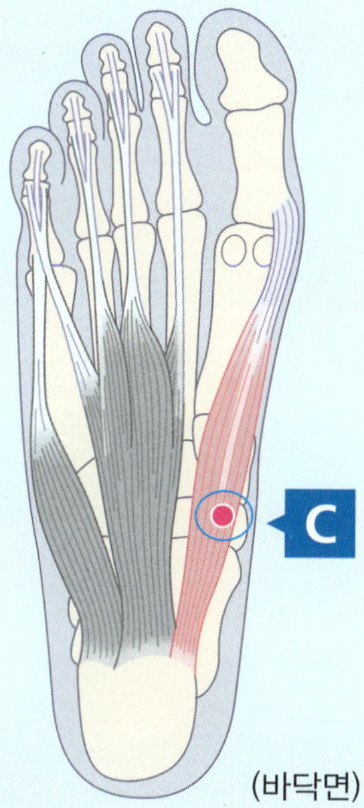

(바닥면)

근육의 위치

발바닥에 있으며 발꿈치에서 3횡지 정도 앞에 존재하고, 무지를 외전시킬 때 긴장하는 근육

T존

종골 내측돌기에서 3횡지 정도 앞

수기치료

종골 내측돌기에서 3횡지 정도 앞을 수직으로 3초 정도 압력을 가한다.

TP침

종골 내측돌기에서 3횡지 정도 앞을 40mm (0.16)로 5mm 정도 자입

기타 연관 통증 부위

발바닥 등

본서에 나온 근육과 「통증 부위」의 관계

예) 제3장 「치료편」 내의 연결번호

01 전두부 A

「통증 부위」 알파벳 순서로, 앞일수록 이 근육이 통증 부위와 관계가 깊다고 볼 수 있다.

가나다 순

가자미근(soleus muscle)

29 천골부 E | 30 둔부 I | 37 무릎 후면 E | 39 하퇴 후면 C | 41 족관절 B | 44 발꿈치 A

견갑거근(levator scapulae muscle)

10 후경부 C | 13 어깨 후면부 G

견갑하근(subscapularis muscle)

13 어깨 후면부 D | 25 손등 F

광배근(latissimus dorsi muscle)

11 견갑간부 E | 14 배부 C | 16 측흉부 B | 18 상완 후면 C | 22 전완 전면 G | 23 전완 후면 D | 24 손바닥 F | 28 요통 E

교근(masseter muscle)

05 눈 G | 06 뺨 B | 07 귀 C | 08 치통 A

극상근(supraspinatus muscle)

12 어깨 전면부 D | 13 어깨 후면부 B | 18 상완 후면 A | 19 외측상과 F | 22 전완 전면 F | 23 전완 후면 C

극하근(infraspinatus muscle)

10 후경부 E | 11 견갑간부 B | 12 어깨 전면부 C | 22 전완 전면 E | 23 전완 후면 B

내전근군(adductor muscles)

31 골반부 A | 32 대퇴 전면 A | 35 대퇴 안쪽 A | 36 무릎 전면 C | 38 하퇴 전면 B

내측광근(vastus medialis muscle)

35 대퇴 안쪽 B | 36 무릎 전면 B

능형근(rhomboid muscle)

11 견갑간부 A

단무지굴근(flexor hallucis brevis muscle)

43 발바닥 F

단무지신근(extensor hallucis brevis muscle)

42 발등 E

단지굴근(flexor digitorum brevis muscle)

43 발바닥 C

단지신근(extensor digitorum brevis muscle)

42 발등 D

대원근(teres major muscle)

13 어깨 후면부 C 18 상완 후면 B 23 전완 후면 F

대둔근(gluteus maximus muscle)

29 천골부 A 30 둔부 A 34 대퇴 가쪽 F

대퇴근막장근(tensor fasciae latae muscle)

34 대퇴 가쪽 B

대퇴직근(rectus femoris muscle)

36 무릎 전면 A

대흉근(pectoralis major muscle)

12 어깨 전면부 B 15 전흉부 A 20 내측상과 C 22 전완 전면 I 23 전완 후면 I 24 손바닥 G

무지내전근(adductor hallucis muscle)

43 발바닥 E

무지내전근(adductor pollicis muscle)

26 무지 B

무지대립근(opponens pollicis muscle)

26 무지 A

무지외전근(abductor hallucis muscle)

41 족관절 F 44 발꿈치 C

배측골간근(발)(dorsal interosseous muscle)

42 발등 F

배측골간근(손)(dorsal interosseous muscle)

25 손등 A

복사근(oblique abdominal muscle)

27 복통 B　31 골반부 C

복직근(rectus abdominis muscle)

14 배부 B　27 복통 A　28 요통 D　30 둔부 F

복횡근(transversus abdominis muscle)

27 복통 E

봉공근(sartorius muscle)

32 대퇴 전면 C　35 대퇴 안쪽 C　36 무릎 전면 D

비골근군(peroneal muscles)

40 하퇴 가쪽 A　41 족관절 A

비복근(gastrocnemius muscle)

37 무릎 후면 B　39 하퇴 후면 A　40 하퇴 가쪽 D　43 발바닥 A

사각근(scalene muscle)

10 후경부 D　11 견갑간부 C　12 어깨 전면부 G　15 전흉부 C　17 상완 전면 B　18 상완 후면 D　22 전완 전면 H　23 전완 후면 H　25 손등 E　26 무지 F

삼각근(deltoid muscle)

12 어깨 전면부 A　13 어깨 후면부 E

상완근(brachialis muscle)

21 팔꿈치 A　26 무지 E

상완삼두근(triceps brachii muscle)

13 어깨 후면부 F　17 상완 전면 C　19 외측상과 E　20 내측상과 A　21 팔꿈치 C　23 전완 후면 E

상완이두근(biceps brachii muscle)

12 어깨 전면부 E　17 상완 전면 A　21 팔꿈치 B

상후거근(serratus posterior superior muscle)

20 내측상과 D　21 팔꿈치 D　25 손등 G

소원근(teres minor muscle)

13 어깨 후면부 A

소둔근(gluteus minimus muscle)

30 둔부 H　33 대퇴 후면 C　34 대퇴 가쪽 C　39 하퇴 후면 D　40 하퇴 가쪽 C

소지외전근(abductor digiti minimi muscle)

43 발바닥 G

소흉근(pectoralis minor muscle)

12 어깨 전면부 F | 15 전흉부 B | 20 내측상과 B | 22 전완 전면 D | 23 전완 후면 G

슬와근(popliteus muscle)

37 무릎 후면 A

승모근(trapezius muscle)

02 측두부 C | 04 후두부 A | 05 눈 D | 06 뺨 D | 10 후경부 B | 11 견갑간부 D

심지굴근(Flexor digitorum profundus muscle)

24 손바닥 B

악이복근(digastric muscle)

08 치통 B | 09 전경부 B

안륜근(orbicularis oculi muscle)

01 전두부 B | 05 눈 E | 06 뺨 E

완요골근(brachioradial muscle)

19 외측상과 C | 22 전완 전면 A | 26 무지 D

외측광근(vastus lateralis muscle)

34 대퇴 가쪽 A | 36 무릎 전면 E | 40 하퇴 가쪽 B

외측익돌근(lateral pterygoid muscle)

06 뺨 A | 07 귀 B

요방형근(quadratus lumborum muscle)

27 복통 D | 28 요통 C | 29 천골부 C | 30 둔부 D | 34 대퇴 가쪽 D

요측수근굴근(flexor carpi radialis muscle)

24 손바닥 D

원회내근(pronator teres muscle)

22 전완 전면 B

이상근(piriform muscle)

30 둔부 C | 31 골반부 B | 33 대퇴 후면 B | 34 대퇴 가쪽 E

장무지굴근(flexor hallucis longus muscle)

41 족관절 E | 43 발바닥 D

장무지신근(extensor hallucis longus muscle)

42 발등 C

장요근(iliopsoas muscle)

28 요통 B　32 대퇴 전면 B

장요측수근신근(extensor carpi radialis longus muscle)

19 외측상과 A　23 전완 후면 A　25 손등 D

장장근(palmaris longus muscle)

22 전완 전면 C　24 손바닥 C

장지굴근(flexor digitorum longus muscle)

39 하퇴 후면 G　41 족관절 C　43 발바닥 B

장지신근(extensor digitorum longus muscle)

42 발등 A

장측골간근(palmar interosseous muscle)

24 손바닥 E

전거근(serratus anterior muscle)

16 측흉부 A　24 손바닥 H

전경골근(tibialis anterior muscle)

38 하퇴 전면 A　41 족관절 D　42 발등 B

전두근(frontal muscle)

01 전두부 C

족저근(plantaris muscle)

37 무릎 후면 C　39 하퇴 후면 F

족저방형근(muscle abductor digiti minimi)

44 발꿈치 B

주근(anconeus muscle)

19 외측상과 D

중간광근(vastus intermedius muscle)

32 대퇴 전면 D

중둔근(gluteus medius muscle)

28 요통 F　29 천골부 D　30 둔부 B

척주기립근(erector spinae muscle)

14 배부 A　27 복통 C　28 요통 A　29 천골부 B　30 둔부 E

척측수근신근(extensor carpi ulnaris muscle)

25 손등 C

천지굴근(flexor digitorum superficialis muscle)

24 손바닥 A

총지신근(extensor digitorum communis muscle)

19 외측상과 B　25 손등 B

측두근(temporal muscle)

02 측두부 B　05 눈 A　08 치통 C

판상근군(splenius muscles)

02 측두부 E　03 두정부 B　04 후두부 C　05 눈 C　10 후경부 A

햄스트링(hamstring muscle)

30 둔부 G　33 대퇴 후면 A　37 무릎 후면 D　39 하퇴 후면 E

협골근(zygomatic muscle)

01 전두부 D

회외근(supinator muscle)

26 무지 C

후경골근(posterior tibial muscle)

39 하퇴 후면 B

후두근(occipital muscle)

01 전두부 E　05 눈 F

후두하근군(suboccipital muscles)

02 측두부 A　04 후두부 D

흉쇄유돌근(sternocleidomastoid muscle)

01 전두부 A　02 측두부 D　03 두정부 A　04 후두부 B　05 눈 B　06 뺨 C　07 귀 A　09 전경부 A　15 전흉부 D

참고문헌

- Simons DG, Travell JG, Simons LS. Myofascial pain and dysfunction. The trigger point manual. Volume 1. Upper half of body. Lippincott Williams & Wilkins, 1999.
- Travell JG, Simons DG. Myofascial pain and dysfunction. The trigger point manual. Volume 2. The lower extremities. Lippincott Williams & Wilkins, 1993.
- 伊藤和憲：はじめてのトリガーポイント鍼治療. 医道の日本社, 2009.
- 伊藤和憲：ビジュアルでわかるトリガーポイント治療. 緑書房, 2010.
- 伊藤和憲：よくわかる痛み・鎮痛の基礎としくみ. 秀和システム, 2011.